JN262278

足裏分析 リフレクソロジー

優れたセラピストは揉まなくても足裏で
全てを見抜く!!

Foot Analysis
REFLEXOLOGY

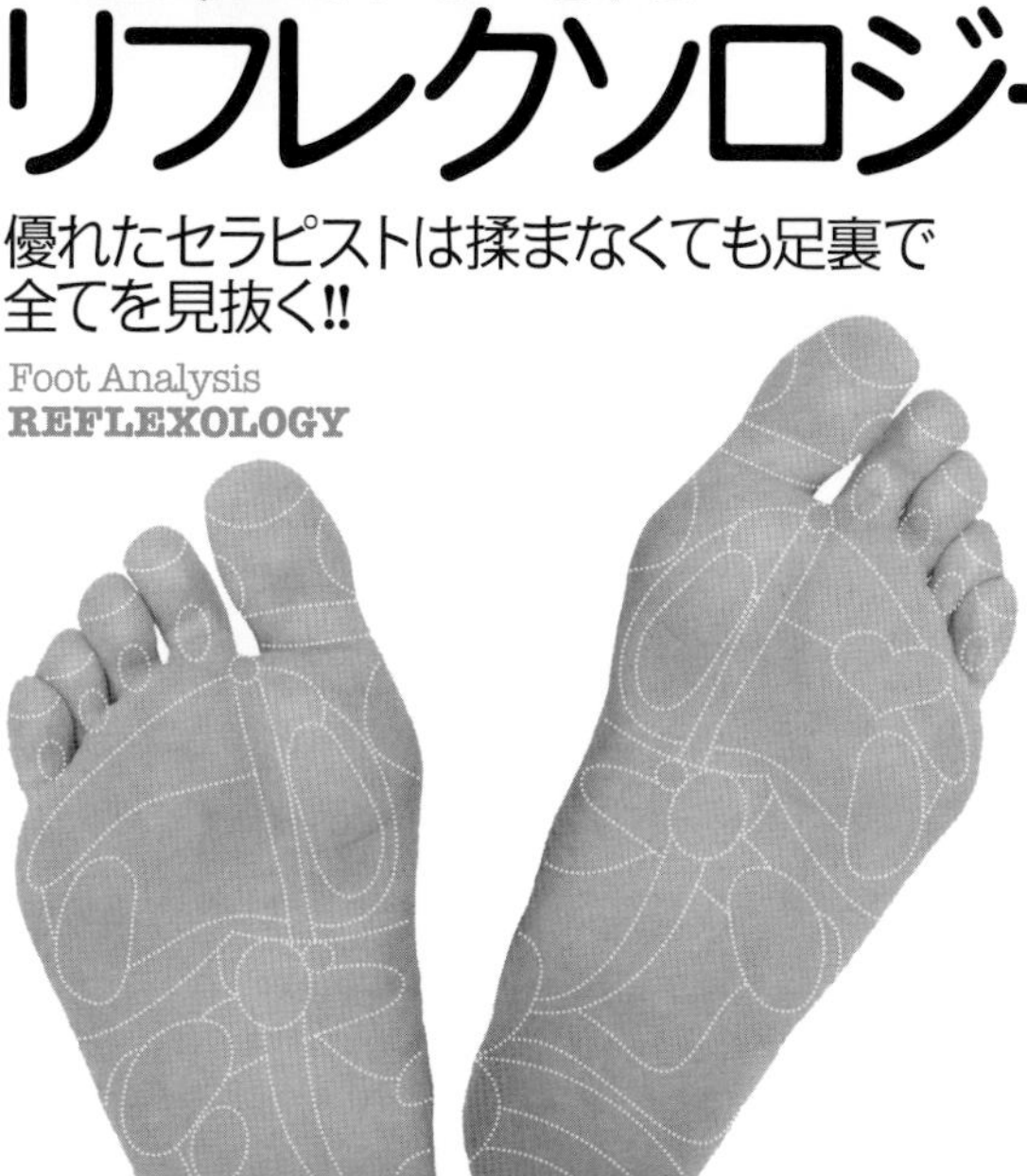

看護師、英国ITEC認定
リフレクソロジスト
市野さおり 著

はじめに

足を見て、足を読む。

「足裏分析」＝Foot Analysisは決して特殊な技能ではなく、英国式リフレクソロジーでは基本中の基本です。ベーシックな施術手順の中で、強調すべき部分やそのスピード、圧の強さ、また情報によってはリフレクソロジー以外の療法が適していると教えてくれる場合もあります。施術展開を考えていく上で欠かせない、最初の重要な介入なのです。

「足を見なくても対応できます」「お客さまの希望コースがあるので……」という方は、何をもって私たちがリフレクソロジーという技術を持ったセラピストであるかを思い出してください。私たちの仕事は〝足を揉む〟だけではなく、〝クライアントの安楽と苦痛の緩和に向けての介入を行い、自己治癒能力活性の為のサポートを行う〟こと。お客さまの希望通りに行う「オーダーメイド」を超えて、一人ひとりに合わせた施術をリフレクソロジストが工夫し、提案する「テイラーメイドケア」の提供こそが、足に携わる者としての足への誠意ではないでしょうか。

難しく考えずに「足を見せていただく」ことからはじめましょう。観察し、疑問を持ち、いつもと違う何かを記録する。これを繰り返し、経験を重ねるうちに〝足を診る目〟がついてきます。その時、あなたはもっと足好きのリフレクソロジストになっているでしょう。「足裏分析」

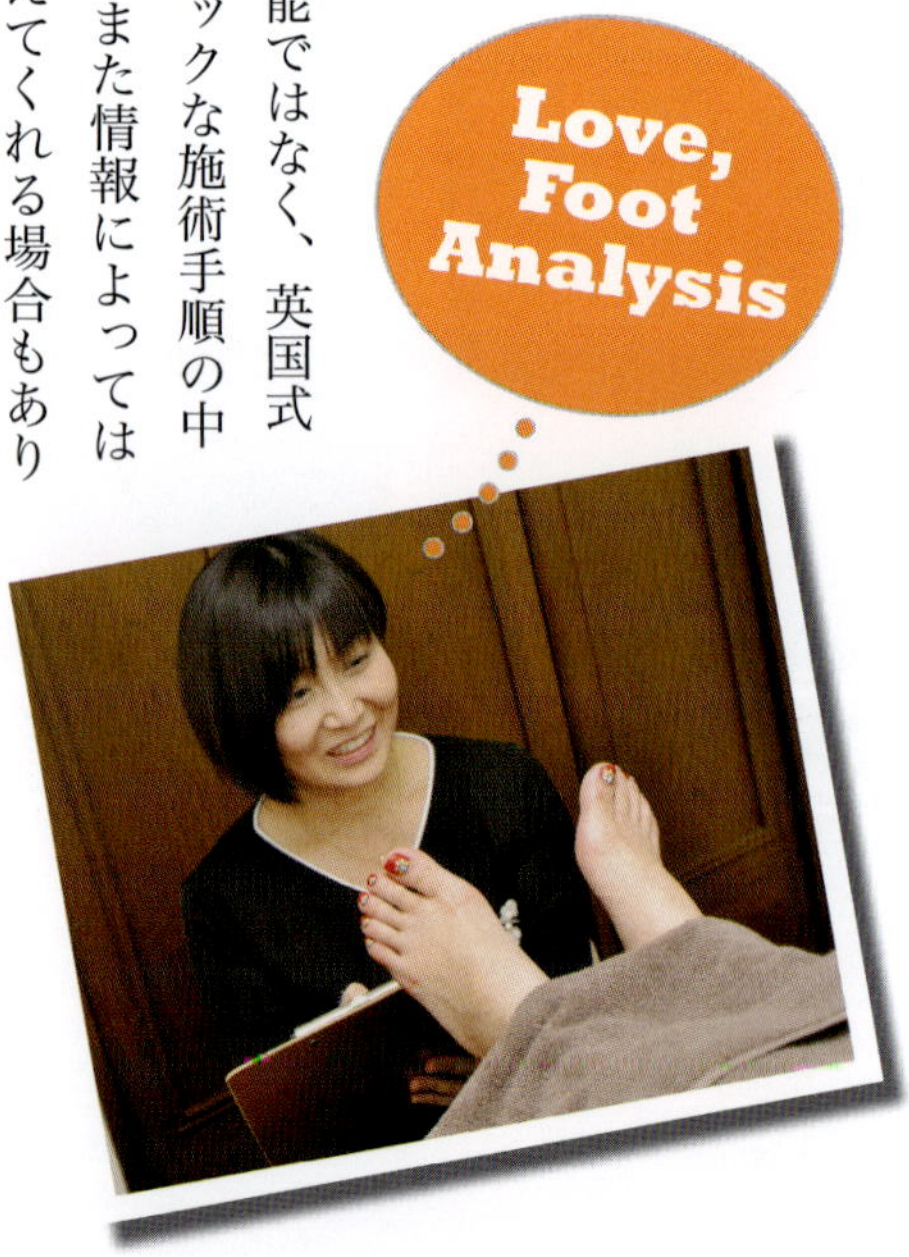

はストレス状態や気質も読み取れますので、リフレクソロジスト以外の様々な職業でも役立ち、また家族の健康を管理するお母さんにも役立てて頂けるものです。

「足」からのメッセージは、大きく分けて4つあります。1つめは色や角質、シワ、皮むけなど見てとれる情報からの身体臓器や器官などの働きについて。2つめは温冷感や乾湿感、弾力性などの触って判る情報から、自律神経との関係や疲労度、ストレス。3つめは内分泌系反射点の状態からの免疫力やホルモンバランス。4つめは足指の形や長さ向きなどが示す気質面の情報です。

情報は膨大ですが、各サインを併せて解析し、アセスメントを行うことで主訴の原因を探りあて、苦痛の緩和に向けてのヒントを得ることができます。時に生活指導や栄養指導にまで及ぶことも。こうしたプロセスをよりスムーズに引き出すには、各症状の病態や解剖生理などの学びも必須です。慣れれば短時間で足と会話しながら情報を得、プロセスの許可を足に頂くことまで出来るようになれますよ。(ちなみに私はしています♡)

どうやら「足」は、主《あるじ》により良くなってほしいようです。一生懸命、私たちに主の状態を伝えようとしているのです。主を上に乗せて日々頑張っている従順な「足」という存在の声を代弁することが、私たちリフレクソロジストの役割ではないでしょうか。

さあ！　足を見て下さい。その思いを読む、いえ、その声に目を、耳を、傾けてみませんか？

Contents

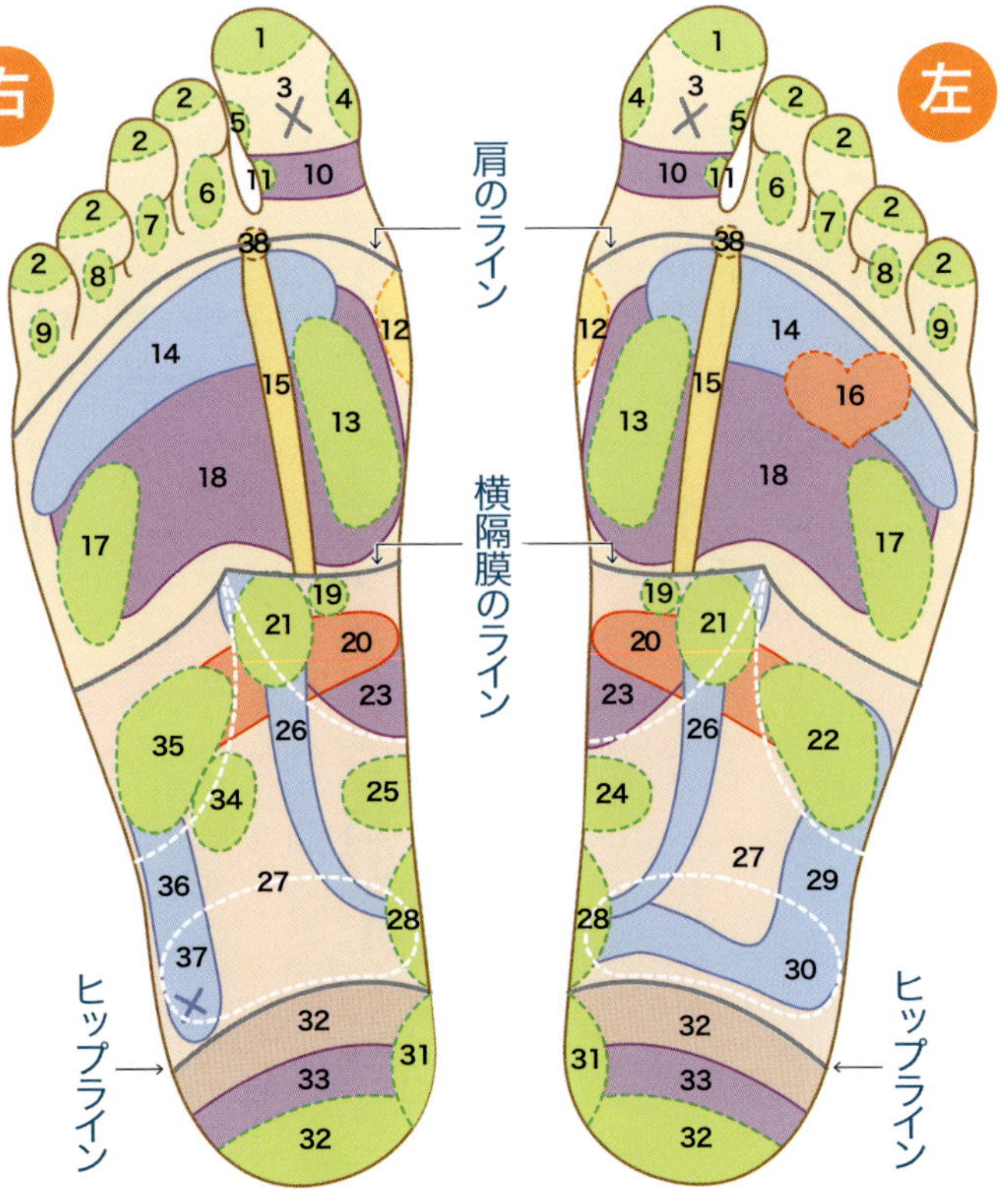
右
左
肩のライン
横隔膜のライン
ヒップライン
ヒップライン

足裏反射区MAP

1 頭頂部
2 副鼻腔《ふくびくう》
3 下垂体（指紋の中心）
4 視床下部
5 松果体《しょうかたい》
6 眼球の動き
7 視力
8 三半規管
9 聴力
10 後頸部《こうけいぶ》
11 乳様突起《にゅうようとっき》
12 胸腺
13 甲状腺
14 肩
15 気管支・食道
16 心臓
17 肩甲骨部
18 肺
19 副腎《ふくじん》
20 横行結腸
21 腎臓
22 脾臓《ひぞう》
23 胃
24 膵臓《すいぞう》
25 十二指腸
26 尿管
27 小腸
28 膀胱《ぼうこう》
29 下行結腸《かこうけっちょう》
30 直腸
31 肛門
32 生殖器（骨盤腔内《こつばんくうない》）
33 坐骨神経《ざこつしんけい》
34 胆嚢《たんのう》
35 肝臓
36 上行結腸《じょうこうけっちょう》
37 回盲弁《かいもうべん》・虫垂《ちゅうすい》
38 副甲状腺

外側面

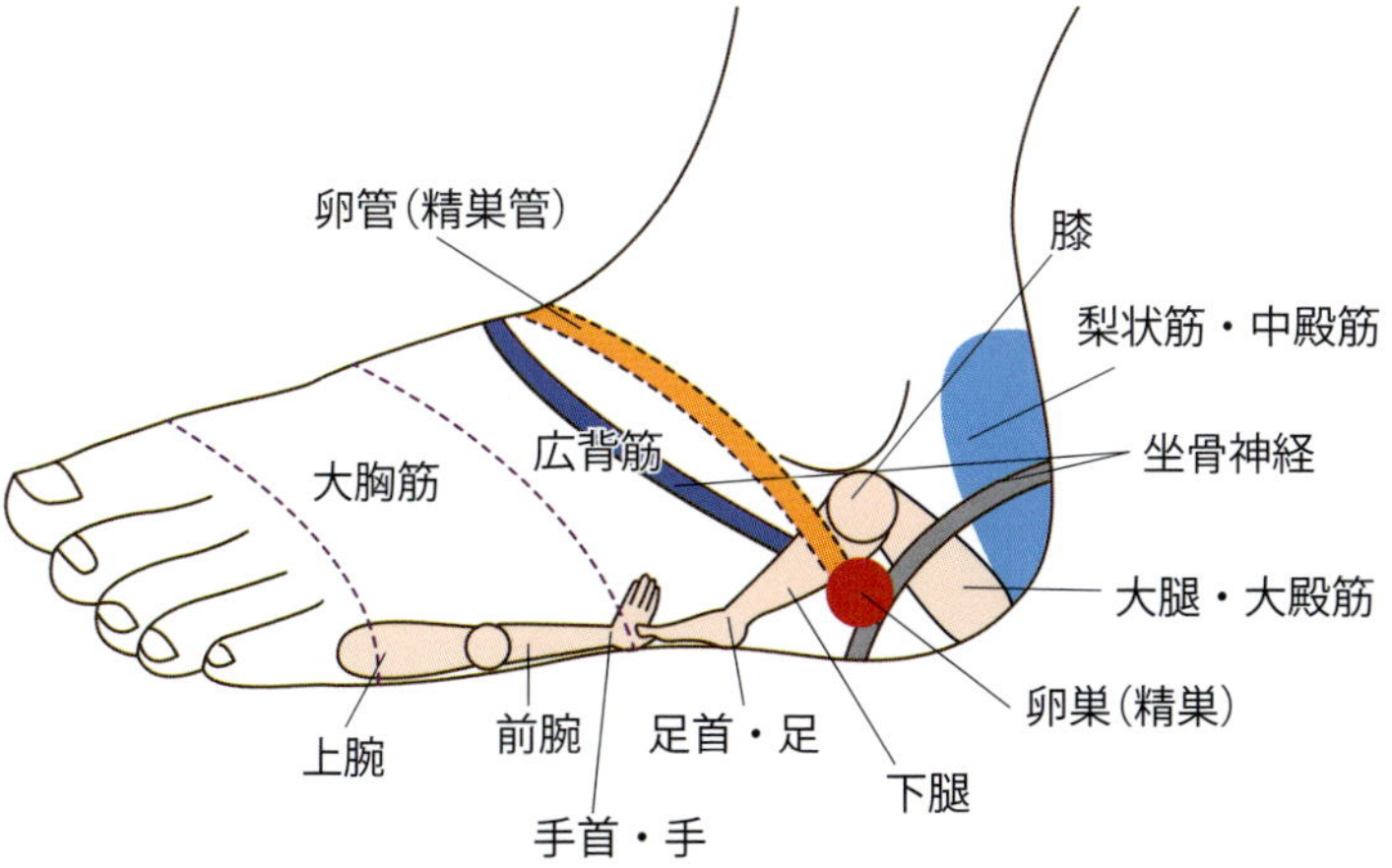
卵管（精巣管）
膝
梨状筋・中殿筋
坐骨神経
大胸筋
広背筋
大腿・大殿筋
卵巣（精巣）
上腕
前腕
足首・足
下腿
手首・手

内側面

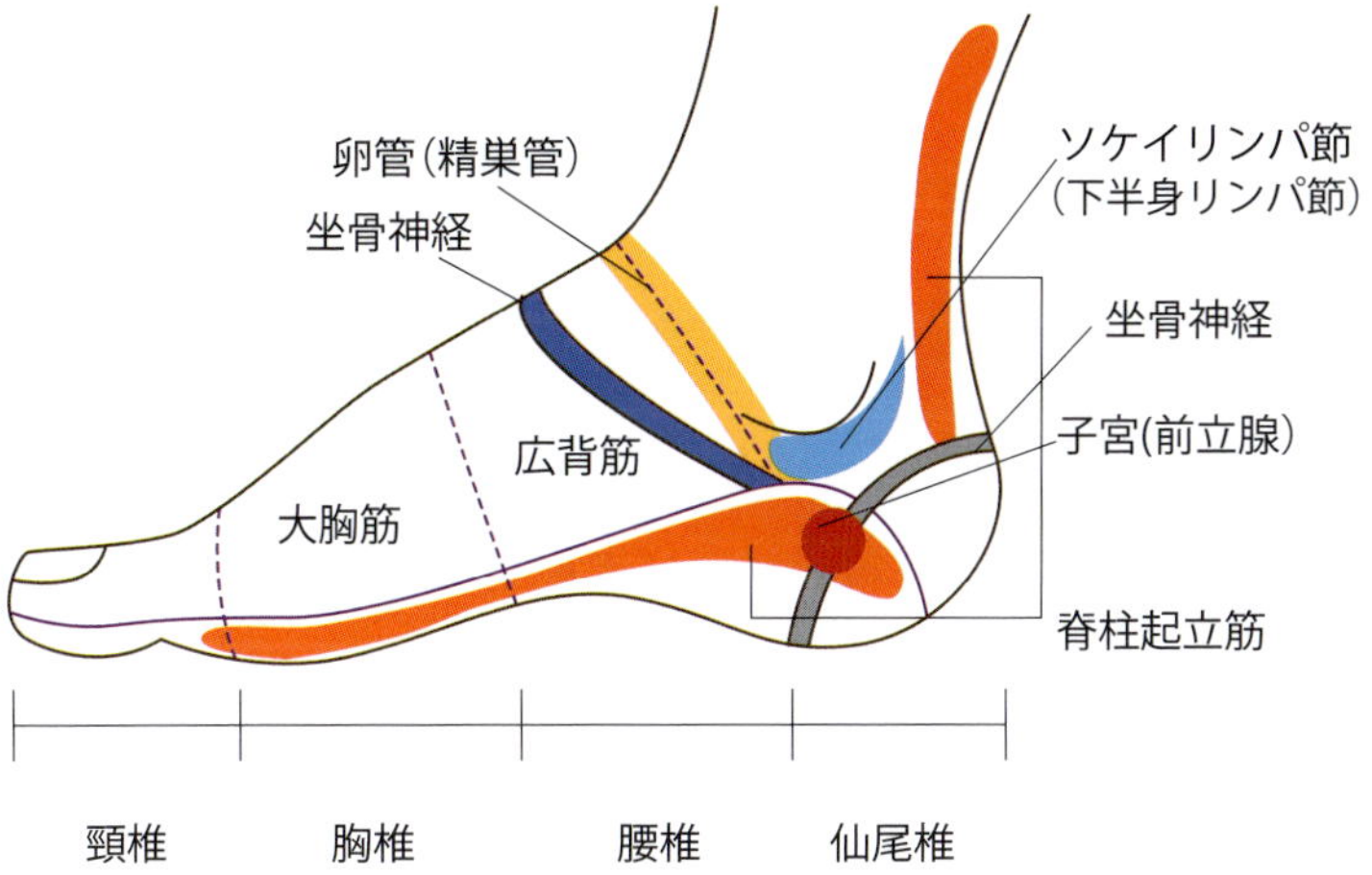
卵管（精巣管）
坐骨神経
ソケイリンパ節
（下半身リンパ節）
坐骨神経
広背筋
大胸筋
子宮(前立腺)
脊柱起立筋
頸椎
胸椎
腰椎
仙尾椎

甲

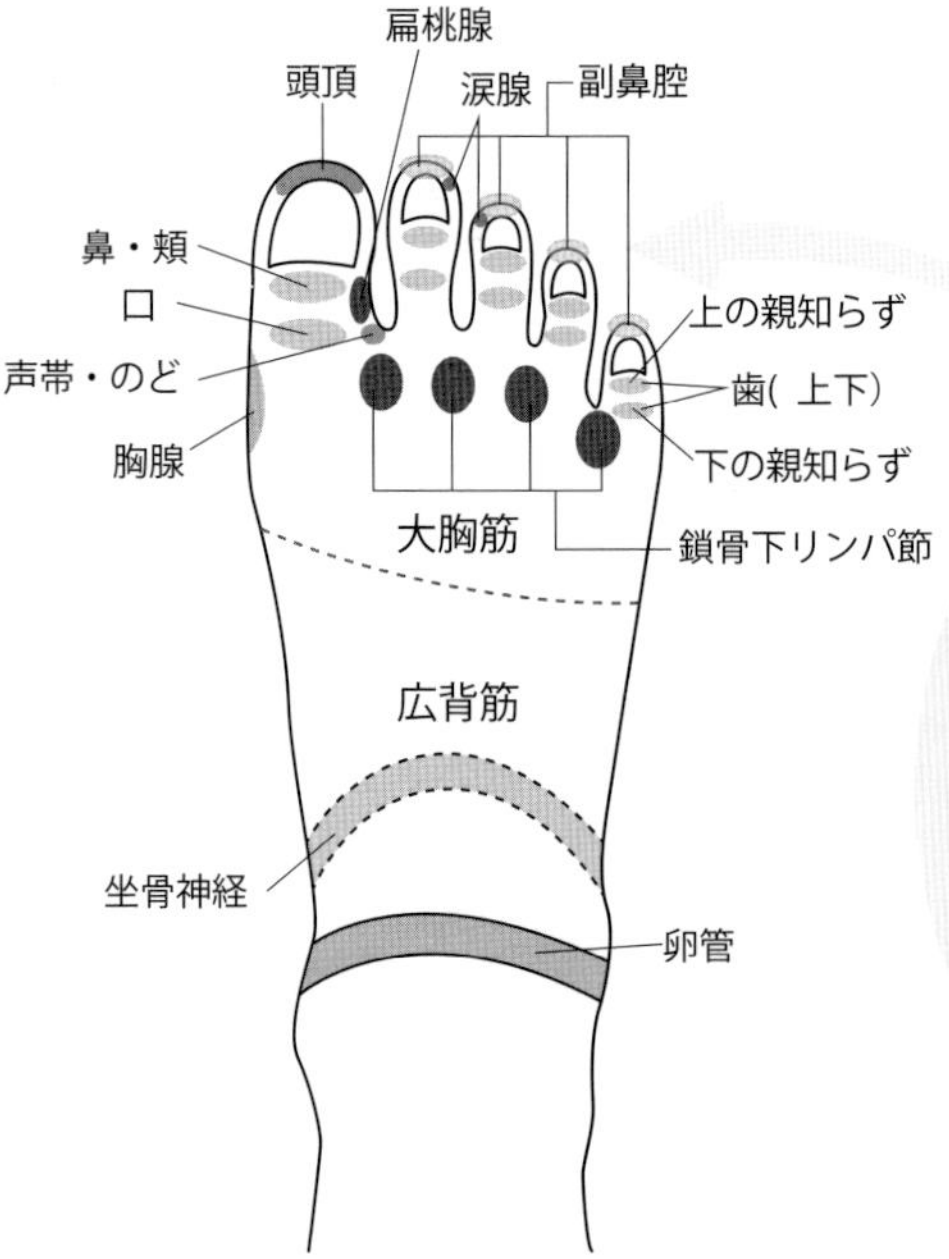
扁桃腺
頭頂
涙腺
副鼻腔
鼻・頬
口
声帯・のど
胸腺
上の親知らず
歯(上下)
下の親知らず
大胸筋
鎖骨下リンパ節
広背筋
坐骨神経
卵管

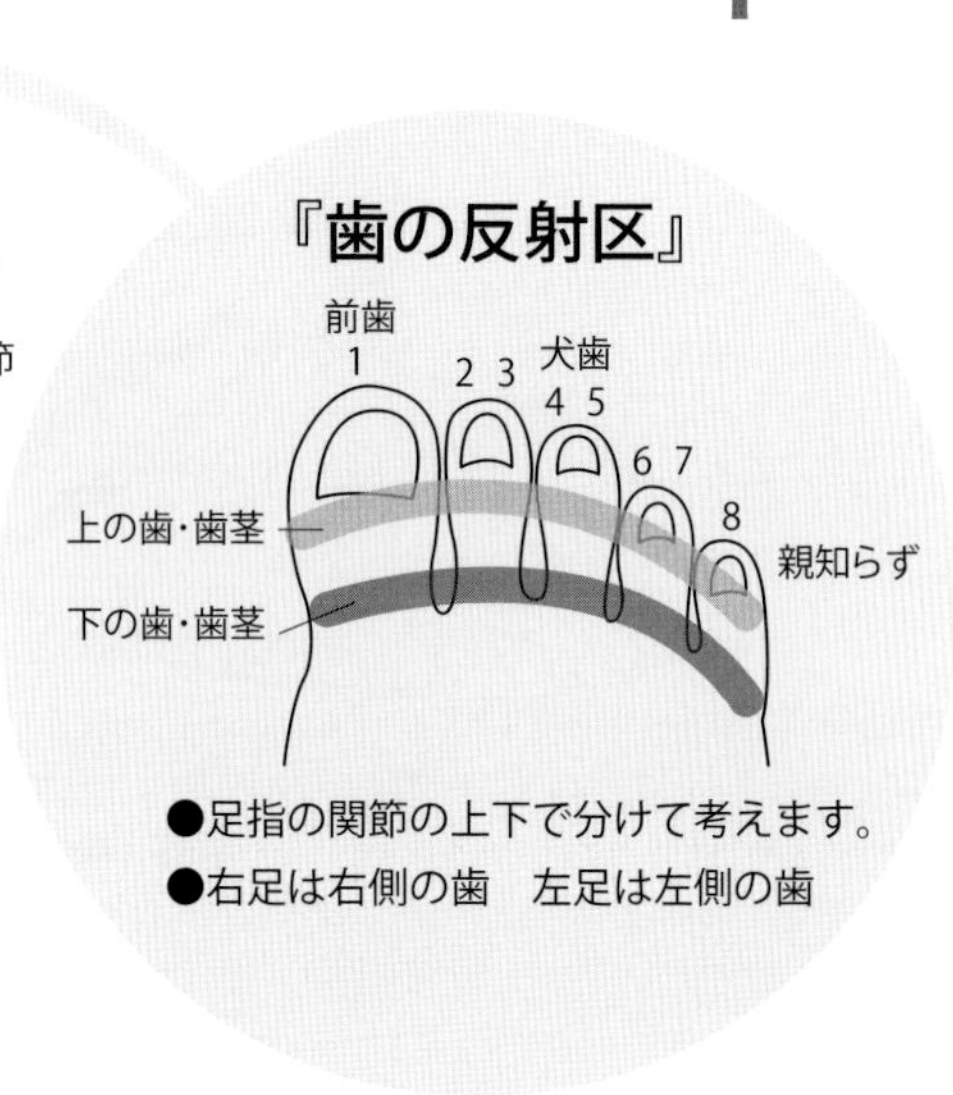
『歯の反射区』
前歯
1
2 3
犬歯
4 5
6 7
8
上の歯・歯茎
下の歯・歯茎
親知らず
●足指の関節の上下で分けて考えます。
●右足は右側の歯　左足は左側の歯

親指

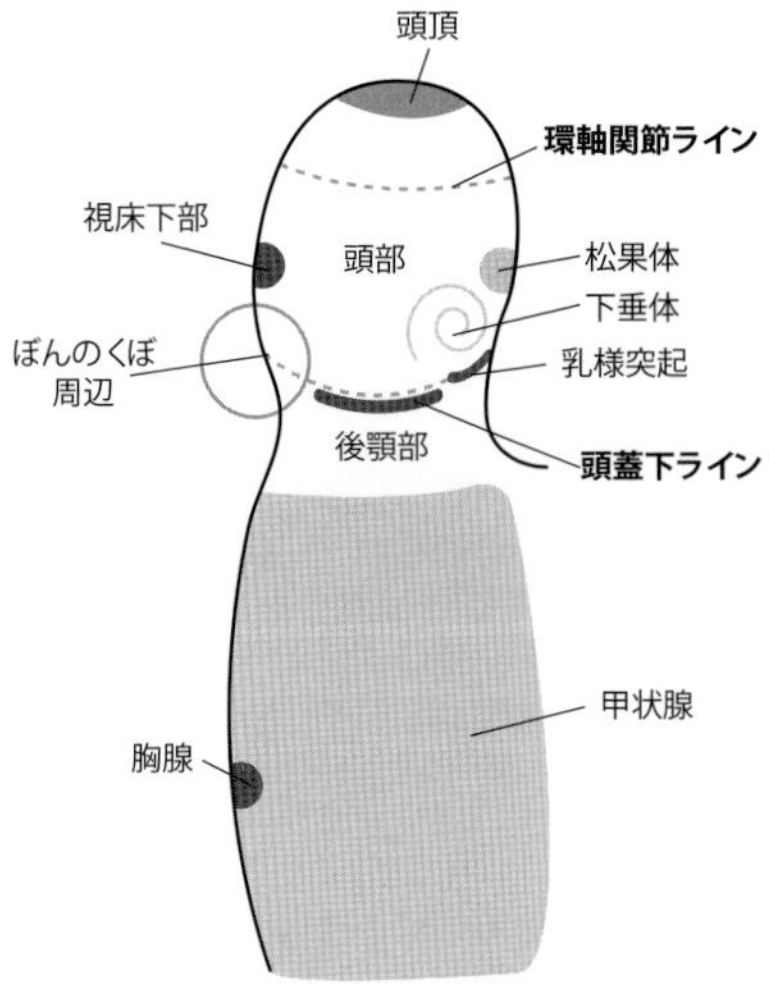
頭頂
環軸関節ライン
視床下部
頭部
松果体
下垂体
ぼんのくぼ
周辺
乳様突起
後頸部
頭蓋下ライン
甲状腺
胸腺

親指（裏）

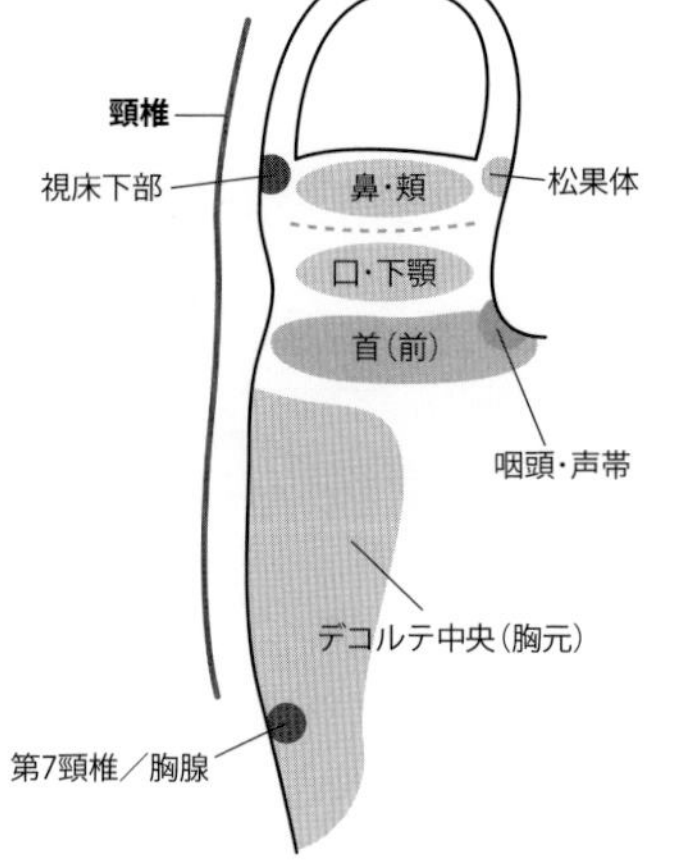
頸椎
視床下部
鼻・頬
松果体
口・下顎
首(前)
咽頭・声帯
デコルテ中央(胸元)
第7頸椎／胸腺

親指（表）

第1章

足裏分析の基本の見方

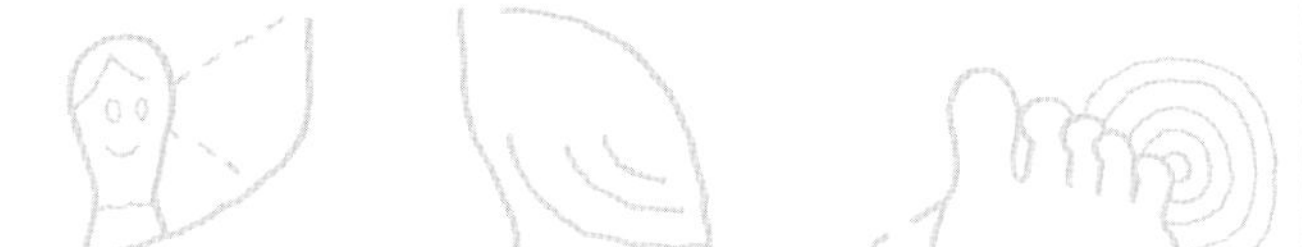

足を視て、観て、診る…

たくさんのサインからアセスメントする

足裏分析を行うにあたり、「足を読むのは難しい」という方が多くいらっしゃいます。

1つひとつの意味はわかっても、多くのサインが重なってきた時に、どれがメインの症状なのか、何が必要な分析結果なのか、わからなくなってしまうようです。

もともと足裏分析は、1つのサインからクライアントの状態のアセスメントは出来ないということを知っておいて下さい。言い換えれば1つの情報だけでそのクライアントの状態に結論を出してはいけないということです。

たとえば、

・全体的に赤い足で親指が大きく硬くなっている
・湧泉は凹まず硬い
・小指の付け根には角質があり、クリスタル（ジャリジャリしたしこり）も多い
・全体は乾燥している
・ニオイは焼け焦げている
・右足の足指はバラバラといろいろな方向を向いているが、左足の足指はまっすぐ揃っているという風に、観察した分だけ、サインや情報が出てくるのですが、私たちは、これらをまとめてアセスメントしていくのです。簡単に言えば、ジグソーパズルのようなイメージと思ってく

ださい。

1つのパーツでは何だかわからないものが、組み立てる事によって、後で何だかわかる1つとして、要らないパーツは無いと。そのパズルを組み立てていく段階がアセスメントです。

そしてその後、
・クライアントにどう説明するか
・施療はどういった内容で行い、特にどこにアプローチするのかという施療プランと目標の立案
・ホームケアアドバイス
・リフレクソロジー以外での施療の提供や、食事や生活指導の必要性
など、快方に向けての使い道を考えていきます。

たとえご自身のセラピストとしての形態が治療目的ではなく、リラクゼーションを目的としている方でも、何がリラクゼーションを妨げたのか、そしてそのストレスは今後どこに影響をもたらしてくるのかといった考え方を持つことで、足の情報の大切さは変わってくるはずです。

何のために足を見ているのか目的をもって見ていくことが大切です。

足裏分析の経験を積むことで、足を見れば、自然に心身の状態が見えてくるようになります。それまでは、この方の、肩こりは何故取れないのか？　この方は何故不眠なのか？　と足に問いかけて見てください。

もちろん、「肩こり」や「不眠」の病態生理を理解しておくことも、必須の条件となります。

足裏には気質やストレス、心の状況も反映されている

足裏で気質をみることもできます。足指の形、足指の伸びている向き、足指の長さ等にあらわれています。色や匂い、角質は今現在のストレスなどを示し、湧泉の硬さや親指の大きさ・硬さ等は、そのストレスにどう対応しているかもあらわします。つまり、身体のサインとして見ていた情報すべてに、実は「気質」という裏の一面があるのです。

「足相占い」を勧めるわけではありませんが、元来の気質と共に足裏に反映されている現在の心の状況をクライアントに伝えるだけでも、思いがけず「足だけでなく心まで軽くなりました」「自分に自信が持てました」という嬉しい反応をいただくことがあります。

足は毎日、その人を乗せて目的地へ運んでいます。自分のことを誰よりもよく理解している、足からのメッセージをお伝えすることも、リフレクソロジストの仕事なのかもしれません。

＊気質を読んで施術に活かす＊

気質を見る
足指の形・足指の長さ
足指の伸びている方向

＋

現在のストレス状況を見る
色・ニオイ・角質

＋

ストレスの抵抗性を見る
湧泉の弾力性
親指の硬さ

＝

- **不調の原因の把握**
- **施術プランの組み立て**
- **継続できるセルフケアの提案**

足をみる為の心構えと実施に向けて

●まず、足を目で見て、そこでわかったこと、感じたことを文章やスケッチを使って全て書きとめる。

●初診でのフットスケッチは非常に重要です。その後の変化の比較を行う事により、クライアントの改善や症状の変化を見て、評価することが出来ます。

●足には、そのクライアントの過去のイベントなどが記録されている事が多く、更には感情や、肉体・精神のエネルギーレベルなども現れているといわれています。それらのサインを　見逃さないようにしましょう。

●見て・触って・匂いを嗅ぐ事までもが、足をみるという行為の中では確認として、とても大切です。きちんと記録を残しておきましょう。

●写真だけで無く、敢えてスケッチを行う。スケッチをとる事で、足をよりじっくりと観察することができます。

●問診やコミュニケーション中で得られたクライアントからの情報との照らし合わせは、特に重要であり、会話の中で話題に出た臓器や器官の対象反射区は、特に念入りに観察する。

●主訴となる症状は何故出現したか、今後この症状が長引く事によって、どんなことが身体に起きてくるのか、他に影響を受けると考えられる臓器や器官等はどこか、等も考えながら観察していく思考が大切です。

●リフレクソロジーの観察の前に、正しい病態生理の理解が重要です。

足裏観察の着眼順

観察の順は絶対ではありませんが、順番に見ていくことで見落としを防ぎます。この順番でチェックする習慣を作りましょう。

1.
視て採る情報（視診）
足裏の色や角質、
シワ、水疱、凹み
はどうですか？

2.
触って採る情報（触診）
温度、湿乾状態、
たるみ感、弾力性、匂い
はどうですか？

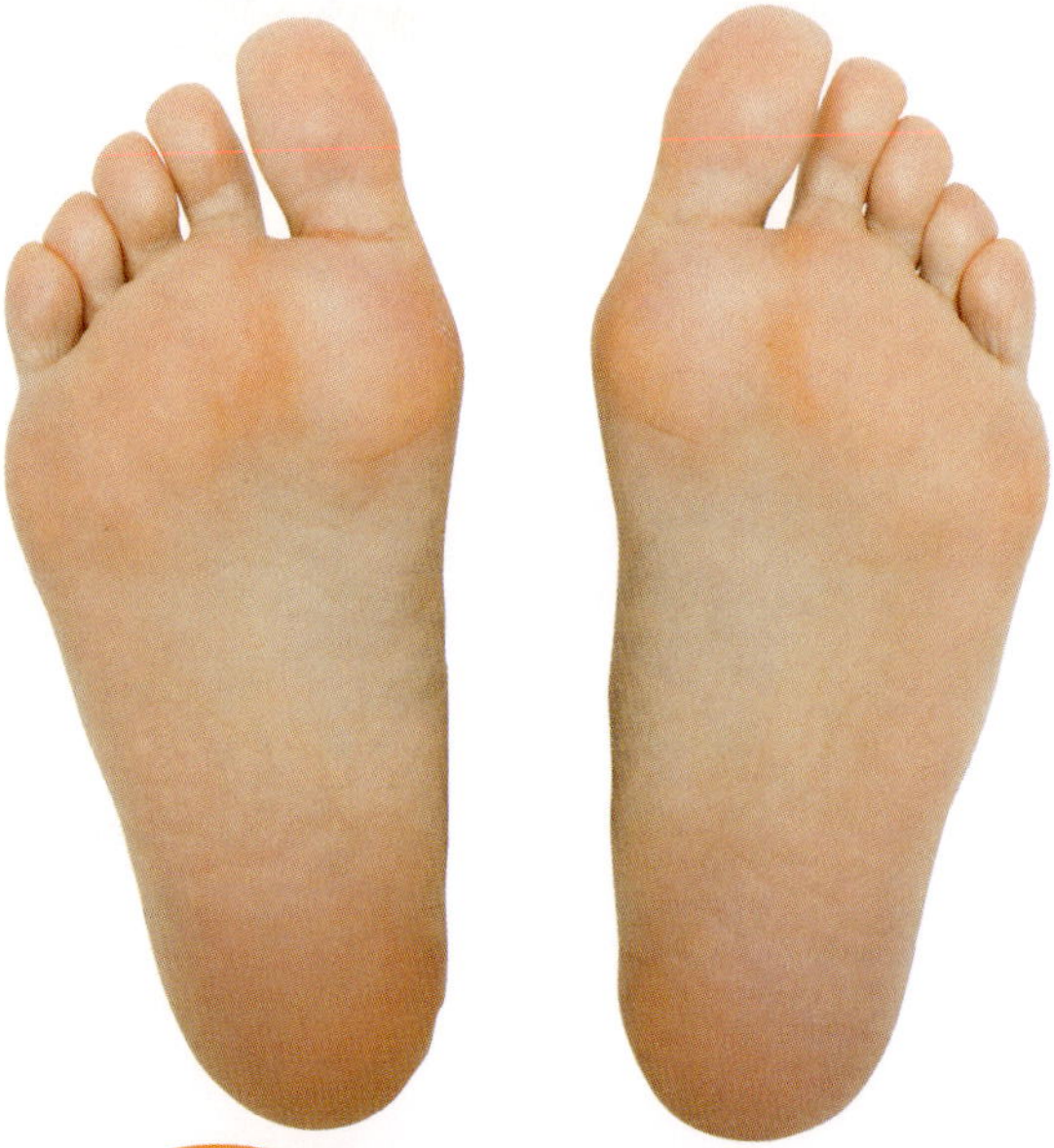

3.
内側も確認！
内側のアーチの形状。
足底筋の弾力性や、厚み。
シワやしこり感など

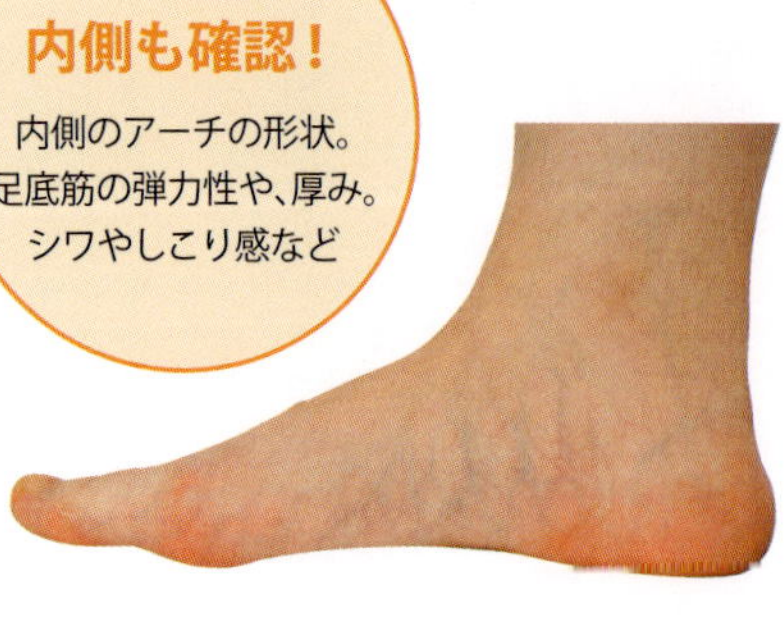

＊市野 MEMO＊

- 靴を脱いでから10分以上経っていること
- 食後30分以上経っていること
- 足浴前、または入浴後1時間以上経っていること

4．内分泌点の確認も忘れずに！

下垂体、視床下部、副腎、甲状腺、副甲状腺、卵巣。他膀胱や湧泉など。
各内分泌点を、それぞれの正しい刺激の方法で確認する事が大切。

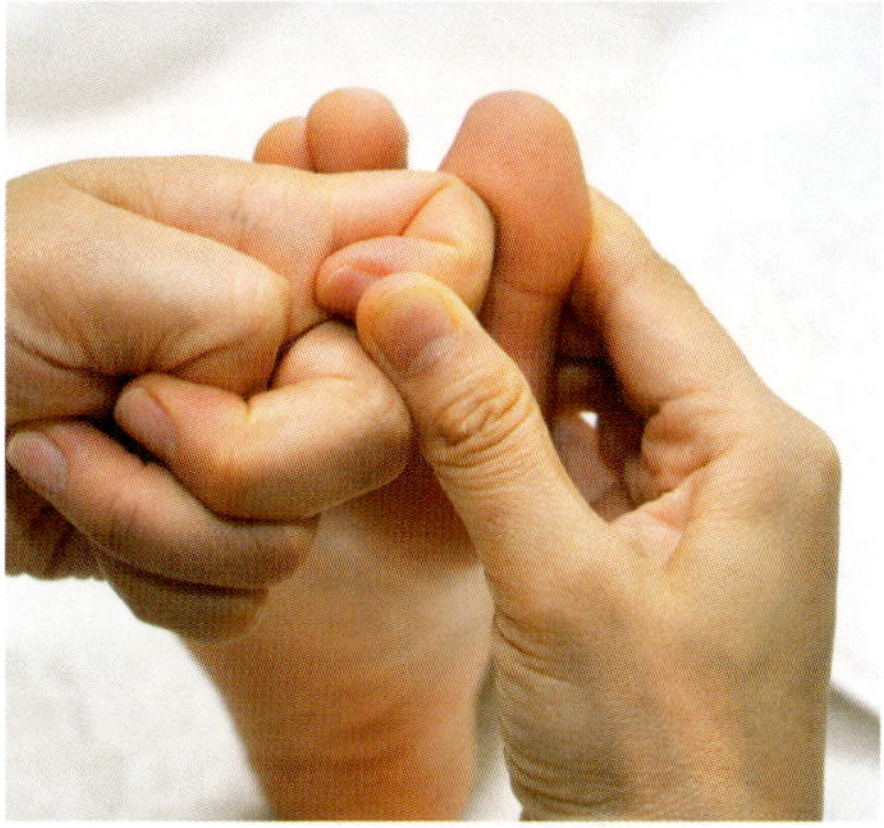

5．気質情報も確認

足指の形や長さ、向きは？

指の形や大きさ、長さ、向きなどはその方の「気質」を知る手がかりとなります。正面から見た、指の形や長さだけでなく、上から見る情が必要です。右足が元来、左足が現在を表すと言われています。

※左利きの方は反対で考えます。

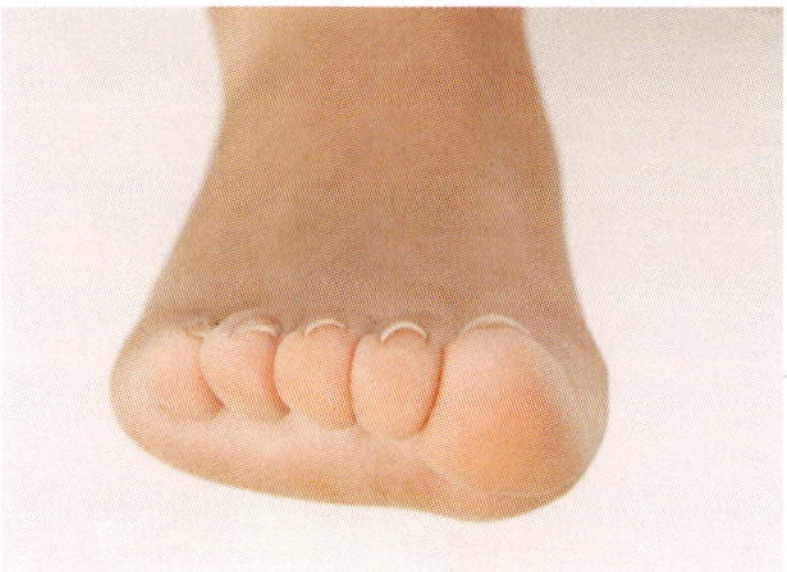

元来

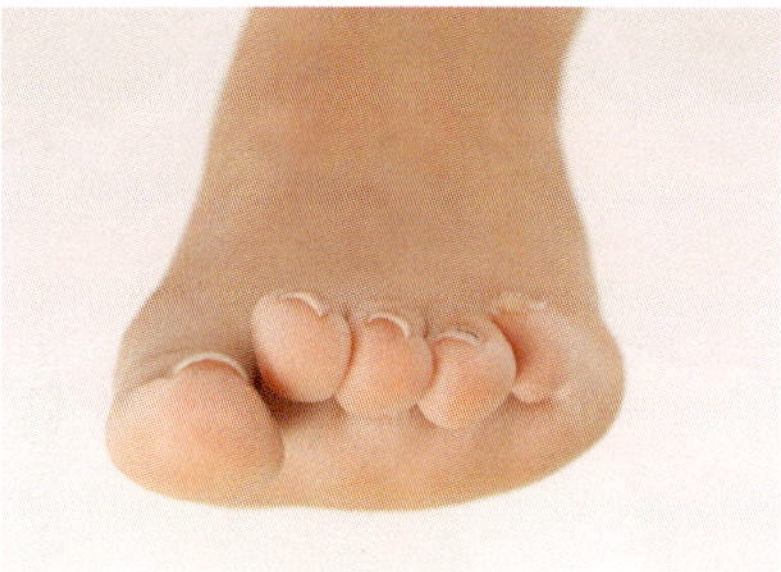

現在

足には身体からのサインが出ています

足には小さな旗や標識が出ていて、それらが何らかの身体のアンバランスのサインと言われています。サインのある場所を書き留めて図式化することで、情報を分析しやすくアセスメントできます。足裏に見えるもの、触ってわかるもの等の状況を記録にとり、そこからわかったこと、感じたことをすべて書き留めることが大切です。見る、触る、匂いを嗅ぐ、印象などすべてを書き込みます。足裏だけでなく、横から、または足の甲側、爪、足首なども見ておくことが大切です。

観察する項目

1 視診（色、シワ、形、角質、爪・かかとの形、アーチの高さ、皮膚の状況など）

2 触診（温度、湿度、汗など乾燥の状態、組織の変化や硬さ、角質の状況、足・かかとの柔軟性、筋腱の状態など）

3 その他（匂い、疾患の有無、水虫、ウオノメ、痛風、足底筋膜炎など）

以上の情報から反射領域と相対させ分析することにより

●アンバランスを起こしている部位　●先天的に弱い部位

●うっ帯をおこしている部位　●エネルギーの過剰、もしくは低下している部位

●なにかしらの問題が起きている部位　●負荷がかかっている部位

●ストレスの状況

などをアセスメントできます。

足裏観察の着眼ポイント

1 第一印象

今の状態を表現する。足裏の状態は毎日変化するので、今回は「変」とか今回は「絶好調」など、第一印象を一言で表現しておくことで、前回と比較しやすくなる

2 色を見る

全体の色、グラデーションの有無、肺のライン、ヒップラインの基線の高さ 、局所的な色の変化をチェック

3 角質

目立つ角質の位置や範囲、厚さを触って確認する

4 シワ

左右非対称に出ている目立つシワの有無、深さ、長さに着目

5 皮膚のたるみなど

皮膚のたるみ具合や皮むけの有無、反射区を押したときの弾力性を確認

6 その他のサイン

各指の間やその他のサイン、ウオノメやタコ、皮むけなど気になるサインを拾う

7 内側アーチ

アーチ周辺の筋肉の張り、弾力性の有無、シワの種類や位置など

8 親指の状態

大きさ、硬さ、シワの有無、形、色、付け根（首の反射区）の状態

9 皮膚の温冷感や湿・乾燥感の確認

温冷感はクライアントの自覚と他覚の差がないかを確認。足の裏だけでも上、中、下。甲や内外側面も確認。いずれも手の甲を使ってチェック

10 匂いのチェック

足から20cmくらい離れても匂うにおい。無臭のこともある

11 皮下のしこり、痛い所など

12 湧泉チェック

両手の親指を重ねてグーッと５秒程押し、戻り具合を確認

13 内分泌チェック

14 各指の大きさや形（特に２番の指）

指の形は気質をあらわす。特に右の人指し指はメインの気質を示す

15 指の付け根の長さと、指先の向いている方向

指の向きは心理状態が出る（右＝元来、左＝現在）

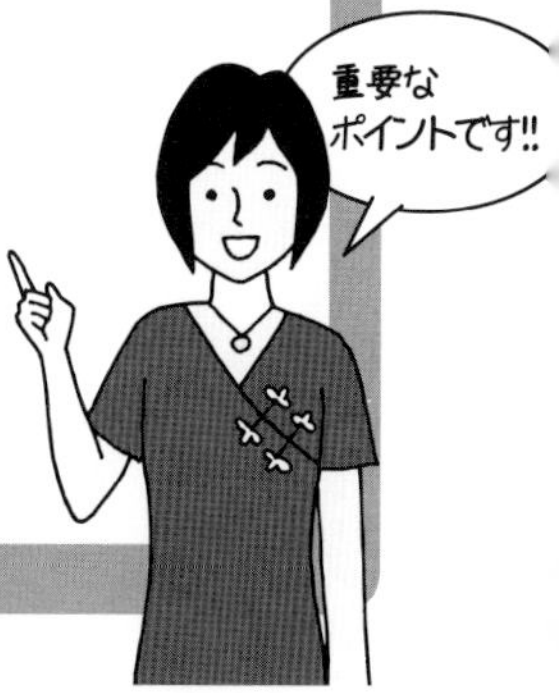

色

足裏の色は、一番最初にみる、とても大切な情報です。体調やエネルギーレベル、血液の状態などが反映されています。また、色は日々変化しますので変化を見逃さないこと。

＼Best Color／

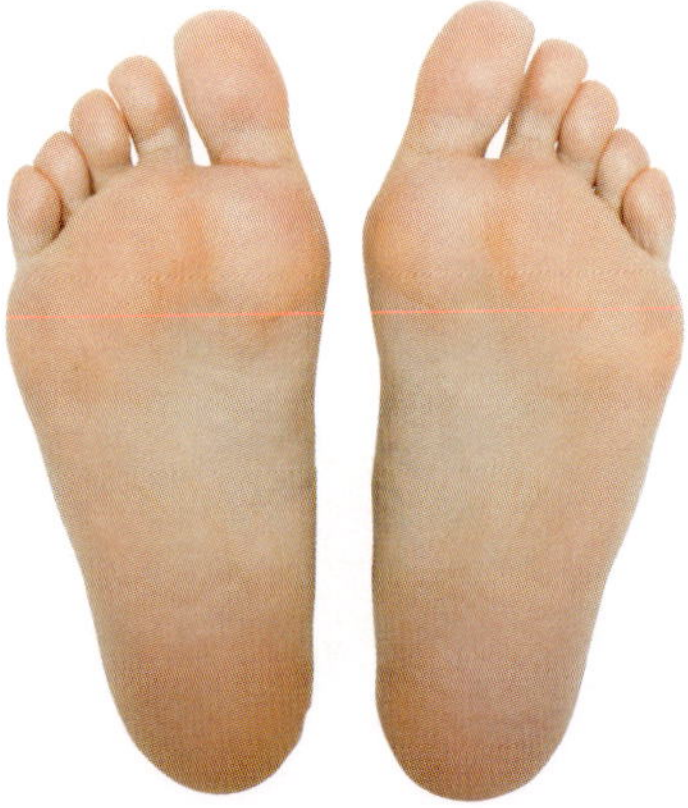

理想の足裏の色はピンク色。足先少し赤めのピンク、中央が白めのピンク、かかとでは赤めのピンクと、足先からかかとにかけてグラデーションが見て取れる状態です。

全体的に 白

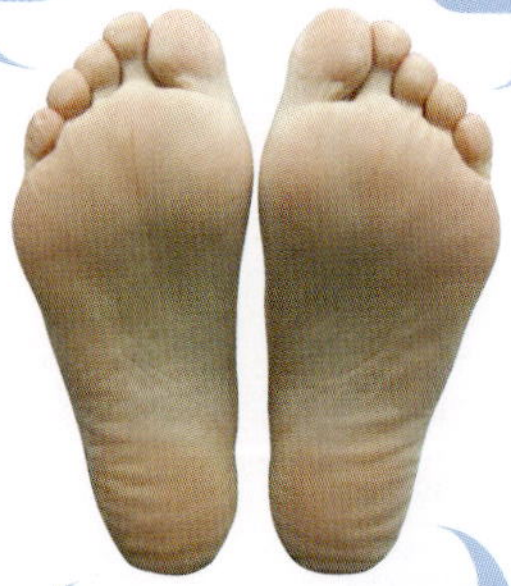
食べて
いますか？
立ちくらみや
貧血は
ありませんか？
体を動かすの
しんどくない？
希望を
見失って
いませんか？

全体的に 赤

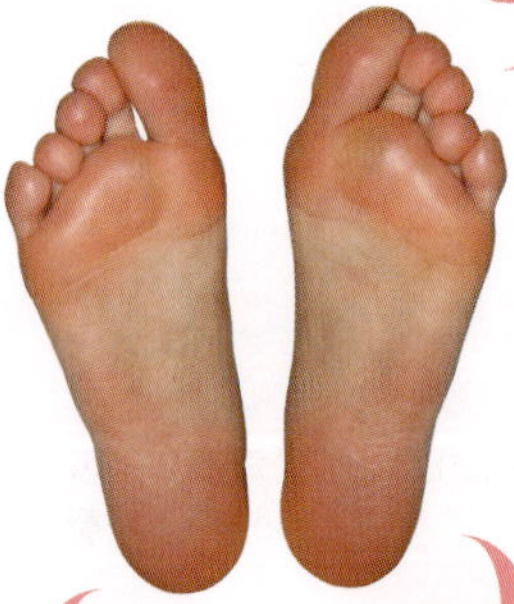
忙しい
ですか？
イライラして
いますか？
甘いもの
多く摂り過ぎて
いませんか？

全体的に紫

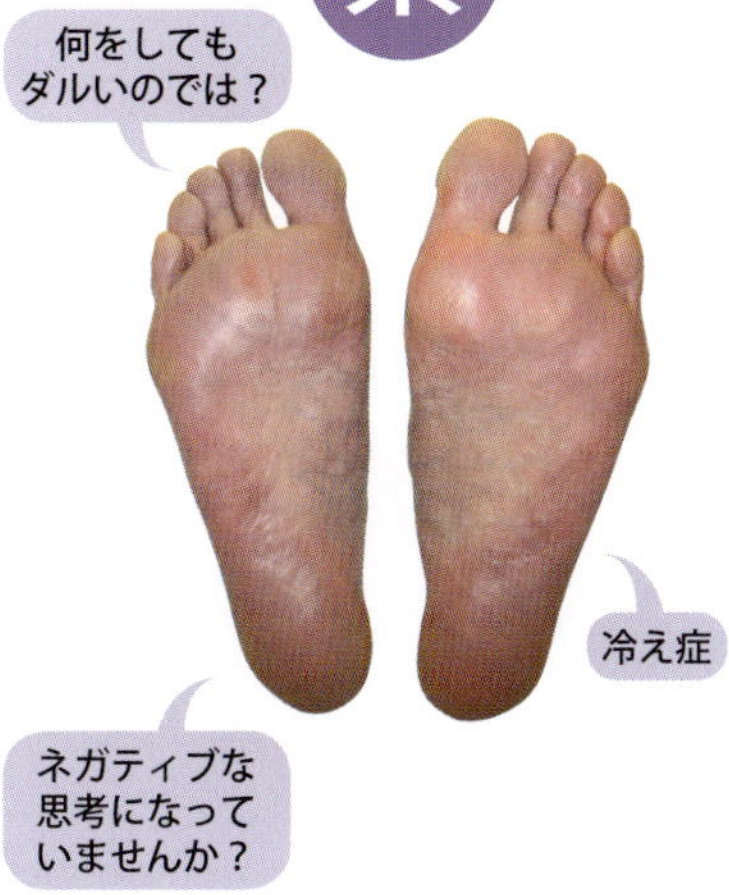
何をしても
ダルいのでは？
冷え症
ネガティブな
思考になって
いませんか？

全体的に黄

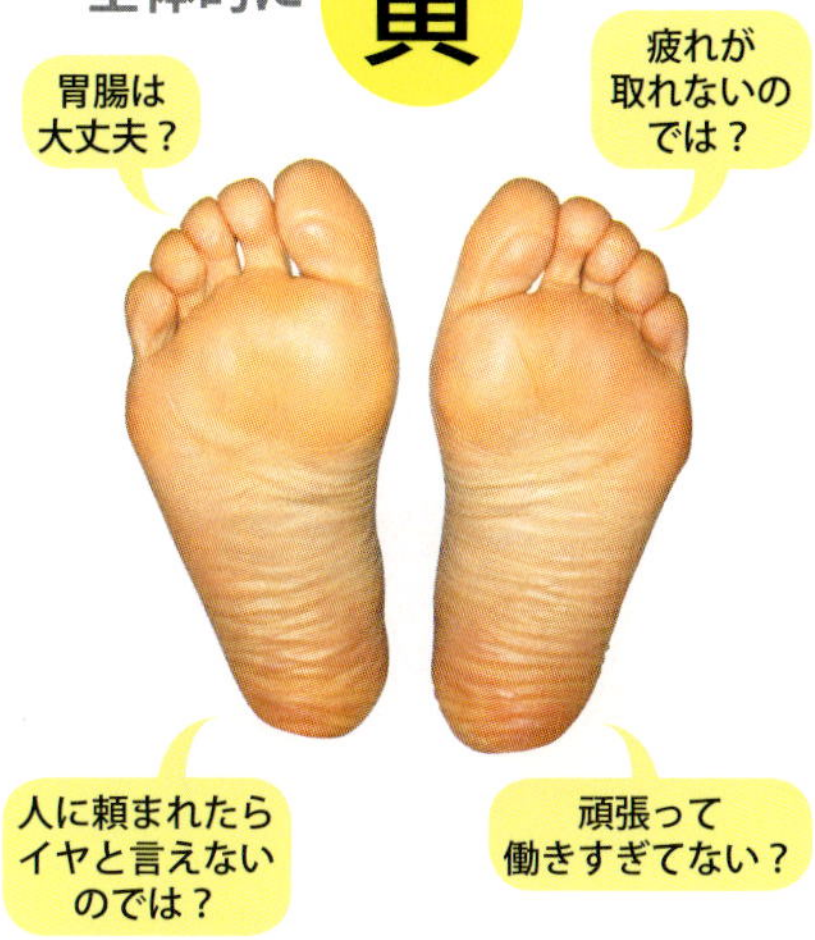
胃腸は
大丈夫？
疲れが
取れないの
では？
人に頼まれたら
イヤと言えない
のでは？
頑張って
働きすぎてない？

一色

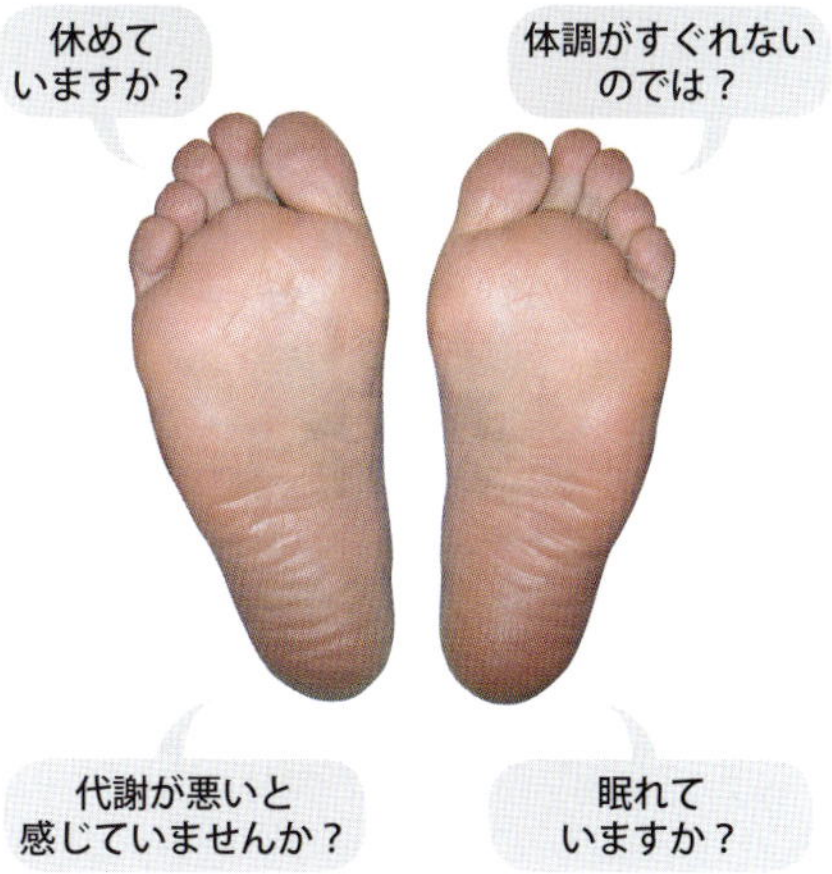
休めて
いますか？
体調がすぐれない
のでは？
代謝が悪いと
感じていませんか？
眠れて
いますか？

エネルギーの見方

『赤み』がエネルギーと考える。

●足先だけ赤くてかかとが白い場合、例えば…
→**体力がなく気力だけで動いている。**
●足先が白くてかかとが赤い
→**気力がなく体が惰性で動いている。**

※各色の詳細は次項へ

●黄色
黄は、欠乏、疲労、慢性、迷走、遅滞を意味します。

消化器系疲労や、肉体の疲労時に血液中に乳酸が多く発生し、それらがうまく処理されない結果、足裏は黄色くなります。

エネルギーは欠乏気味にあるにもかかわらず、無理をしている時、体力がないのに、気力だけで頑張っている時も黄色くなります。

更に、黄色い足の方は、優柔不断で頼られたら断れず、どんどんキツくなっていくという方が多いです。

●赤色
赤は、急性、過剰、亢進、活発、炎症などを意味します。

メンタル面としては、忙しい、イライラしている、怒りを溜めている場合であったり、血液、栄養状態としては、炭水化物の摂り過ぎで、糖質過多な傾向にある場合をあらわします。

局所的に反射区が赤くなっている場合は、対応臓器や器官が、活発及び機能が過剰に亢進状態にあることをあらわします。

●白色
白は、欠乏、低下、減少、静止を意味します。

メンタル面としては、気力の欠乏、考える力が起きない、思考の停止。

血液面では、貧血、低血圧などを表し、めまいや立ちくらみを感じている場合があります。臓器などの反射区が局所的に白くなっている場合には、その臓器や器官にエネルギーが無い、動きが低下している可能性があります。

●紫色

紫は、鬱滞、滞り、停滞、不良、不全、酸化、冷え。

血液が循環不良からうっ滞し、酸化している方に多く、その結果気力が起きず、疲れが取れない、動けない、気持ちもうつ傾向になってしまいます。

反射区が局所的に紫になっている時は、その反射区が冷えていたり停滞していることが予測されます。

●一色（グラデーションなし）

自律神経の乱れが予測できます。

ストレスや過労により、一色になってしまっています。

赤一色の時に特に、影響を受けているのは内臓で、消化器系の過活動が予測でき、全体が白すぎる時は、気力が失われている時、全体が紫色の時は、自律神経失調状態で心身のバランスが乱れきっている状態であると思われます。

角質

角質ができている場所は、その対応する反射区が弱っていて、刺激を受けないために、鎧がわりに保護としての角質をつけていると考えます。

副鼻腔

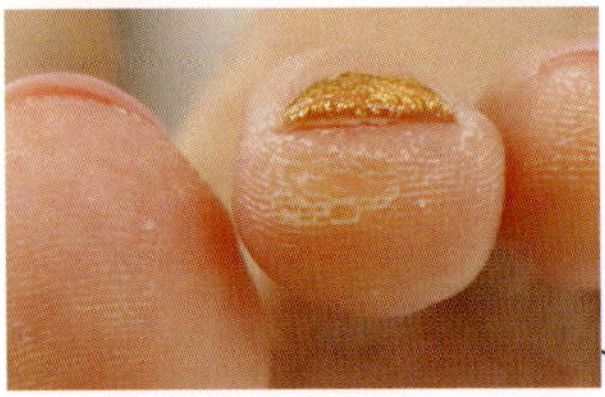

各足指の先端についている角質は、アレルギー性鼻炎など副鼻腔の粘膜が弱いと考えます。花粉症の時期、冬、梅雨のみなど季節限定で角質がつく場合も

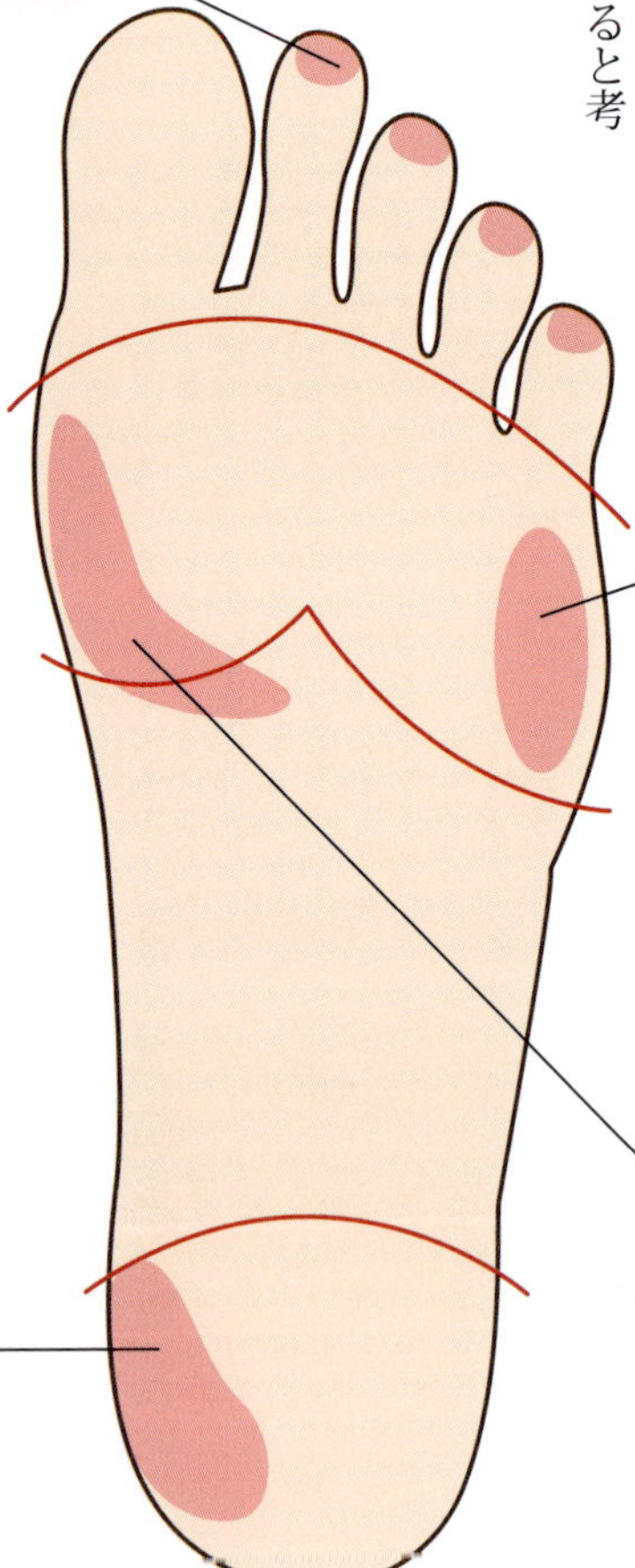

肩甲骨

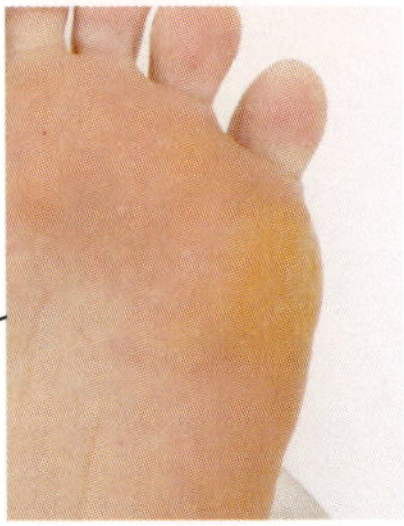

肩こりの強い方に見られる特徴です

甲状腺

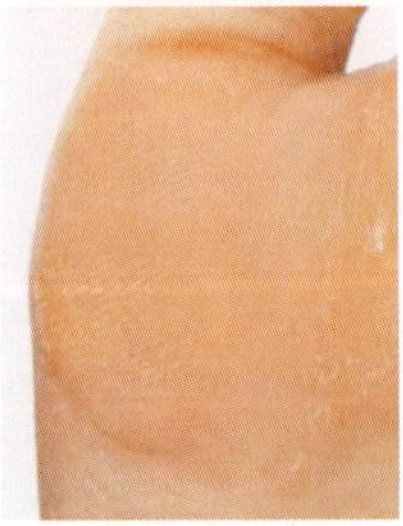

甲状腺の角質は代謝のアンバランスを示します

子宮

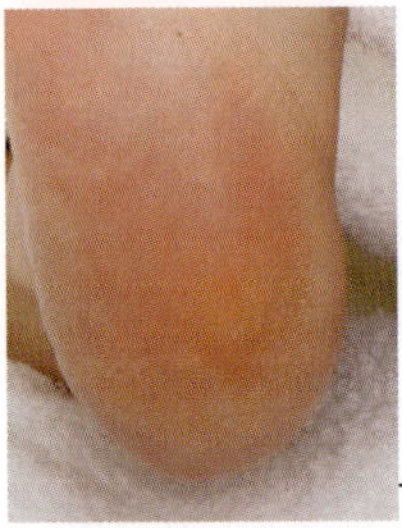

かかとの内側だけに角質がついてしまう、また角質化していなくてもここだけ特に硬い方は、子宮・月経トラブルを抱えてしまう可能性があります

物理的ストレス

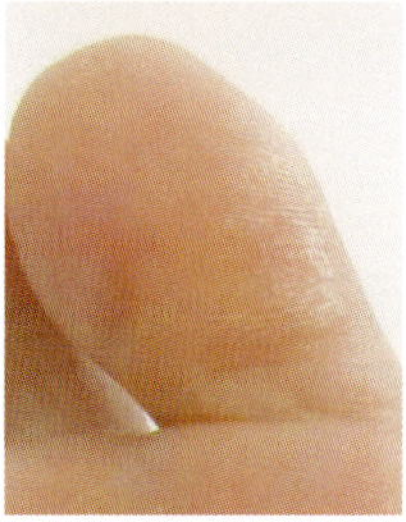

頭蓋下（親指指腹部）に角質がある場合は、環境・物理的な因子のストレスに苛まれている可能性あり

サンダル角質

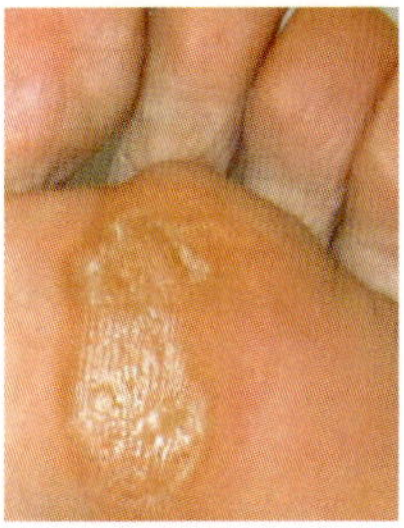

この部分の角質は足背（足の甲）の筋肉の衰退によるものがほとんどです。必ず、足背の弾力性を確認して判断して下さい。そうでなければ、右足は気管支、左足は食道の反射区と考えます

後頭部

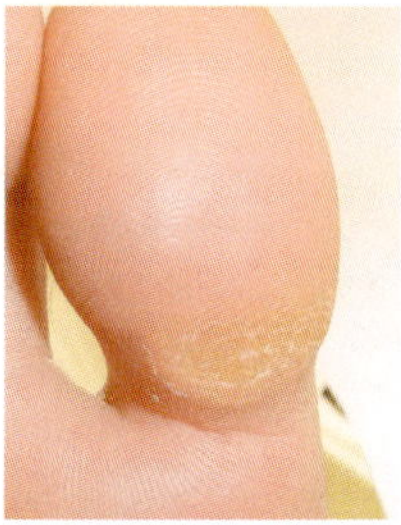

本来地面につく場所ではありません。そこが角質化するということは、指が浮いた状態で歩いている証拠です。それが姿勢にも悪影響を及ぼし、辛い首こりが慢性化していると言えます

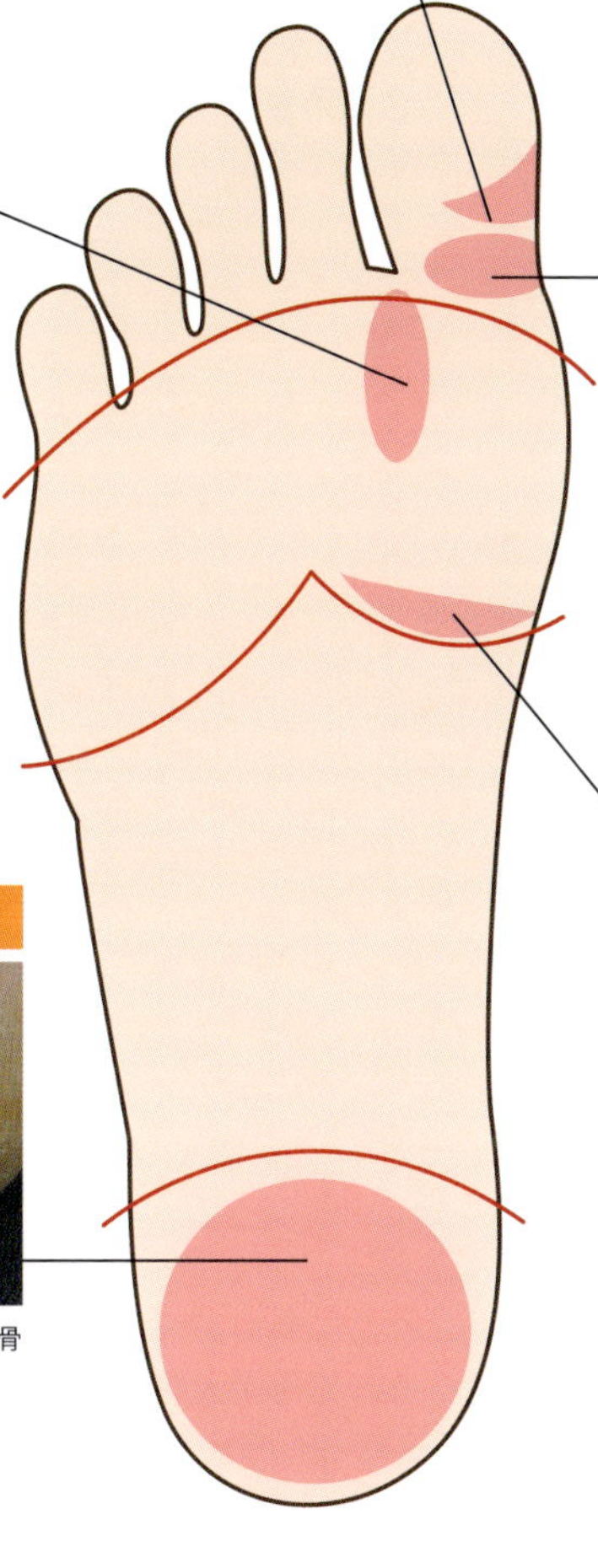

人間関係ストレス

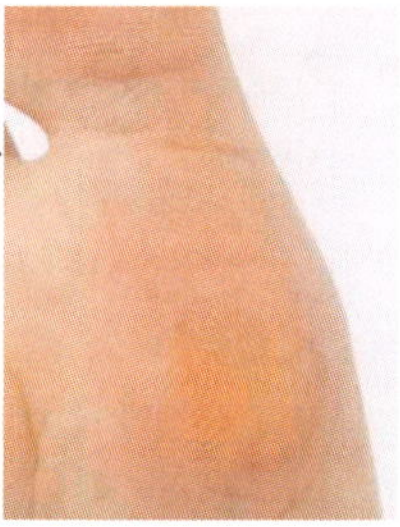

ここに角質がある人は対人ストレスを感じやすいと言えます。他人への気遣いに神経を配らせる方、接客業の人につきやすい角質です

骨盤腔内

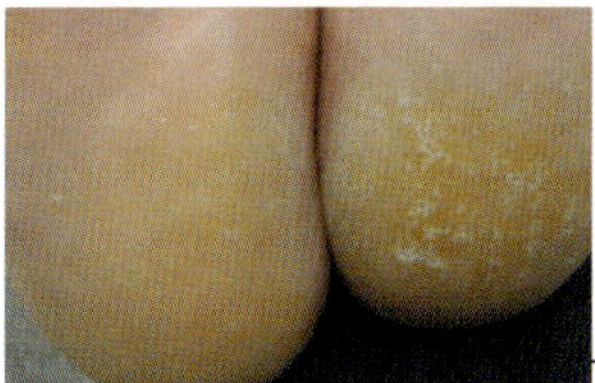

月経トラブル、冷え、便秘、むくみなど骨盤腔内の弱さ、循環の悪さを示します

Column

角質の場所から身体の不調やメンタル面を知ることができます

人差し指下の角質

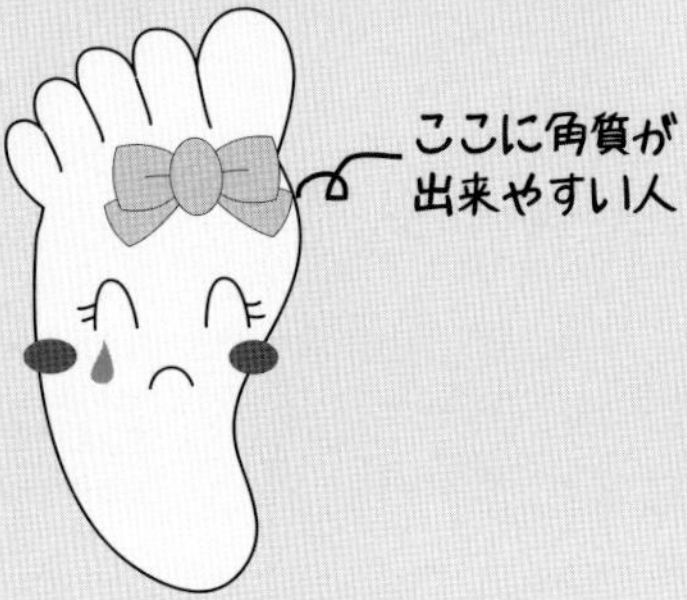
ここに角質が
出来やすい人

角質がつきやすい場所・ナンバーワン！　甲の筋肉や腱が衰退して、足の骨をきちんとした位置でキープできていないことが原因。背中の筋肉が落ちてきている証拠です。

もしくは毎日のケア不足を意味します。人に見せない足よりも、人に見せる顔のお手入れやファッションを優先していませんか？

角質よりも外見を重視する少し見栄っ張りな一面がありますね。

小指のふくらみ下の角質

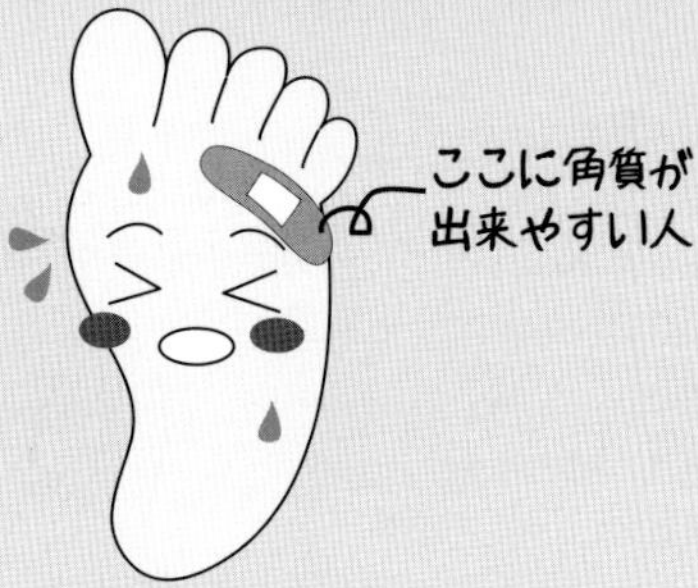
ここに角質が
出来やすい人

ここに角質ができるのは肩こりさんの証明！　肩甲骨の反射区に該当するエリアです。肩甲骨周辺にコリをたくさん溜めていませんか？　外側体重の証明でもあります。骨盤が開いて冷えや便秘がありませんか？　そのせいで太りやすくなっているかも。

肩の力の抜けない頑張り屋さんでもあります。リラックスが必要ですよ。

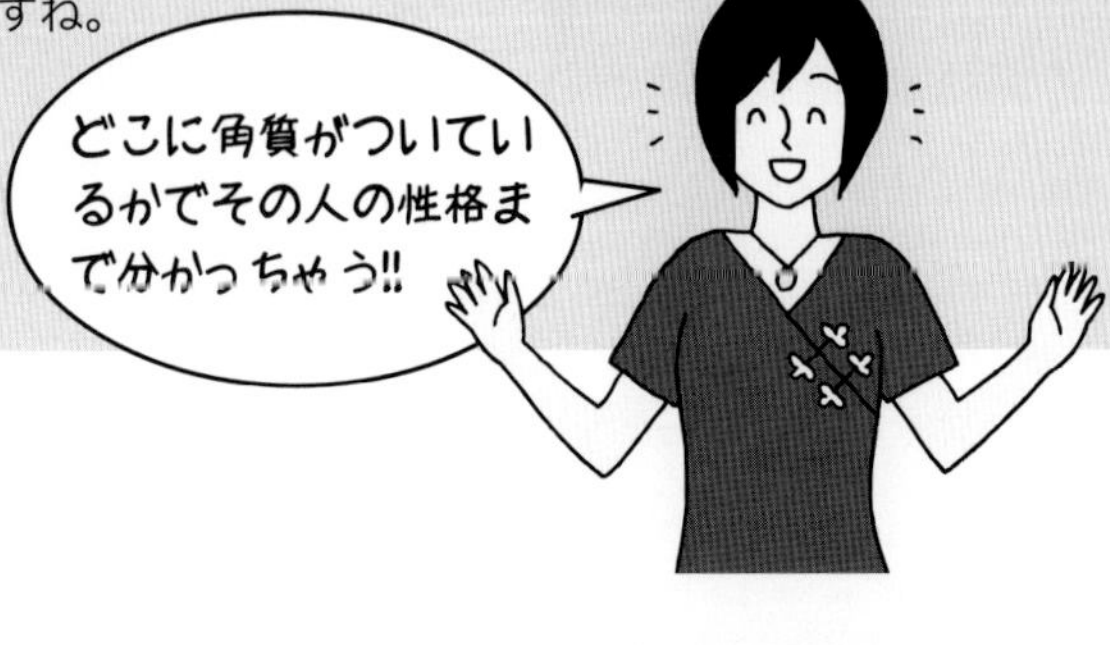
どこに角質がついているかでその人の性格まで分かっちゃう!!

かかとの角質

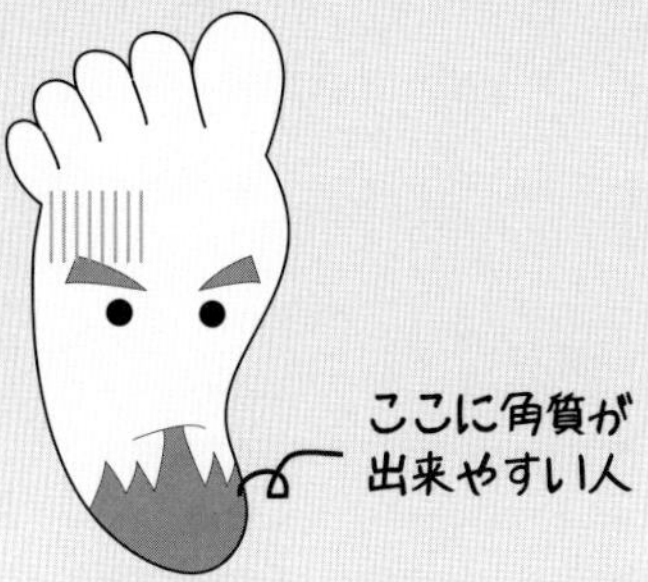

だるくてやる気が出ない、不健康な証明です！

かかとは骨盤腔内の反射区。お腹が冷えやすかったり、血流の悪さをあらわします。冷えや便秘、生理不順が有りませんか？　ここに角質がある人は顔色が悪い可能性も。

親指のふくらみの下の角質

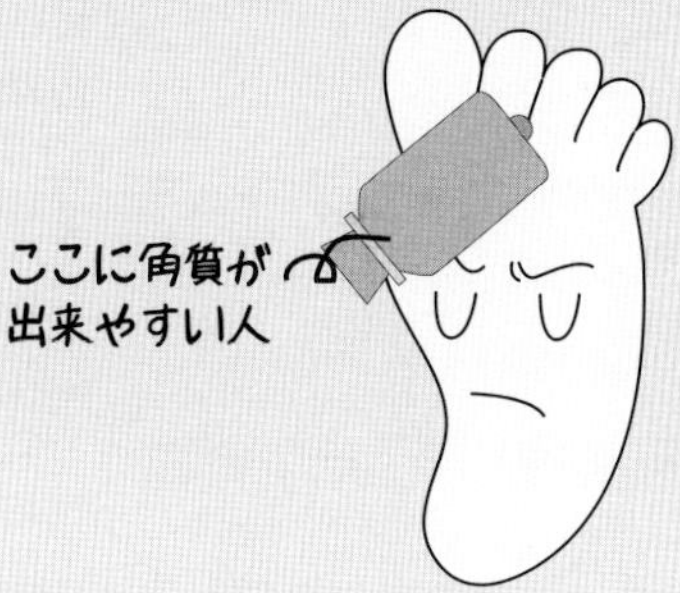

代謝に関係のある甲状腺の反射区。ここにできる角質は代謝の低下を示しています。

最近痩せにくくなっていませんか？　ダイエットしたい方はまず最初にこの角質を落しましょう！

また、人に対してストレスを感じやすい方の証明でもあります。周囲へ気を遣いすぎたり、人の顔色をうかがいがちではありませんか？

シワ

足裏のシワは年齢と関係なく出ます。ご高齢の方でも、健康であればシワは少ないのです。また、そのシワには、誰でも出ているシワと、心身の状態によって出現するシワがあります。これらは足を多く見ることで見分ける目がついてくるのですが、はじめは、左右非対称のシワを目印に見て行くと分かりやすいでしょう。また、すべてのシワが身体の異常を示すわけでないことも知っておいてください。

シワの種類

深く短い

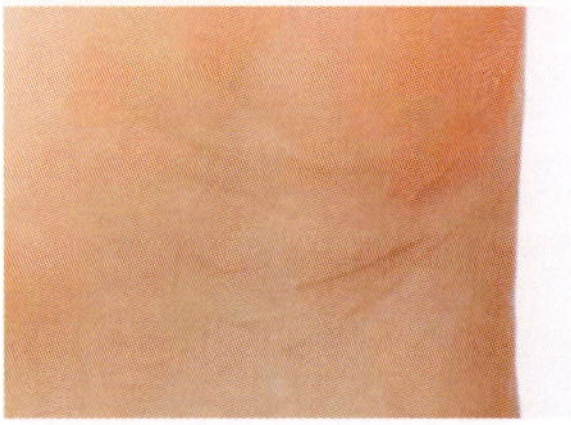

最近の症状。アンバランス、心配やストレスによる負荷がかかっている状態

●好発反射区…胃、甲状腺、腰椎、脊柱起立筋

浅く長い

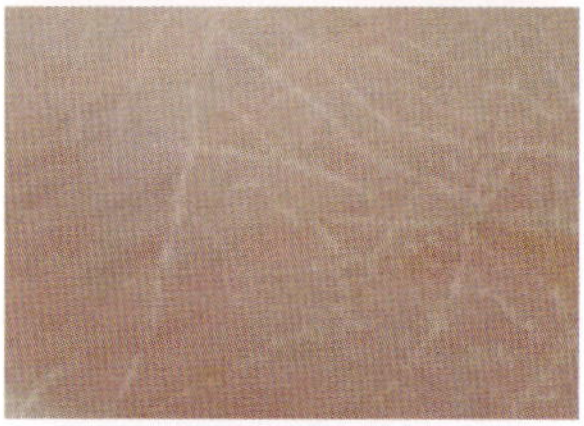

このシワはやや白くなっていることが多い。長い間慢性的に問題を抱えている部位、長期間に渡ってアンバランスな状態にある部位をあらわす

●好発反射区…肺、膀胱、頭頂部、小腸、大腸、腰部

網目状

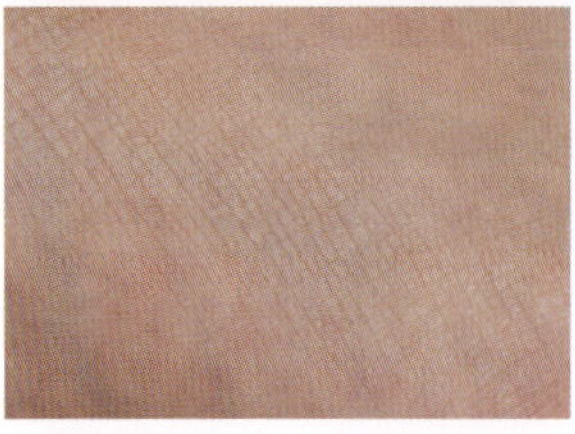

先天的に弱い部位。不調を訴えやすい部位

●好発反射区…胃、十二指腸、小腸、膵臓、脊柱起立筋、副腎

星（*）型

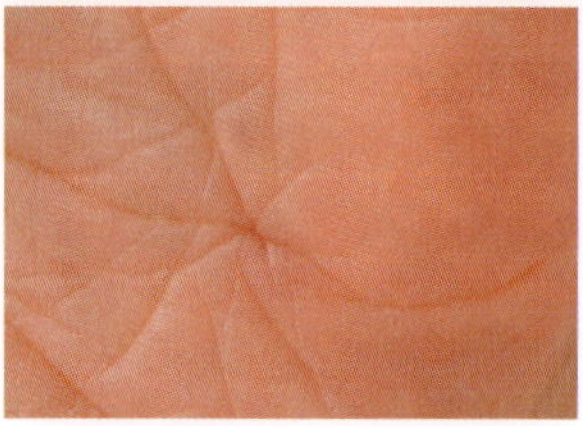

過去に組織が損傷、もしくはダメージを受けた可能性がある部位。胃潰瘍の跡など。長いシワのクロスではなく1センチ程度のシワで描かれた*のような形のシワ

●好発反射区…胃、十二指腸、小腸、副腎、腎臓、肝臓、胆嚢、頸部

おもしろシワ線

偏頭痛線

親指の先端に出ることの多い、細くて短い線。何本か同時に出る。

一見何の問題もなさそうで、ピンクでやわらかな親指で、親指の先端にこのシワある方に偏頭痛が多くみられる。

また、偏頭痛の出る側に多く見られる。

線があって、現在症状が無い方も今後偏頭痛が出る可能性があります。

悲しみ線

甲状腺の反射区の中央から親指の付け根までの間にでる、短く深いはっきりとした線。

甲状腺にストレスを感じるほど、ショックなことが近い過去にあった可能性を推測します。この線が出ている間、代謝のアンバランスが起こっていることが多く、過食、拒食、生理不順、不眠、多夢など。ショックが癒え、症状が無くなってくるとシワも消えます。

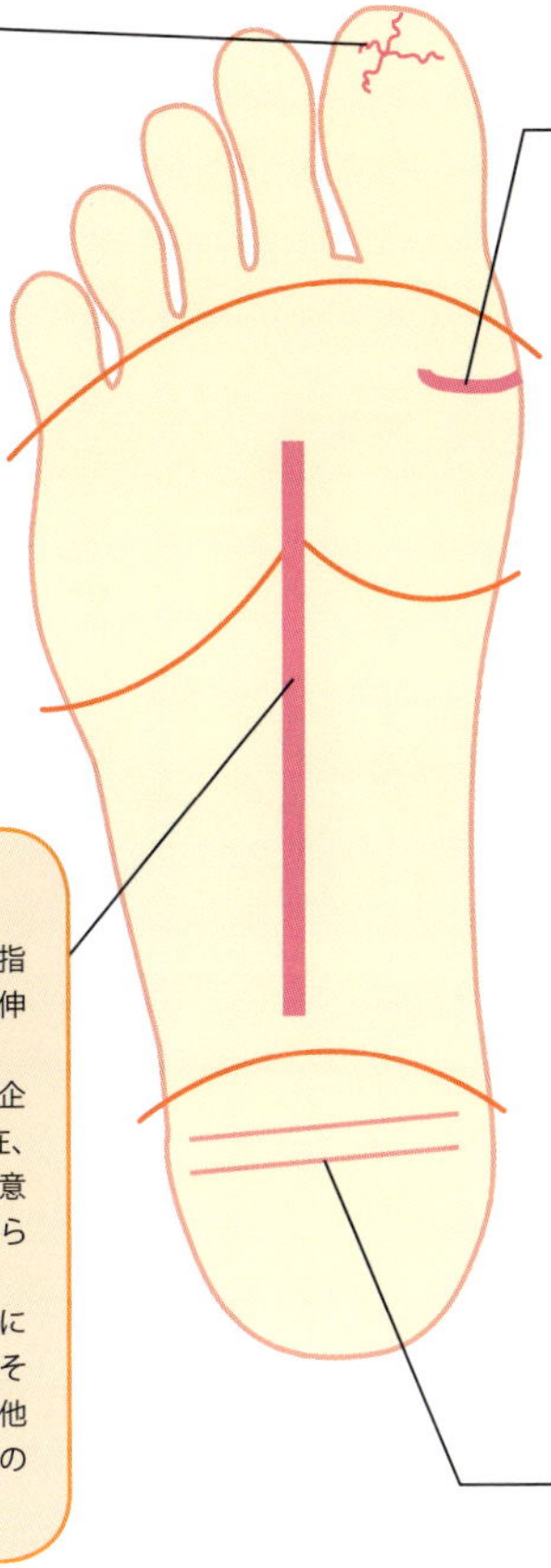

リーダー線

足裏の中央に真っ直ぐ、上（中指の付け根あたり）〜かかとまで伸びる一本の線。

このシワがある方に、リーダー、企業の代表、周囲から頼られる存在、宗教家など人々を束ねることを得意とする方が多いことから、名づけられた。

しかし、このシワがあっても、他にしわが多い場合は、体力不足でその才能を発揮できず。全体的に他にしわが無い場合は、天下取りの相とも呼ばれる。

ガス線

腹部エリアを横に、端から端まで横断するシワ。

お腹にガスが溜まり、腹部の張り感を不快に感じている可能性。腸の蠕動運動の停滞、食物繊維の摂取不足、運動不足、ストレスなどからおこる。

温度・湿度

その相当反射区はどこなのか、部位も良く観察して下さい。また、クライアント自身が思っている「自覚」と、セラピストが触れる「他覚」との相違がないかを確認しましょう。相違がある場合は、自律神経失調の状態にあることが予想されます。チェックする時は手の甲で触るのがコツです。

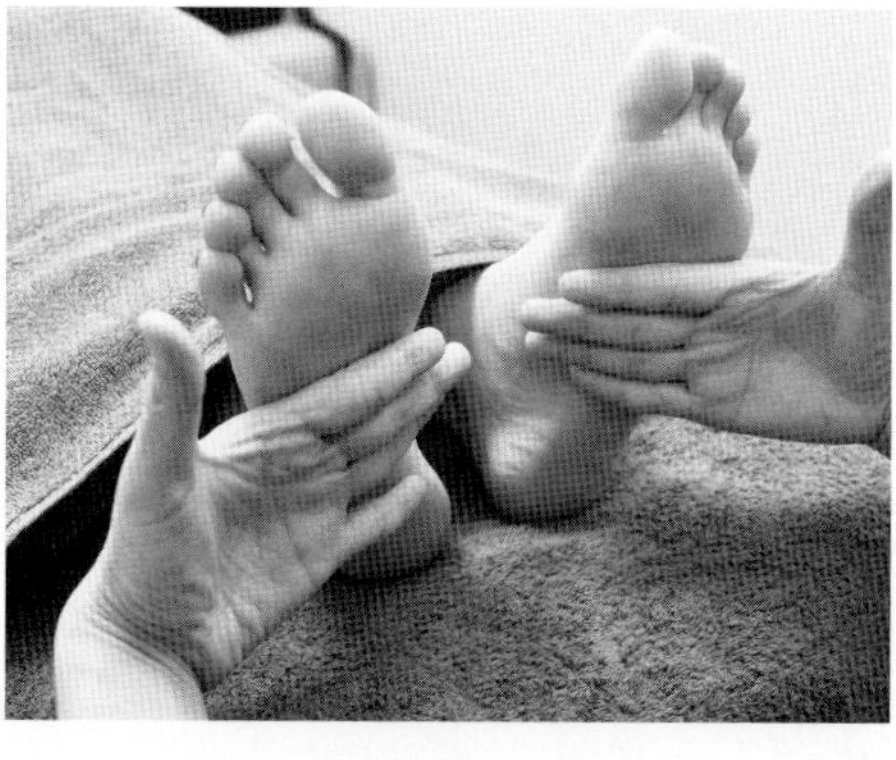

温 度	熱い	何かが過剰(赤)。炎症
	冷たい	循環の停滞
湿 度	乾燥	慢性的なアンバランス。長い間投薬を受けている場合に多い。慢性疲労。腎機能のアンバランス
	湿っている	水分出納のアンバランス。不安を抱えている。緊張が強い時

匂い

汗をかいたり同じ靴を長く履いていれば、誰でも足は臭うと思われがちです。しかし実は足の匂いは体調を教えてくれる大切なサイン。その種類にも色々あるのです。ですから、先に足浴をして重要なヒントを洗い流してしまうのはもったいない！

あまり近づくのではなく、足から20㎝ほど離れた所でも臭ってくる匂いをチェックしてみてください。また、一つの匂いだけでなく混ざっていることもあります。最初は感じなくても施療中に臭ってくる場合もあります。

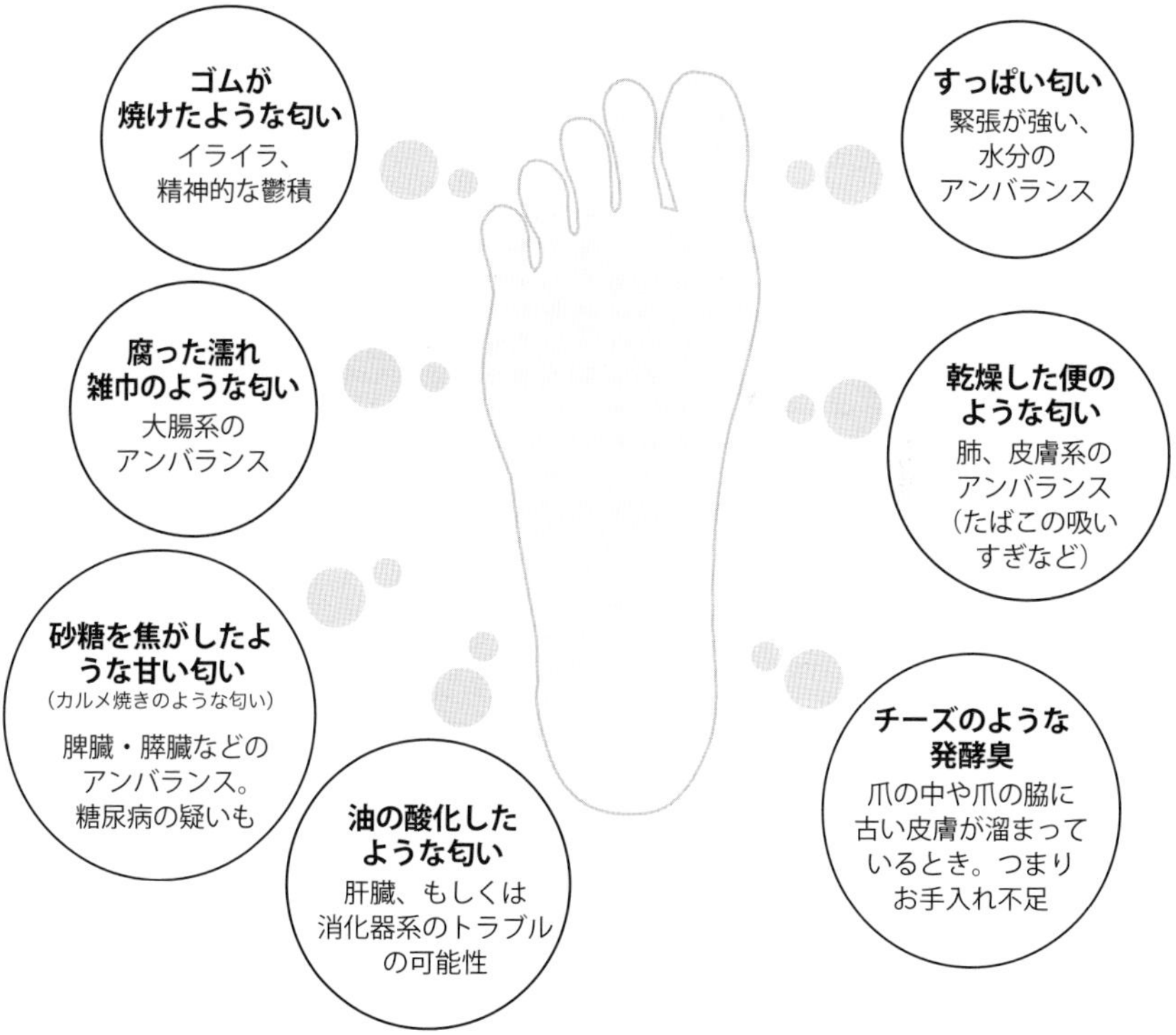
ゴムが焼けたような匂い
イライラ、精神的な鬱積
すっぱい匂い
緊張が強い、水分のアンバランス
腐った濡れ雑巾のような匂い
大腸系のアンバランス
乾燥した便のような匂い
肺、皮膚系のアンバランス（たばこの吸いすぎなど）
砂糖を焦がしたような甘い匂い
（カルメ焼きのような匂い）
脾臓・膵臓などのアンバランス。糖尿病の疑いも
油の酸化したような匂い
肝臓、もしくは消化器系のトラブルの可能性
チーズのような発酵臭
爪の中や爪の脇に古い皮膚が溜まっているとき。つまりお手入れ不足

皮むけ・白癬《はくせん》

皮むけ・白癬は、出現している反射区の相当臓器や器官の免疫力が落ちていたり、その部分の疲労などを放置した結果、身体全体の免疫力を落としてしまったと考えます。写真は足裏全体に皮むけが見られますが特に湧泉周辺だけに皮むけが見られる時は、充分に注意のこと。

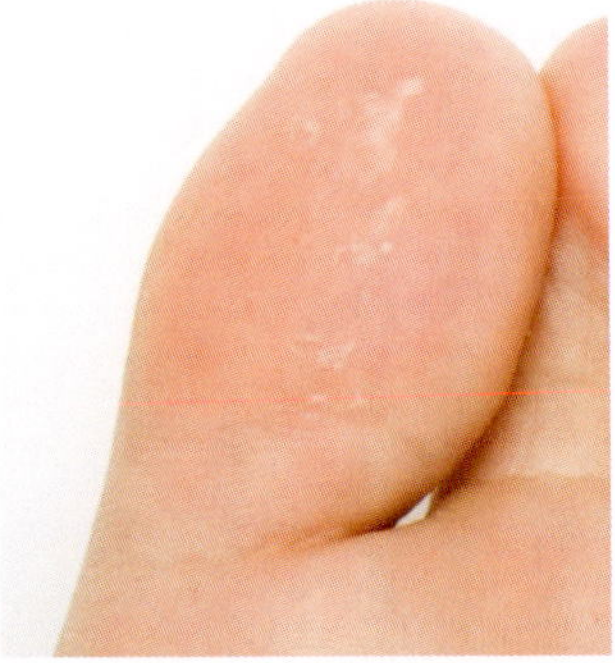

親指の腹の小さな皮むけは、頭の免疫力低下ではなく、焦りや隠し事がある時が考えられます。

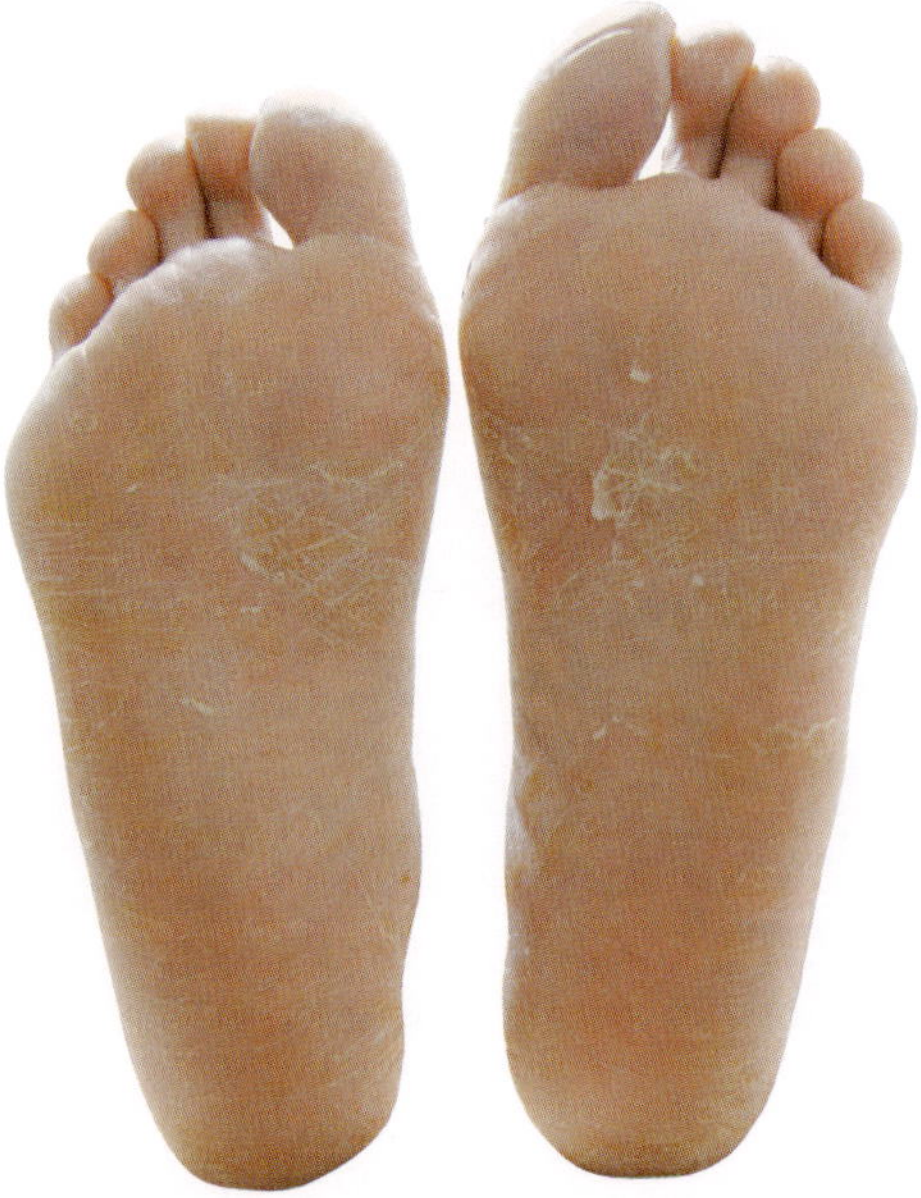

＊市野 MEMO＊

白癬菌は、古い角質を好みます。足の細部に渡り、まめに軽石をかけたり、ブラシをかけ石けんで洗い、その後よく乾燥させておくこと。

形

形を見るときは、足裏全体の形と内側側面のアーチの形、指の形などに着眼していきます。

①足裏全体の形

その人の身体の構成を示します。また、その人の気質（性格や行動パターンなど）をあらわすともいわれています。色と併せて見ていくことで、エネルギー状況も読み取れます。

代表的な形

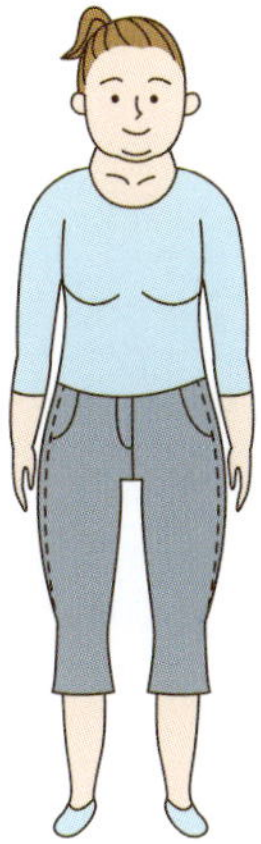

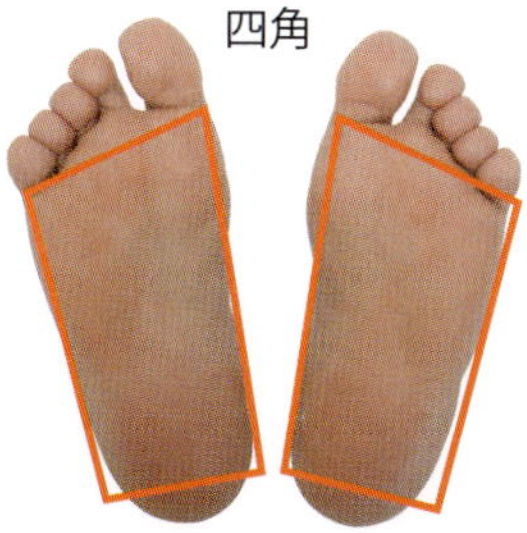

四角い足裏……
身体：がっしりしている
気質：安定感がある、周りに流されにくく、口の堅いタイプ

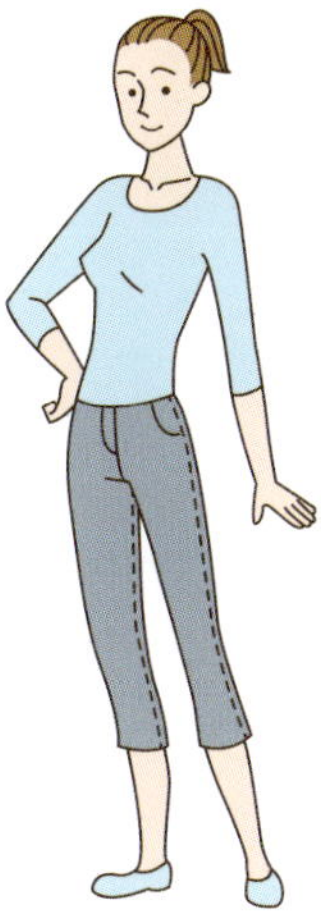

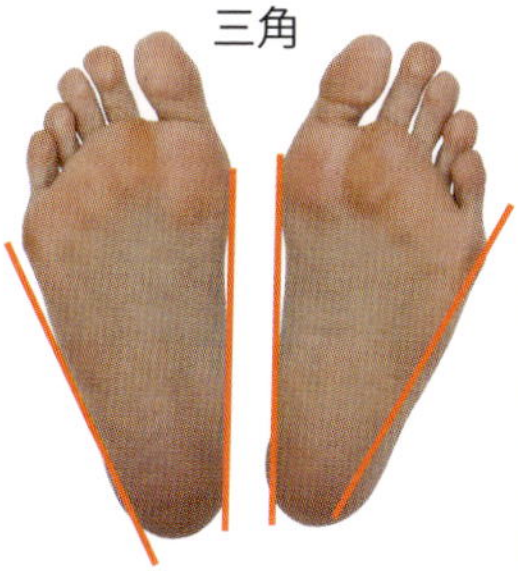

三角の足裏……
身体：かかとが小さく、足先が広い
気質：上半身にエネルギーが多く、情報に敏感で、発信したいタイプ

②内側アーチ

脊柱の反射区と相関し、その形も脊柱の生理的彎曲と一致することが多いといわれています。外反母趾の好発部位を頸椎の7番と一致させ、以後胸椎、腰椎、仙骨と骨をたどり、その形状を見ていきます。

足裏分析ではその骨のアーチ下の筋肉を脊柱起立筋の反射区と考え、そこに出現するシワや硬さなども併せて見ていくことで、不快症状の一致を見、変形の原因や変形のもたらす影響が読み取れます。

内側アーチと脊椎の彎曲

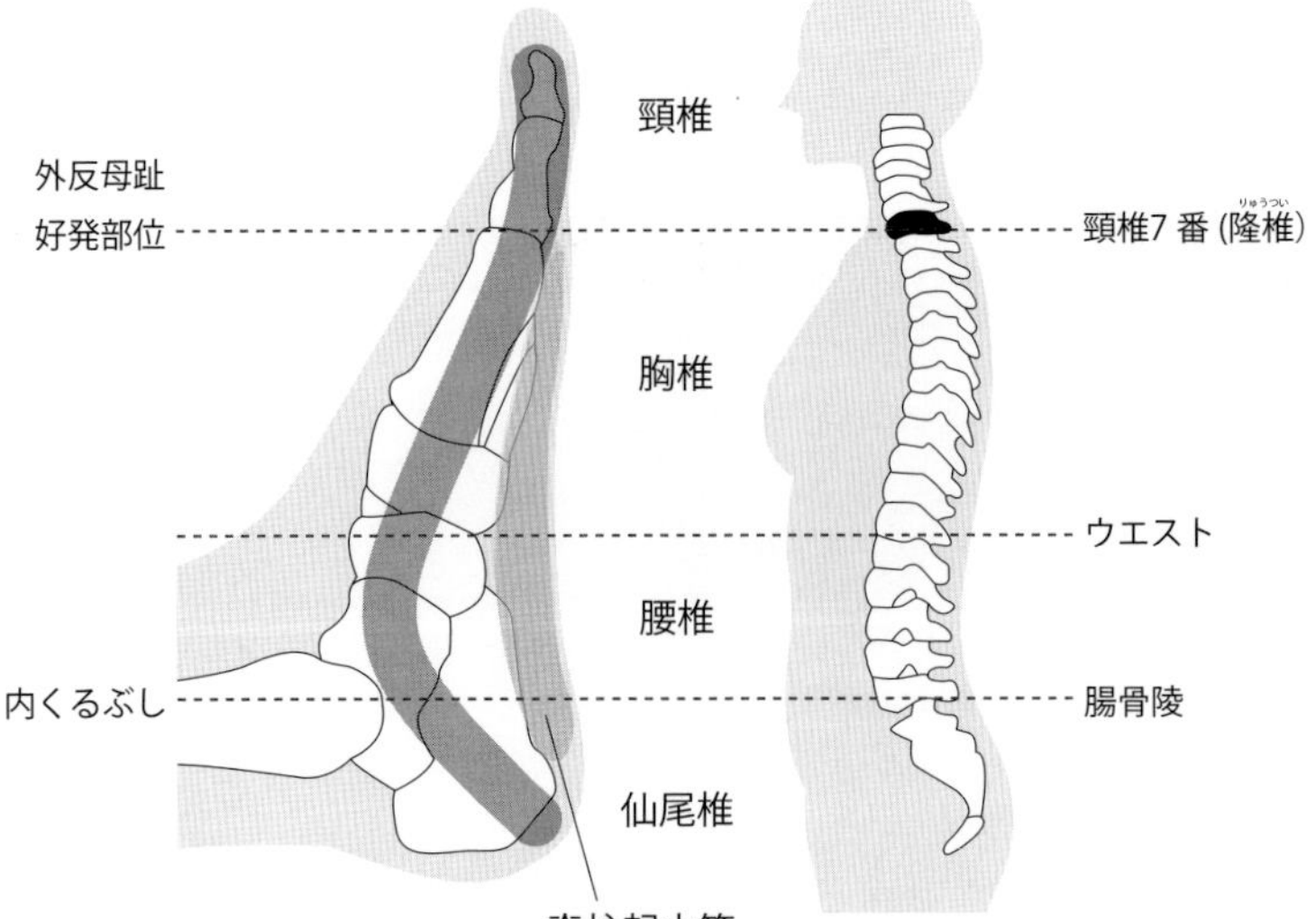

外反母趾
好発部位
頸椎
頸椎7 番 (隆椎《りゅうつい》)
胸椎
ウエスト
腰椎
内くるぶし
腸骨陵
仙尾椎
脊柱起立筋

※内側アーチの形は脊椎の生理的彎曲と比例します

③指先の形、方向、長さ

足指の形、足指の長さ、足指の伸びている方向から、性格に近いその人の主な気質を読み取ります。飽きっぽさや、執着気質、要領の良さなどが表れています。足裏と共に5本の指を指先から覗き込んで観察しましょう。

指先の形は、親指以外の4本の指の形で見ていきます。利き足の第2指がその人のメインの気質を表します。4本の指のうち3本は丸だけど1本は三角という場合は、その気質の割合だと考えましょう。

また、指先の向いている方向もチェック。向きは内外だけでなく、上下への傾きもあります。表を参考に、指先の形、方向、長さを組み合わせて読みこむことが大切です。

足指の長さ

足裏側で第1関節の下のシワから指の付け根の長さを見ます。

※短い方は、この部分が見えていないことが多いが、指を曲げている場合も多いので伸ばして長い場合は長いタイプとして考える。

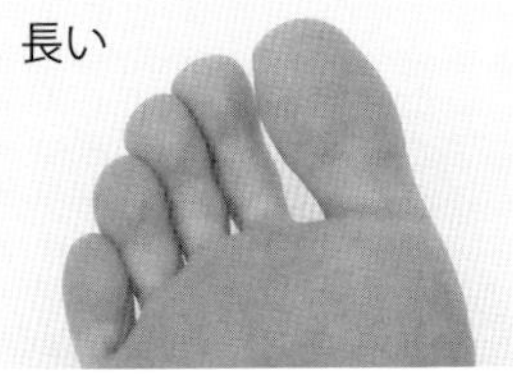

長い指
理系を得意としている人に多い。好奇心旺盛で、物事の理を追及したい。どうして？の解決がなされないと納得できないタイプ。裏付け論や取扱いについての説明が必要。

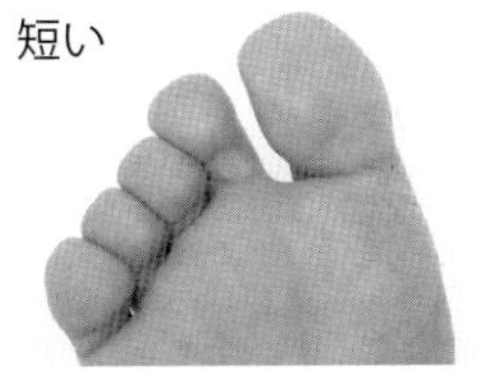

短い指
文系を得意としている人に多い。直感力に優れ、自己の感性の赴くままに事を進めていきたいタイプ。
百聞は一見に如かずで、まず先に行動や感情が先に出てしまう。理論は苦手。

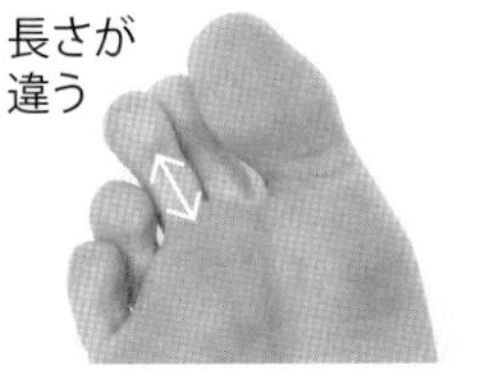

2本長く、2本短い指
両極の感性を持つ。仕事等で効率よく、その感性を使い分けている方が多い。器用な人、世渡り上手な人が多い。

足指の形､方向､長さ

※足裏を正面から見て、指先の縁の形を見ます。
※原則、第二指（人差し指）の指の形がメインの気質です。
※優先順位は人差し指＞小指です。親指は見ません。

丸い指先

優しく、穏やかで、人との争いを嫌うタイプ。

細かい事にはこだわらない、大らかさの半面、おっとりとし過ぎていたり、大雑把な部分があります。発想力が豊かでアイデアに富む。感性型のアイデアマン。

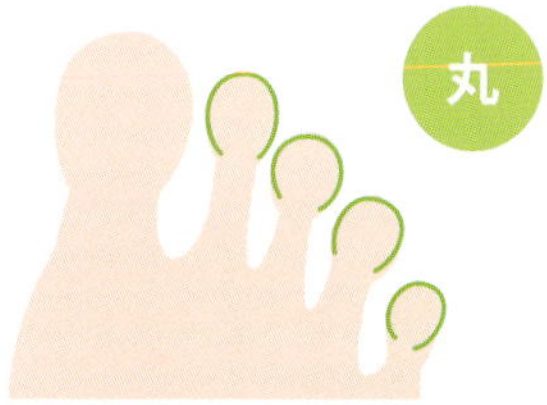

四角い指先

キッチリと、真面目で、物事を論理的に考えるタイプ。

比喩、抽象表現よりもデータや裏付けを好みます。

自分の中の物差しもしっかり持っているので、時に許容範囲が狭い一面も。

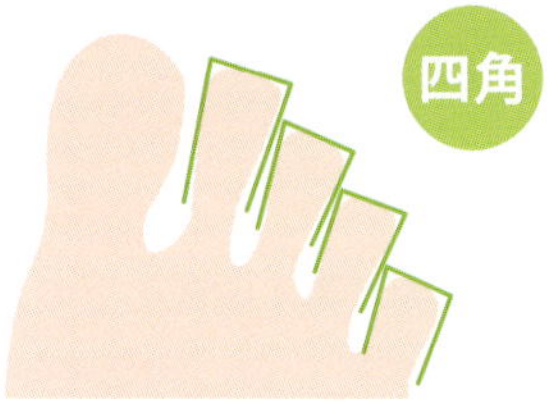

三角の指先

話術に長けていて、話題に事欠かない方の指です。

２本ある人は、教えることや物事の説明が上手といわれ、先生や営業職が向いています。

３本ある人はサービス精神が旺盛で、話し好きです。

機転が効くので、行動派、もしくは姉御肌に見られ頼られやすいでしょう。

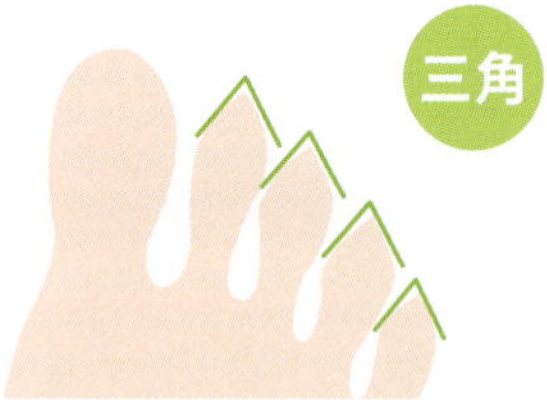

楕円の指先

あまり自己主張をせず、控えめなタイプ。

やや地味に映るが、場の空気を読むことに長ける、バランサー的存在。素直とも言えるが自分の意見がない人とも思われがち。

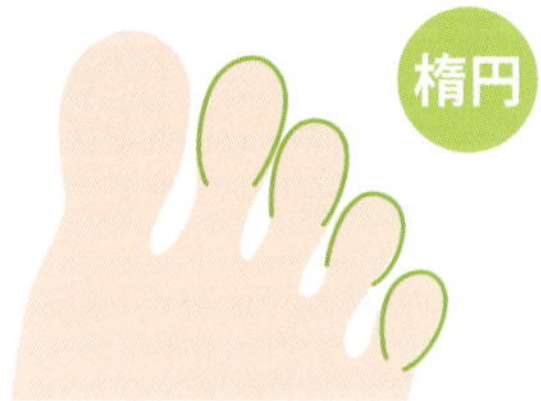

※ほとんどの方が、様々な形で4本の指が構成されています。その配分を考えて読んでみて下さい。

足指の伸びている方向

※５本の指をつま先側から見るのと、足裏側から見るのとで判断します。

（足裏側から見て）
すべてが真っすぐ上方向に平行に伸びている

真面目で一本気な性格だが、物事をバランスよく、スムーズにこなせる人。

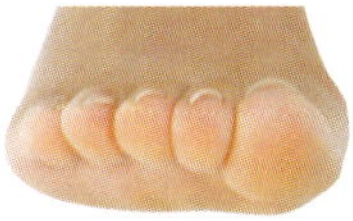

５本の指の延長が１点を目指していて先細り

コレと決めたらそれしか見えなくなり、公私混同しやすいタイプ。集中力があると言えばあるが、執着気質の一面もある。

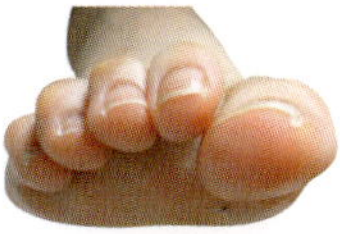

５本の指が扇状に拡がっている

多方面に興味があり、拘束される事を嫌う自由なマイペース型。

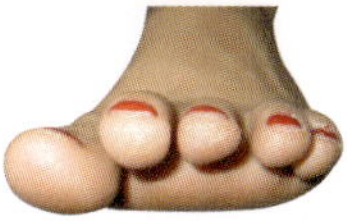

前後左右すべての方向にあちこち指が向いている

いろいろな事に好奇心が旺盛で、熱しやすく冷めやすい。気の多い浮気性。ガラッと全く違う分野に転職したり、恋愛もタイプが定まらないことが多い。

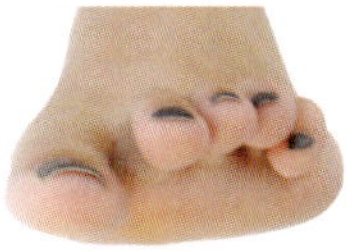

親指と４本の指が離れ、間が大きく空いている

オンとオフの切り替えが上手く、きちんとやりくりの出来ている人。時間にも正確。プライベートをあまり語りたがらないタイプ。

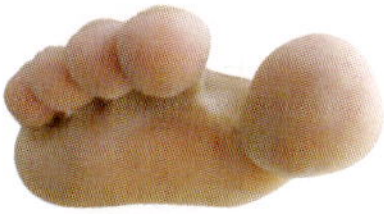

指を曲げている

本来の自分をさらけ出す事の出来ない、自信の無い人。

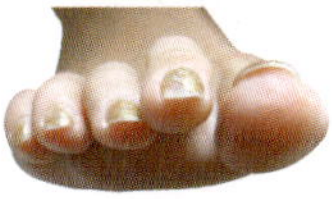

正面から見ると真っすぐ、足先から見ると前後にずれている

職業は変えないけれど、よく職場を変えてしまう。もしくはその職の幅を広げようとアンテナを張り、意欲的にスキルアップを図るタイプ。恋は多いけれど、いつも同じような人を選ぶことが多い

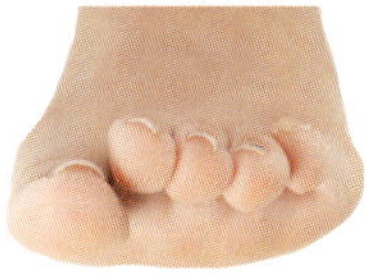

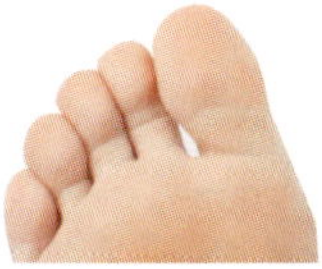

内分泌系チェック

観察だけでは分からない内分泌系を確認

これまで足裏のサインを「観て」観察することを中心に学んできましたが、実際に触れてみての確認が必要なポイントもあります。そこで、「足裏分析」の中でも触れる・もしくは押してその反応を確認すべき反射区（点）とその押し方について説明します。

触れてチェックする必要がある反射区は、「下垂体」「視床下部」「胆のう」「湧泉」「副腎」「膀胱」「回盲弁」「リンパ節」「子宮」「卵巣」といった内分泌系の反射区が中心です。比較的小さな反射区のため反射点とも言われます。

これらの部位を触りながら、その硬さ、弾力性の有無、また一定の力で押したときの皮膚の戻る速さなどを確認しましょう。もちろんクライアント自身の痛みや感覚の主訴もとても大切な情報です。

触れてチェックする際に、いくつか大切な約束事があります。

反射点のチェック方法

場所によっては、反射点を確認するために少しテクニックが必要です。プロとして正しい方法と圧を身につけましょう。

1 「施術」と「触れてチェック」は違う

施術中に確認するのではなく、あくまで事前の反応をみることでクライアントの状態を把握し、施術プランへ役立てます。

2 一定の力加減や時間で行う

クライアントごとに変えるのではなく、誰にでも同じ圧と時間で行います。他の人では問題がなかった部位で反応するという点がポイントとなります。

3 面のチェックは手の甲を使う

小さな反射点以外で足裏の感覚をみるには手の甲を使用します。セラピストのコンディションによって指先や手の平の感覚、汗のかき方、体温などが違ってくるためです。どんな体調でも比較的同じ感覚が得られる手の甲で、足裏全体の温度や湿り気、皮膚の硬さ、弾力性などをみます。

4 痛い＝正常の反射点もある

痛い＝悪い部分という考えが一般的なリフレクソロジーですが、「下垂体」「副腎」の２箇所は例外です。この反射点では特殊な手技でチェックをします（次頁参照）。正しいテスト方法を用いて痛みの有無を確認していきましょう。

触れることは、視覚から得られる情報よりもセラピストの主観が入りやすいため、客観的な判断が求められます。何よりも経験を多く積むことが大切だと言えます。

触れてチェックする反射点

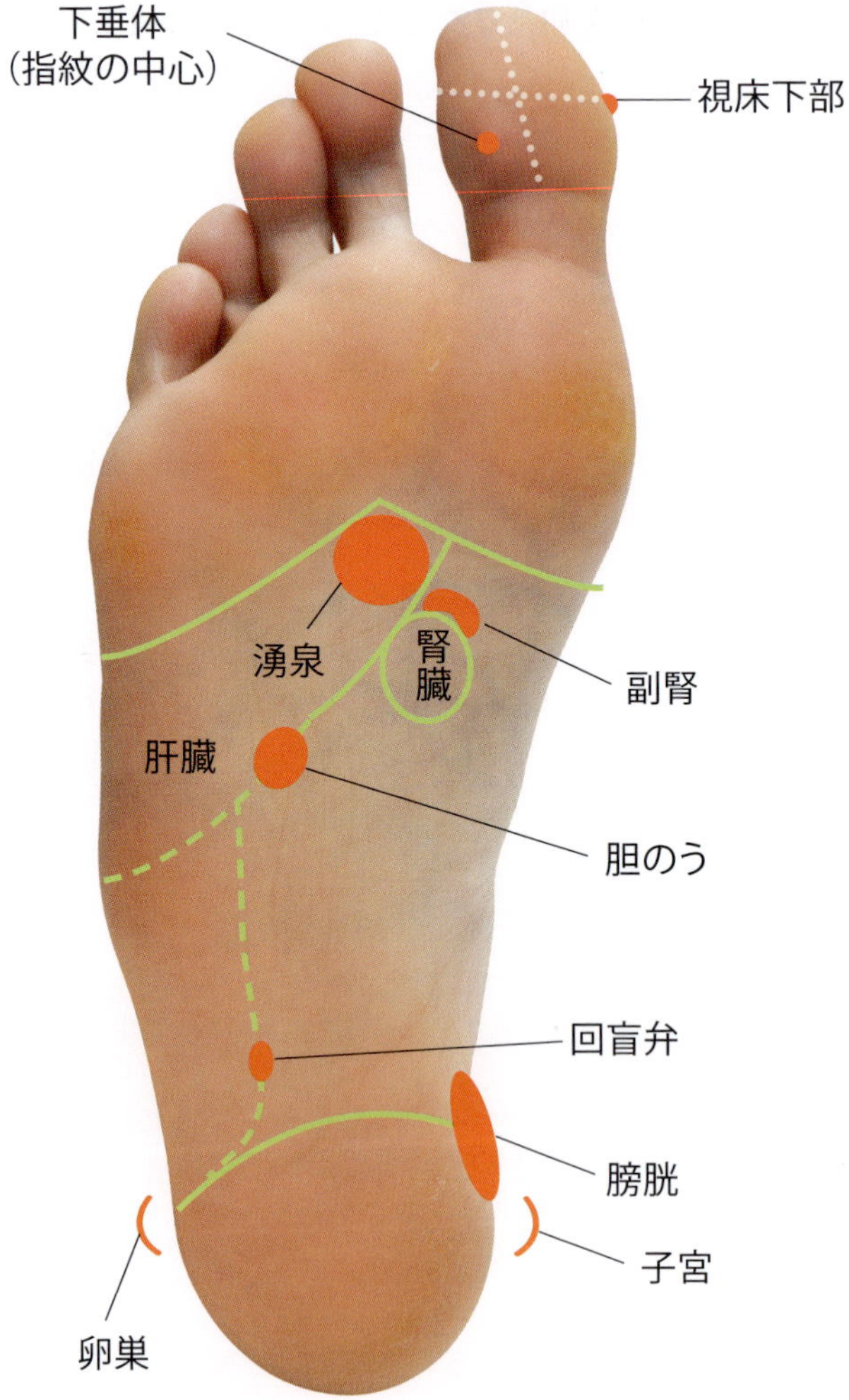

下垂体
(指紋の中心)
視床下部
湧泉
腎臓
副腎
肝臓
胆のう
回盲弁
膀胱
子宮
卵巣

※圧のレベルを５段階で表しています

圧レベル 3

下垂体チェック

親指の指紋の中央にあるのが下垂体の反射点。独特のテクニックでテストします。正しく圧を加えることで、クライアントが「少し痛い」と感じたら正常、とても痛がる、逆に無感覚の場合はホルモンバランスが崩れている可能性があります。

下垂体から分泌されるホルモンはさまざまな部位を刺激するので、何が乱れているかまでは分かりませんが、思春期、更年期、免疫疾患を持っている方、ステロイドの長期内服者は異常を示すことがあります。

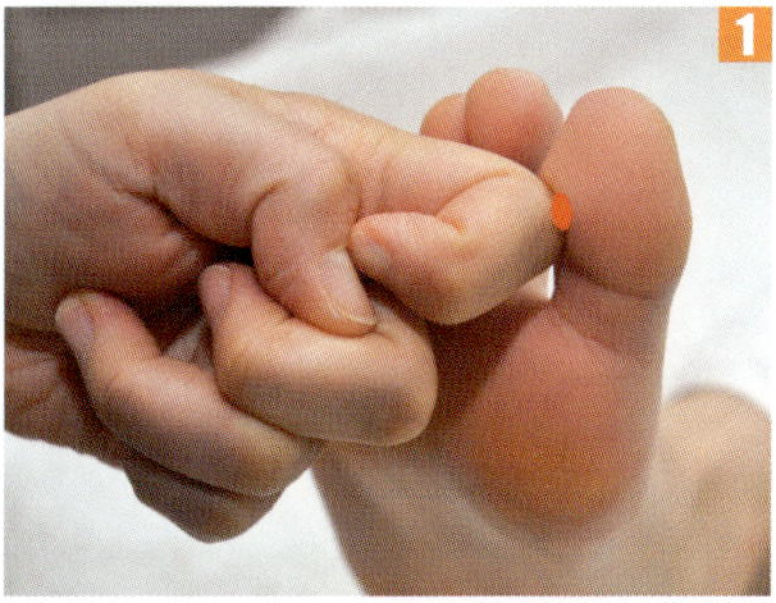

1

親指の指紋の中央に、人差し指の第2関節を曲げて鋭角な突起を作り、それを親指に直角に当てる。左足なら左手、右足には右手で行う

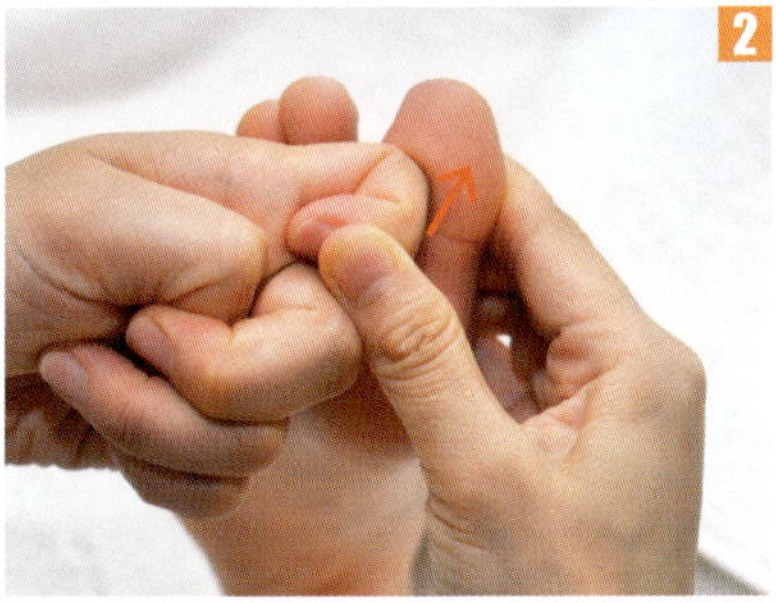

2

右手で親指を少し前に倒すようにサポート。指紋の中央から、つるっとずれないように約５秒間圧をかける。指の関節を当てている左手では押さないこと

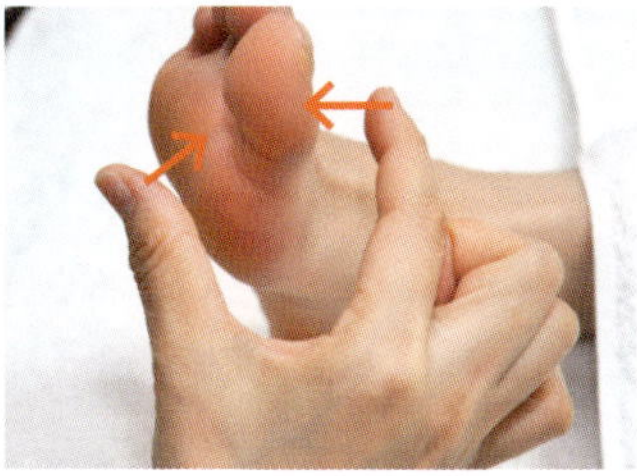

突起部分を押し込むのではなく、反対の手を添えて挟み込むように圧をかける

副腎チェック

圧レベル 3

腎臓エリアの斜め上方・内側に位置する副腎では、免疫力のチェックを行います。「フックバック」という独特の手技でその状態を確認します。

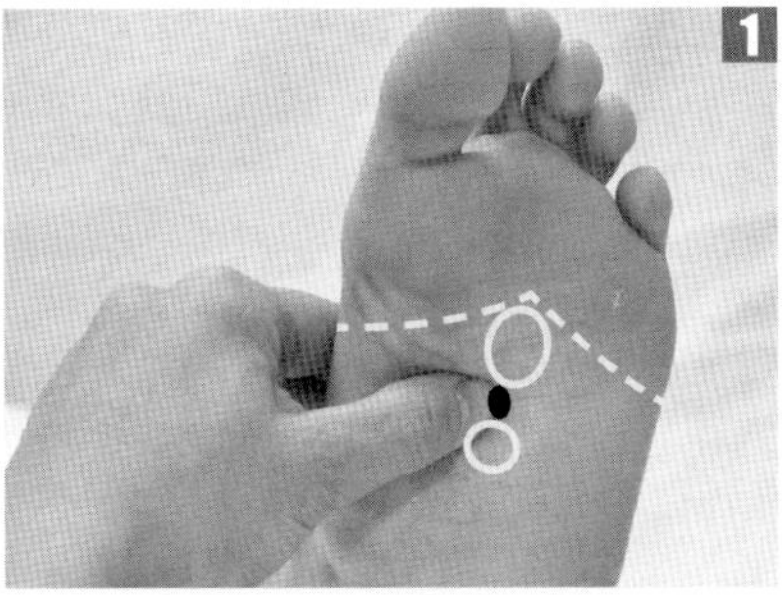

反射点に相当する部分に親指を当てる（実際は手前の反射区の下に隠れているので触れていない）

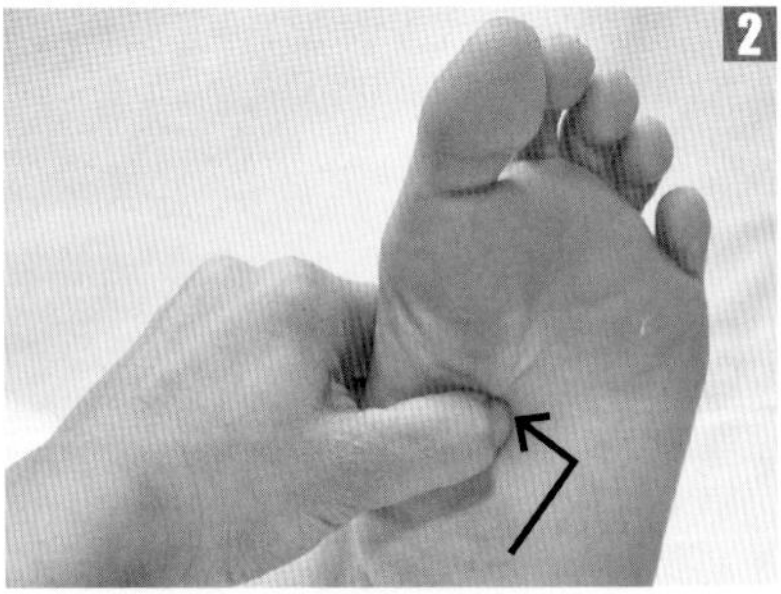

サムウォーキングの要領で親指先端に力を入れ、一度関節を曲げる

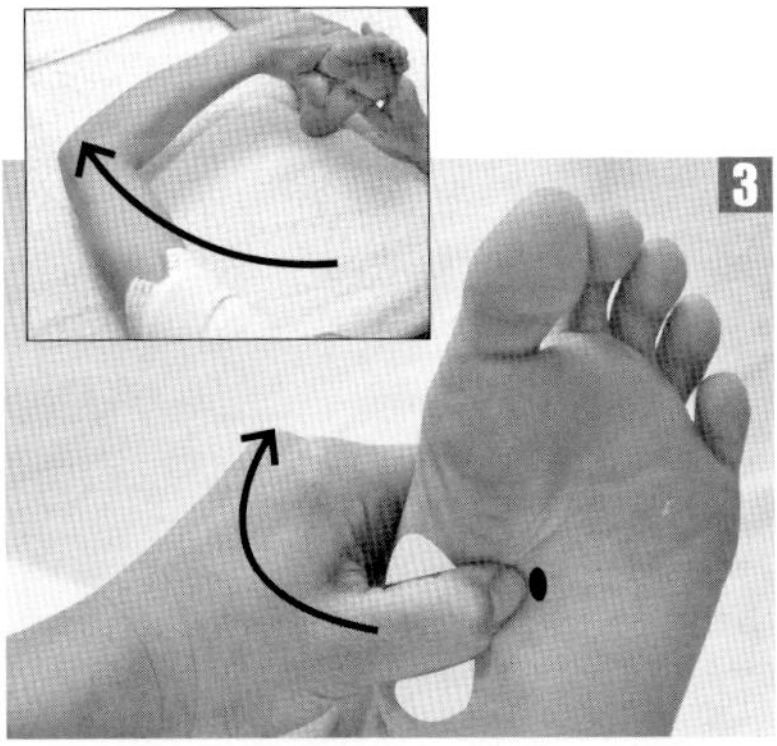

親指を屈曲させたままで、そのエリアをつかみながらヒジを外にひらき、上に乗っている反射区に相当する筋肉（ここでは胃や腸）をよける

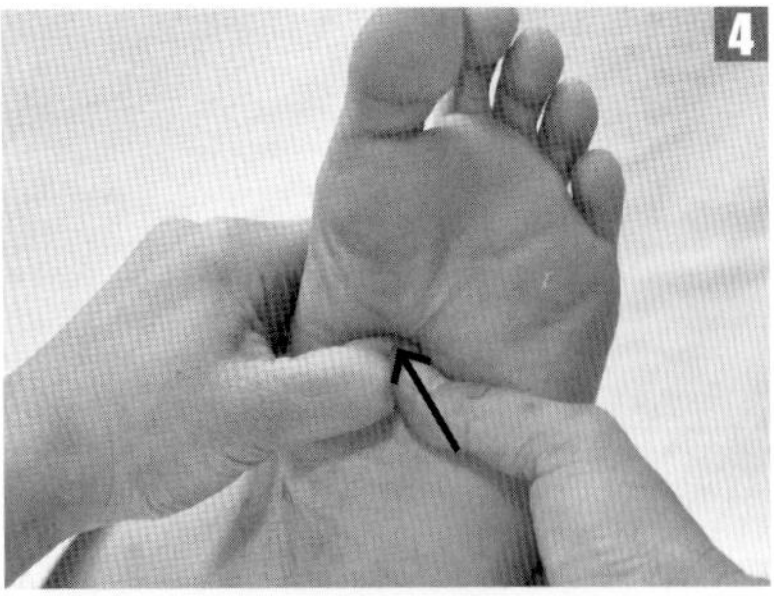

親指先は反射点の近くに残っているので、反対の手の親指でその指の爪の上から圧力をかける。指の腹に感じる硬いしこりのようなものが反射点

深くにある反射区は「フックバック」で

反射区が奥にあり、手前の反射区を避けないと施術しづらい場合に上記の「フックバック」を用います。代表的な部位は「副腎」「胆のう」「回盲弁」の3箇所。フックバックで状態を観察し、ほぐしていきます。

副腎の反応から予測できる不調

反射区の様子		状　態
小さなしこりが確認できる	痛みあり	正常。免疫力がある
	痛みなし	免疫力が落ちている。風邪を引きやすい、ホルモ ンバランスの乱れが予測される
しこりが確認できない	痛みあり	幼少期にアトピーや喘息など先天的に身体が弱く免疫力が低い人に多いが、現在はそれに対応し自分で免疫力を作り出している
	痛みなし	先天的に身体が弱く免疫力が低い
指を添えただけで痛がる		ステロイド剤の長期使用者に多い。自己の副腎が機能できずに、薬に依存している状態
しこりが大きい（小豆大）軽く触れただけでも痛がる		うまく免疫力のコントロールができておらず、機能が乱れている。自己免疫疾患の人に多い

硬さチェック

胆のうと**回盲弁**は「フックバック」を用いて確認します。

湧　　泉：クライアントのエネルギーの状態をみる。①ツボの押し具合②戻り方を確認。エネルギーで満たされている人の湧泉は、親指が吸い込まれるように軽く押すことができ、弾力があるため戻りも速い

胆 の う：痛くなければOK。敏感に痛みを訴えたり、しこりが大豆位の大きさなら異常を疑う

リンパ節：固い、張っている場合は各リンパ節の働きがうまく機能していない可能性あり

回 盲 弁：便秘の人は固い。弁の開閉がスムーズでない可能性

膀　　胱：44ページ参照

湧泉

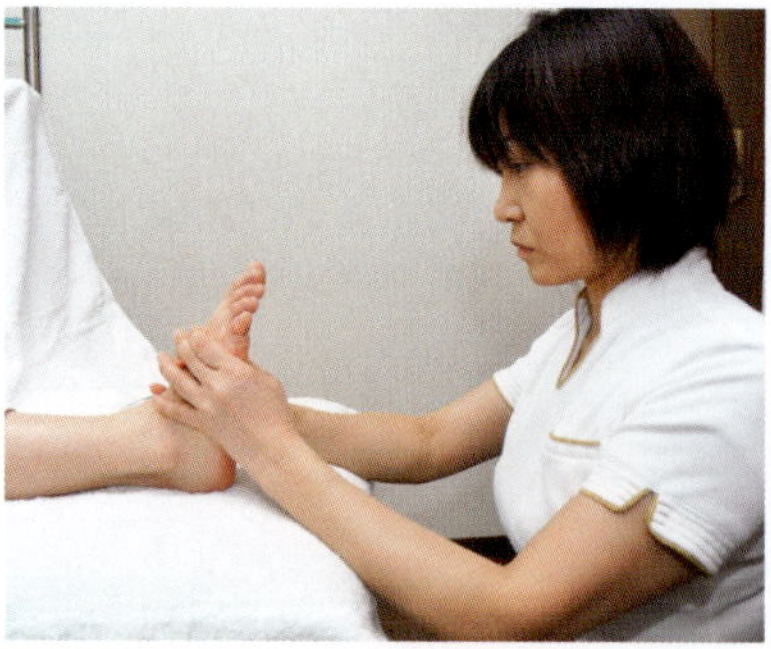

指先で押すのではなく、わきを締め、ヒジを固定して両親指に体重を乗せていくように圧をかける

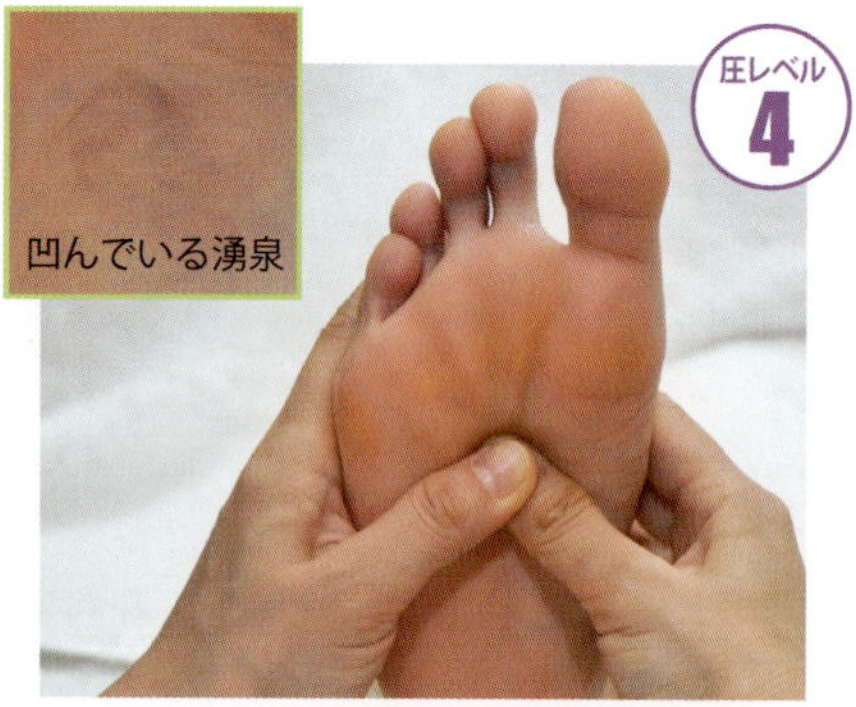

両手の親指の爪を重ね合わせて約５秒間圧をかける。この時、スムーズに押せるか、押し込みづらいかなど指先の感触は大切な情報に。その後ゆっくりと指を離し、皮膚の戻り具合を観察する

回盲弁

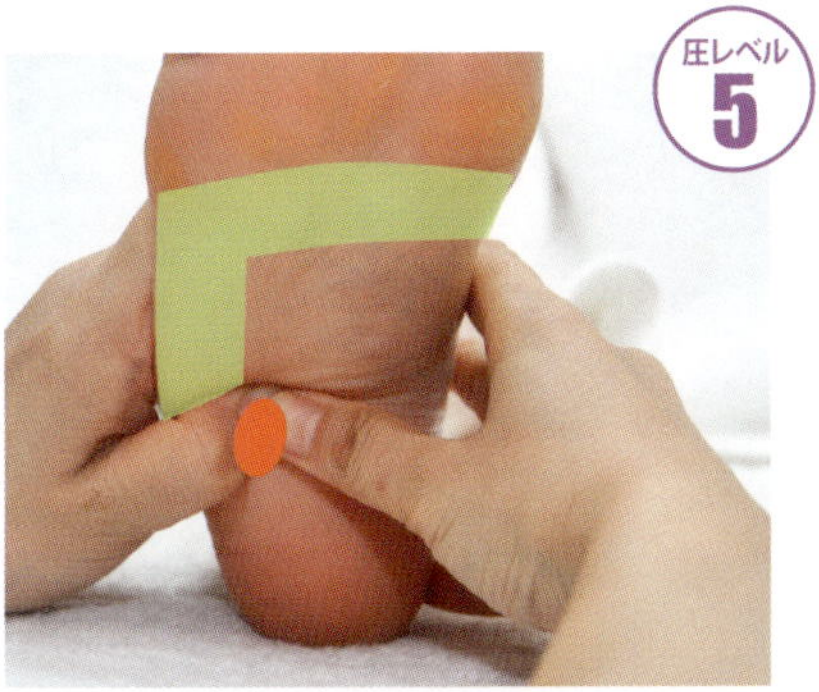
圧レベル
5

小腸と大腸のつなぎ目にあたる回盲弁もフックバックで大腸をよけて押す

胆のう

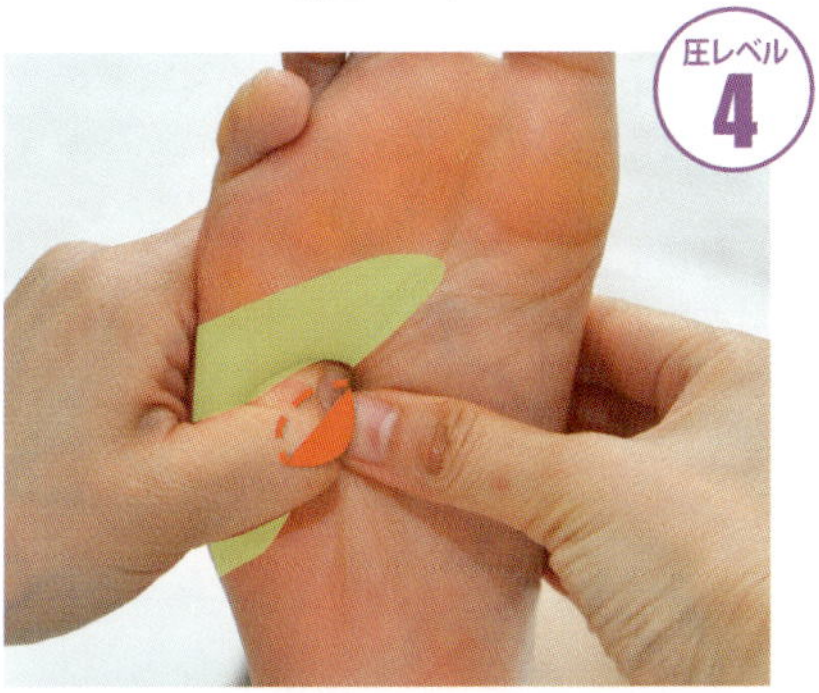
圧レベル
4

胆のうは肝臓の下奥にある。胆のうの反射点にたどりつくためにフックバックを用いて肝臓をよける

下半身リンパ節

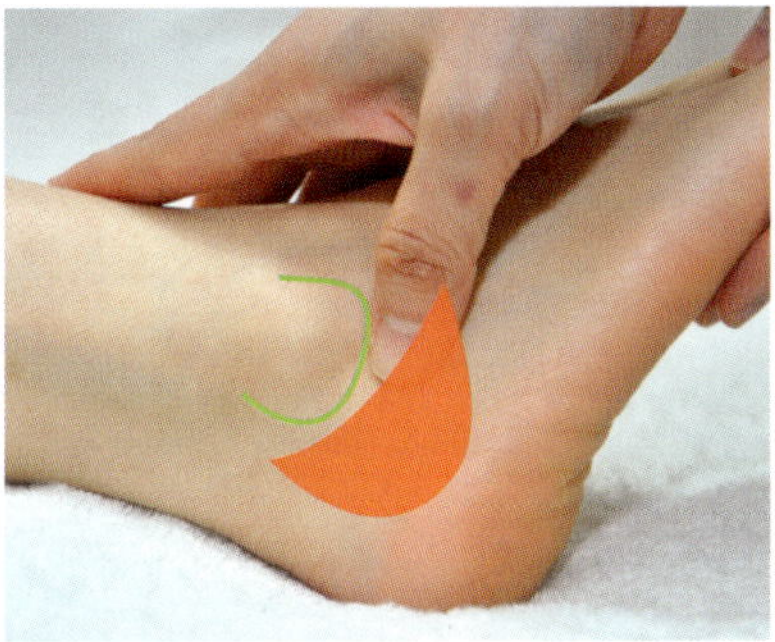

両くるぶしの下の凹みは下半身リンパ節エリア。この部分が張っている、もしくは黒ずんでいる人は、むくみがとれない、冷えや顔色不良を訴えることが多い

上半身リンパ節

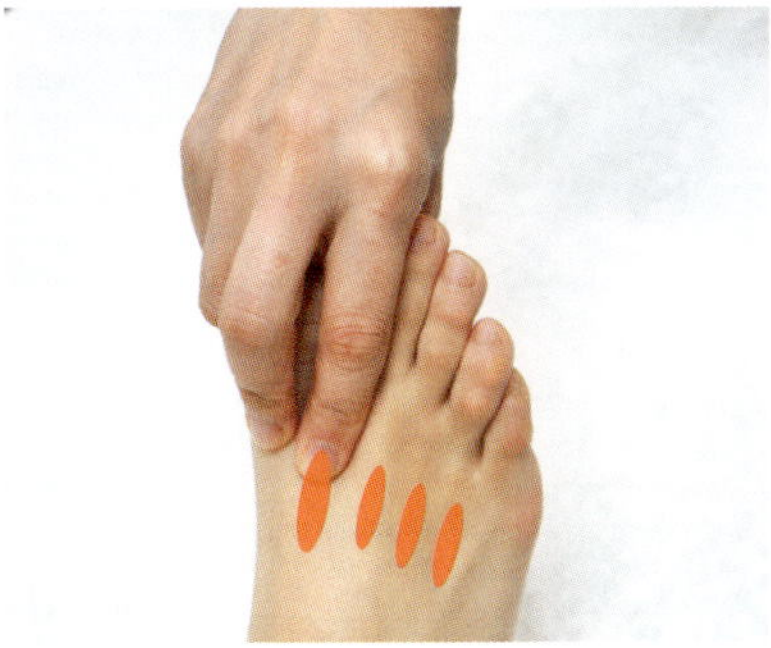

足の甲側と反対側の足底の両方から指で挟み、ミルキング（搾る）するように確認。谷のような凹みを感じることができればOK

膀胱

●最も良い
反射区はスッとしていて押すと弾力があり、すぐに元に戻る。痛みやシワがない

●最も悪い
大きく膨らみ、押してもすぐに戻らず痛みがある

●機能的に好ましくない
反射区は小さいが深いシワがあり、押せないくらい硬い

【ケア方法】いずれも丁寧に反射区をほぐし、足浴等で身体をあたためながら刺激していくと効果的

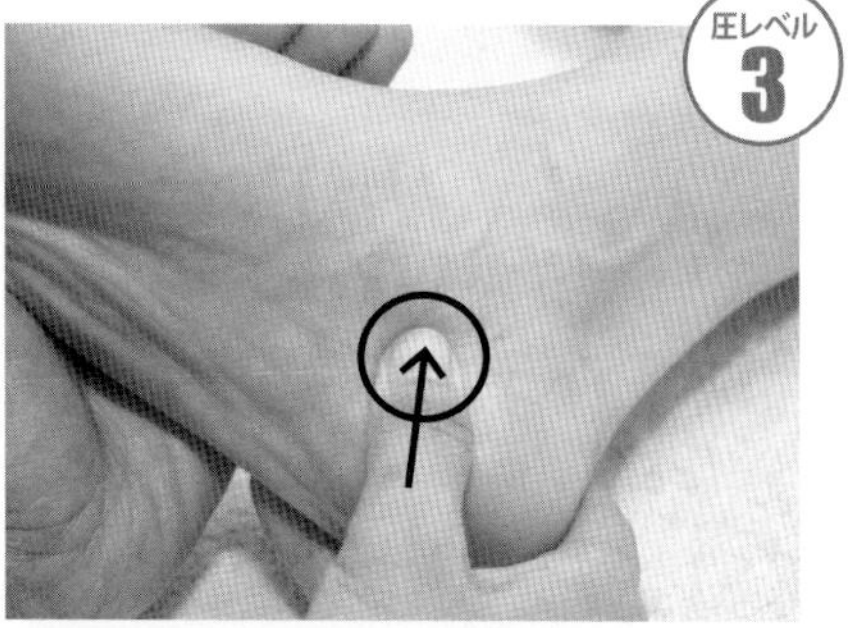

親指で、膀胱エリアを約5秒間一定の圧で押す。指の腹全体で膀胱エリアを1回でとらえる

膀胱の反応から予測できる不調

様　子	押した時の反応	状　態	意　味
大きく膨らんでいる	跡がいつまでも残る	膀胱が大きく弛緩し排泄能力が落ちている	慢性的にだるい、冷え、むくみ等の主訴がある
大きく膨らんでいる	押せない	貯尿癖がありトイレにあまり行かない人に多い	尿の再吸収等が起こりやすく、肌のくすみやトラブルがある
大きく膨らんでいる	すぐ戻る	膀胱は大きいが排泄能力はある	なかなかトイレに行けない職業の人に多い。 いずれ上記のようになる可能性大
小さい	跡がいつまでも残る	膀胱の大きさは問題ないが機能が低下	トイレが近い。痛みやシワの有無も含めてアセスメントを（※）
小さい	すぐ戻る	正常	正常
小さい	押せない／硬く深いシワが数本ある	貯尿量が少なく機能が低下	膀胱炎などを繰り返し機能が低下している
※	痛がる／深いシワがある	炎症もしくは膀胱に過度な負荷	※上記の状態に加えて判断する

子宮＆卵巣チェック

圧レベル 1

子宮と卵巣の反射区は同時にチェックします。手の指の3本を用いて

①人差し指→くるぶし
②薬指→かかとの角
③自然にスッと伸ばした中指→子宮（内側）・卵巣（外側）です。

ただしこの方法はクライアント本人が行う場合。セラピストが逆側から行う場合は中指を少し縮めた位置になります。

卵巣は左右どちらかに小さな突起をひとつ感じるのが好ましい状況です。子宮の反射区は、生理前であれば少し厚みがあり、生理終了直後はつるっとしています。

セラピストが行う場合

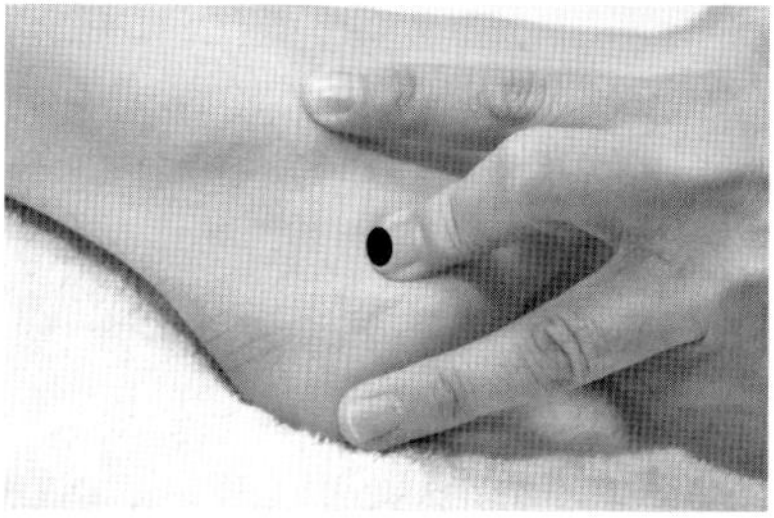

セラピストが行う場合は中指を少し曲げた位置になる。セルフケア指導も兼ねてクライアント自身にやってもらうとよい

クライアントが行う場合

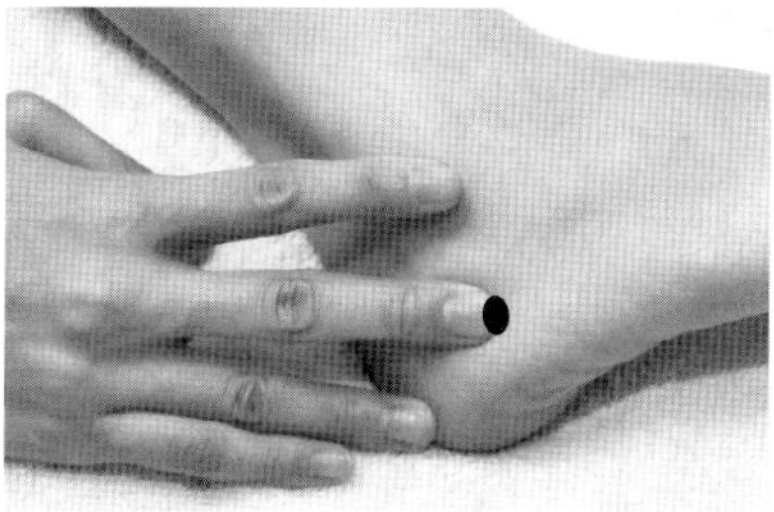

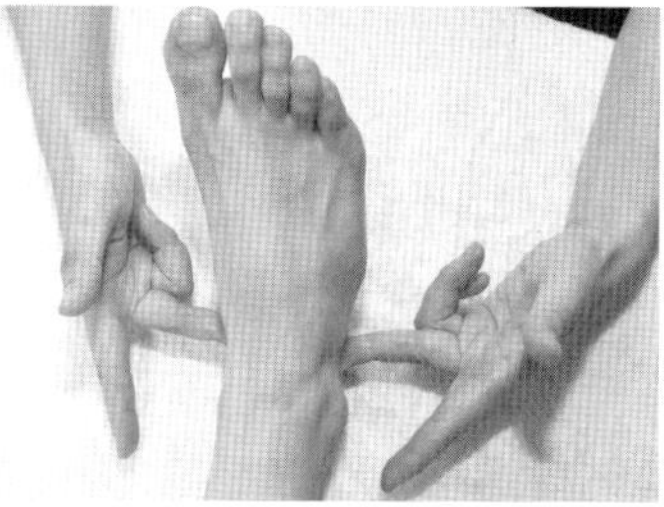

反射点を見つけたら人差し指、薬指を外し、中指だけで両方から同時に押す。外側の卵巣エリアでは中指の指腹に綿棒の先のようなものが触れるかどうか、内側の子宮エリアではその弾力性を確認する

フットスケッチを取ろう

なぜフットスケッチが必要なの？

初回のフットスケッチは非常に重要です。その後の変化との比較を行うことにより、クライアントの改善や症状の変化を見ることができるからです。

写真撮影ではなくスケッチを行うことは、セラピストにとって「足をきちんと見よう」という動機づけになる他、気になった場所が明確に図示されるという利点もあります。また、足にはそのクライアントの過去の病歴などが記録されていることも多く、更には感情や、肉体・精神のエネルギーレベルまでがあらわれていると言います。だからこそ、見て・触って・匂いを嗅ぐことまでもが、「足を見る」という行為の中でとても大切なのです。

スケッチの内容

14ページで紹介した観察の順に記載していきましょう。ついつい目立つ部分から記入してしまいがちですが、順を追って行うことで見落としが少なくなります。足のサインは記号を利用して記録すると短時間で行えますよ。色、触感（温度や湿乾）、匂いなどは欄外に。また、足を見て最初に感じた第一印象も書きとめておきましょう。

足裏を観察したら、その内容を記録に残しましょう。クライアントの今の状態が把握でき、施術の組み立てに役立ちます。まずは自分の足で練習してみるとよいでしょう。

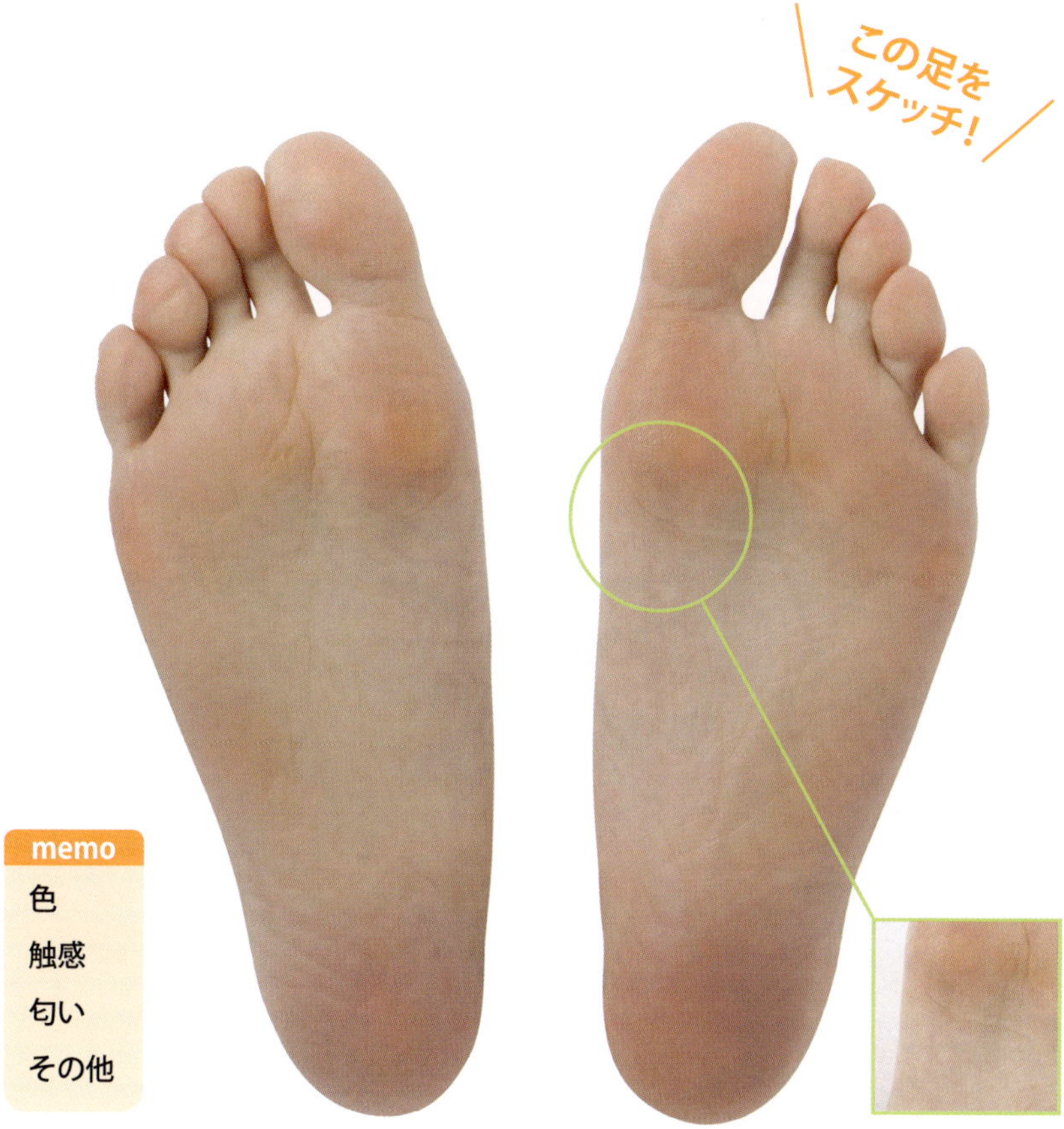
この足をスケッチ!
memo
色
触感
匂い
その他

スケッチの見本は次のページへGO!!

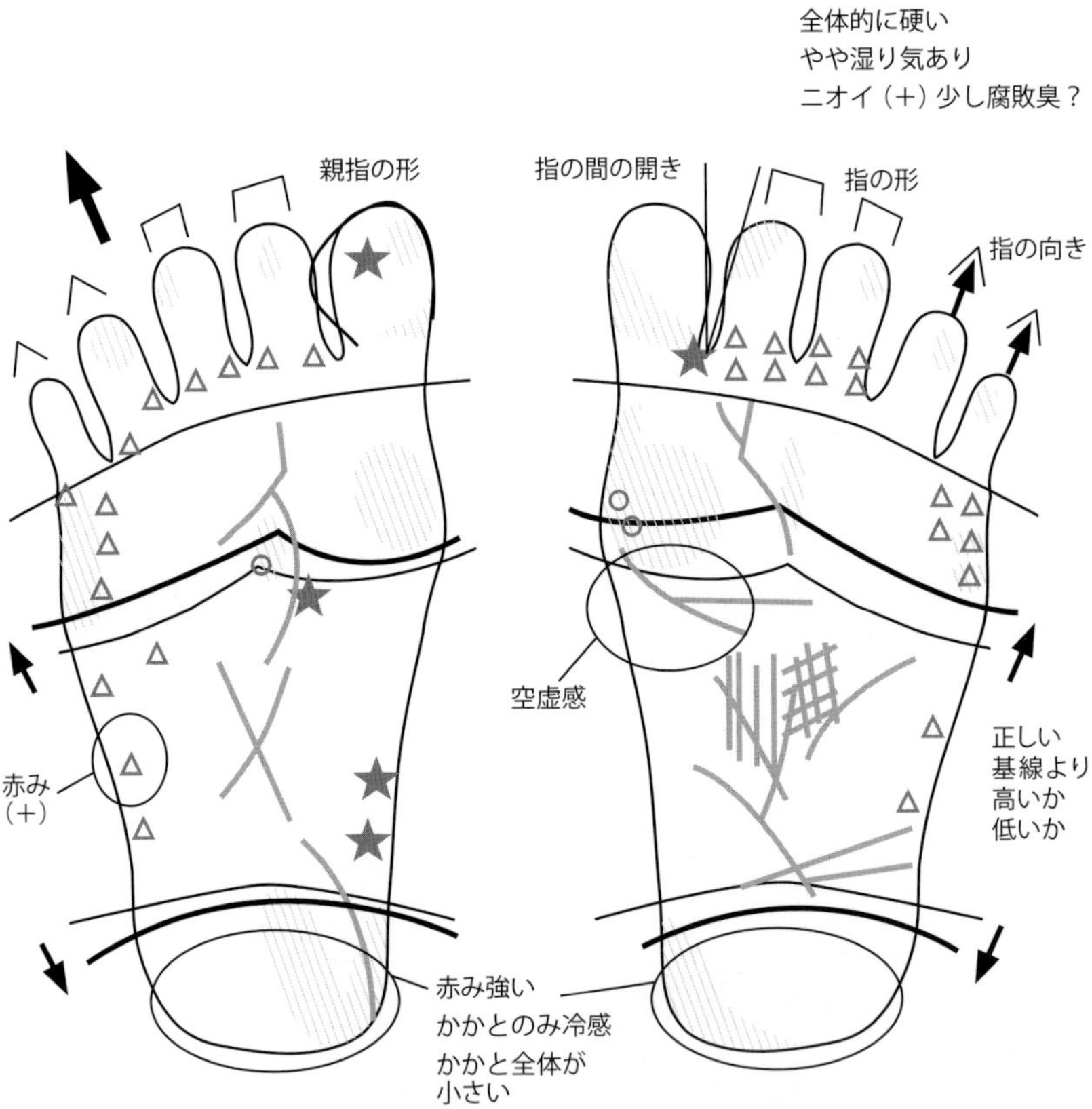
全体的に硬い
やや湿り気あり
ニオイ（＋）少し腐敗臭？
親指の形
指の間の開き
指の形
指の向き
空虚感
赤み
（＋）
正しい
基線より
高いか
低いか
赤み強い
かかとのみ冷感
かかと全体が
小さい

記号を使ってスケッチしよう

△	皮下の下のクリスタル	///	角質
★	痛みを訴える場所	○	皮むけ
▼	魚の目、タコ	～	たるみ

原因反射区（CRZ）と関連反射区（ARZ）

原因反射区（CRZ）と関連反射区（ARZ）という言葉を知っていますか？　これらはリフレクソロジーを行う上でとても大切な考え方です。

■原因反射区（コーザルリフレクソロジーゾーン・CRZ）
症状区とも言われ、疾病、主訴と直接関係のある反射区のこと

■関連反射区（アソシエイトリフレクソロジーゾーン・ARZ）
疾患に関してその原因や、隠れている背景があらわれている反射区のこと

たとえば、クライアントの主訴が「肩こり」だった場合、施術すべきは肩や首の反射区と考えるのが原因反射区へのアプローチです。しかしそれだけで症状が改善することは少ないでしょう。その肩こりの原因となるものを改善する必要があり、またその症状が起きていることで良くない影響を受けている部位までケアしなければ、クライアントは不調の解消を実感することはできないでしょう。

原因反射区の考え方は、その原因や主訴の部位に該当する反射区です。本人の訴えからの情報があれば、それで見つかることもあります。しかし、セラピストとして病態生理をしっかり把握し、原因反射区の考え方を施術の段階ではなく、観察の段階から持っておくことが大切で

す。そうすることで観察がより深まり、有効な情報を見つけ、スムーズにアセスメントを導き出すことができるでしょう。

常に一定の考え方・プログラムを行うことは、クライアント一人ひとりに合った施術とは言えません。クライアントの希望を元に、

・当日の体調や精神面の状態↓時間や強さ、施術反射区・補完に行う療法の決定
・気質面から判定した、コミュニケーション内容と施術の圧・スピード
・使用する基材の決定↓オイル、パウダー、クリームなど
・セルフケアや栄養指導の必要性とその内容
・今後の介入プラン

これらを決定し、一人ひとり、その日の状態に合わせてアプローチしていく必要があります。

代表的な原因反射区と関連反射区は、次から始まる第2章の症状別足裏分析で、それぞれ詳しく解説しています。

Foot Analysis REFLEXOLOGY
足裏分析
リフレクソロジー

第2章

症状別

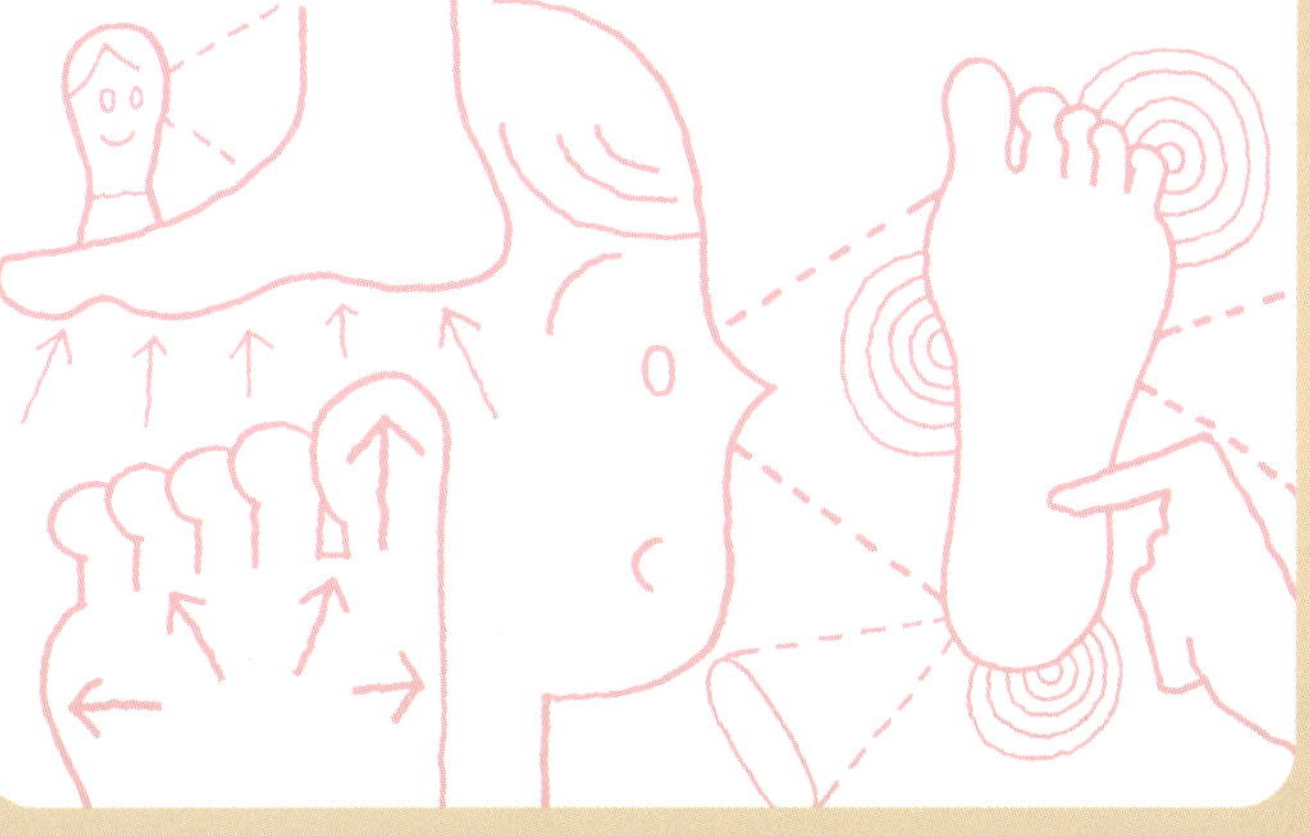

胃腸系トラブル

症状の原因を突き止め、対処療法で終わらせない

リフレクソロジーでは、足の土踏まずと呼ばれる部分が胃腸のエリアとなります。両足ともに横隔膜ラインの下から、骨盤ラインの間です。その中に、胃・十二指腸・膵臓・小腸・大腸、他にも肝臓・胆のう・脾臓・腎臓が含まれてこのエリアは完成しますが、人間の胃腸が左右で少し違うように、足裏でも左右の反射区の配置はかなり違います。

たとえば、左足の土踏まずは胃の上部（噴門部周辺から中央まで）をあらわし、右足の土踏まずは胃の下部（中央から幽門部周辺まで）をあらわします。また肝臓、十二指腸は右のみに、膵臓、脾臓は左足のみに反射区が存在しています。大腸に関しても反射区の形自体が左右で違い、刺激の仕方も変わります。

いずれも、それぞれの器官別に反射区は存在し、そこに状態がサインとしてあらわれます。先天的な弱さをあらわすものから、現在の状態まで、シワや色、硬さなどで表現されています。胃腸の症状を訴えたクライアントが訪れた場合、ついついその該当部位を丁寧に揉みほぐすだけで対処してしまいがちです。しかし、足を観察することにより、なぜそうなったのか、現在の身体は何をSOS発信しているのかを理解することができます。その関連症状に該当する部位へも介入が必要かもしれません。それが足裏分析の醍醐味でもあるのです。

足裏にあらわれる主な胃腸系トラブルのサイン

区分	サイン	解説
色	全体的に赤い	腹部全体が過活動になっている。小腸での蠕動が活発。炎症や下痢を患っていることもある
	全体的に白い	消化器全体がエネルギー不足。貧血、低血圧など
	全体的に黄色い	消化器系全体の疲労。肉体の酷使、バランスの悪い食生活をしている場合にあらわれる
	胃のエリアだけが白すぎる	胃にエネルギーがなく動いていない。食欲不振
皮膚	皮剥け・白癬	その反射区の臓器・器官の免疫力低下を示す。酷使しすぎて疲弊してしまった状態
	縦に2～4本の細長いシワ	下痢を繰り返しやすい体質
シワ	網状の縦のシワ	下痢と便秘を繰り返しやすい、腸の弱い体質
	足裏を横切る一本の長いシワ	お腹が張りやすい。ガスが溜まり苦しく抜けにくい
	小石のような硬いもの	その反射区の臓器がトラブルにより活動が低下している。自覚として腹部の重だるさを感じる
硬さ（皮下）	鉄板のような強い張り	精神的ストレスなどでその臓器の活動が低下。自覚症状等は少ないが、身体随所に不調が出やすい
	空虚感、スカスカした感じ	胃の噴門部に多くみられる。噴門部の開閉に乱れがあり、慢性的な空腹感・満腹感の欠如など

48歳 女性　職業●会社経営者　主訴●疲労感がとれない。食べたい気持ちはあるのに食が細くなっている気がする。便が軟らかく回数が多い

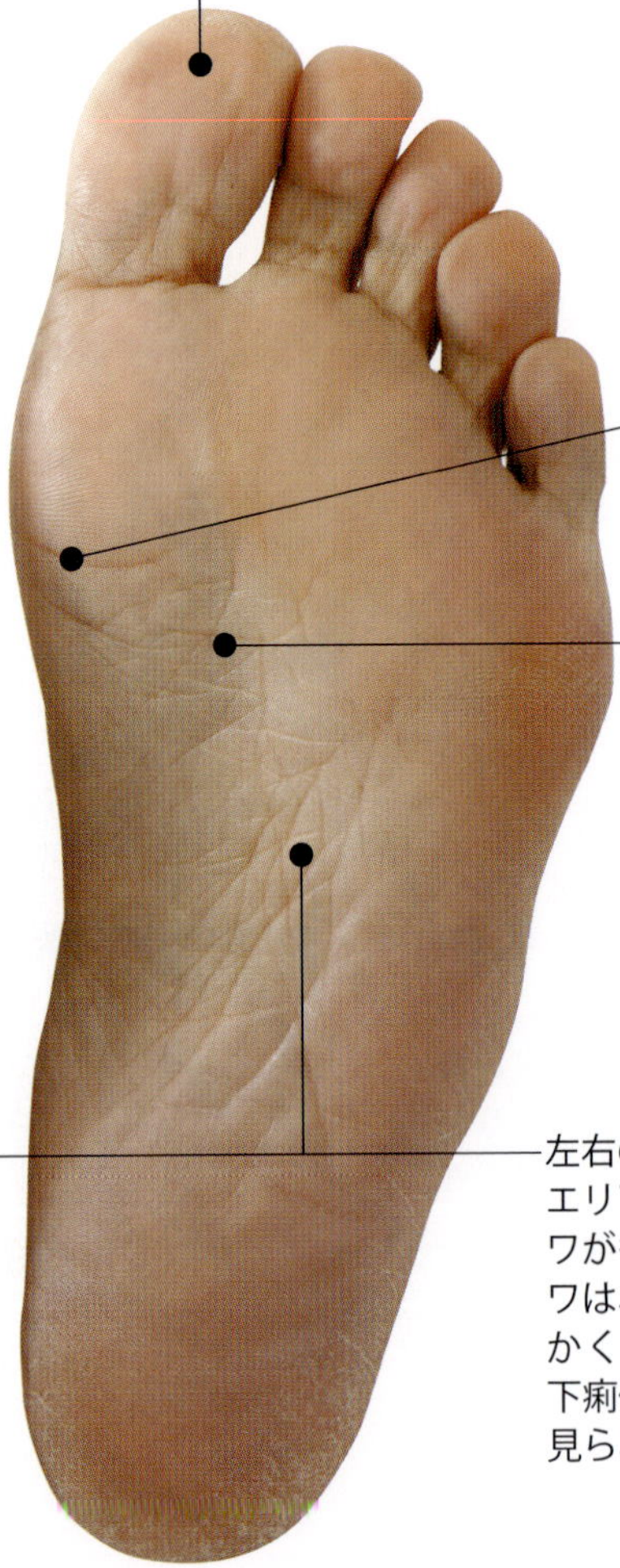

＊市野 CHECK!＊

一見きれいな色。全体のピンクに対して胃腸エリアだけやや白く抜けた良いグラデーションが認められる。しかし腹部エリア全体にシワが多く、縦走横走している

左足胃の入口（噴門部の反射区）に深く短いシワ。深く短いシワは急性の問題をあらわすことが多い

胃の胃底部の反射区に「＊シワ」が多く確認できる。同時に湧泉エリアとも重なるエリアである「＊シワ」は潰瘍痕などを示す

左右の足の腹部エリアに縦のシワが多い。縦シワは、便が軟らかくなったり、下痢体質の人に見られる

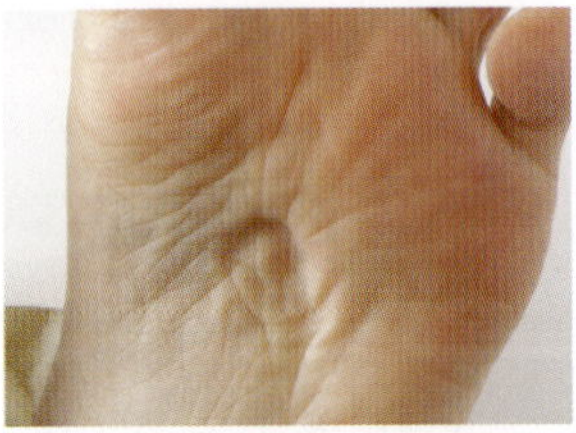

湧泉に弾力がなく、皮膚を押してもしばらく戻ってこない。エネルギーが低下している状態

カルテ その1

Sさん 多忙＆鎮痛剤の過剰使用による胃腸ダメージ

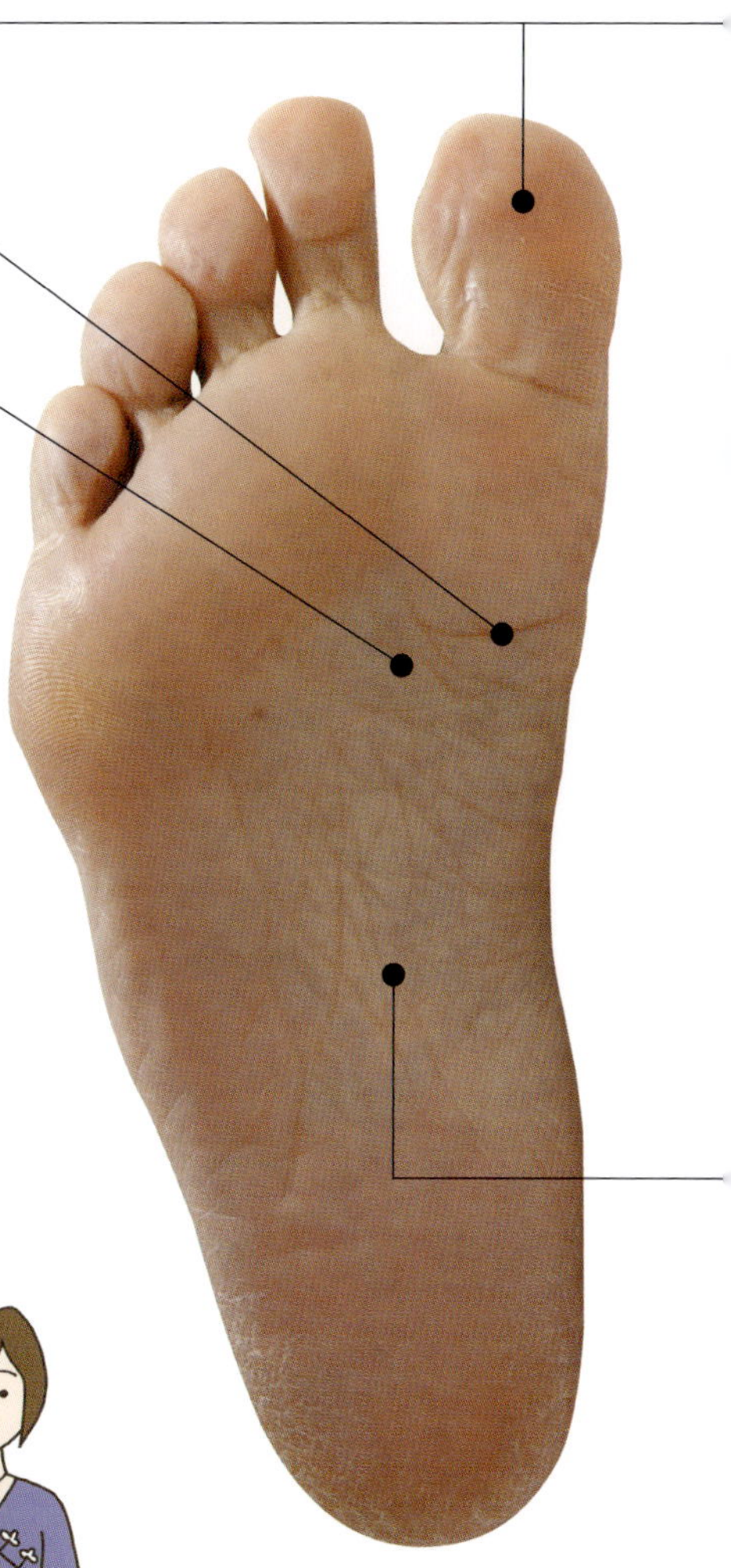
両足親指共にフカフカとして皮膚のたるみがある
胃の小弯部及び、中央周辺の反射区に深く短いシワ
小弯部周辺の「＊シワ」

＊市野 CHECK!＊

・本人は冷え性というが、他覚的には冷たく感じない。 足の温度に対しての自覚他覚に相異があるときは、自己の身体を上手くコントロールできず、起きている多くの問題を実感できていない可能性がある

・全体的にやや乾燥した足。乾燥は身体全体の疲労度を示す。また薬剤などによる腎臓の機能疲労を示すこともある

・全体に弾力性のない足。弾力性は、元気度のあらわれ。それが無いということは、元気や気力の無さ、だるさなどを示す

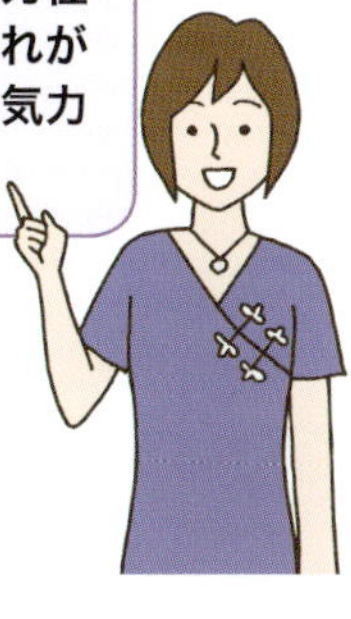

総　評

縦横のシワの多さ、＊印のシワなどが多く目立つことから、胃炎や潰瘍などを過去に起こしたと思われ、機能性の胃腸トラブルが考えられます。胃腸のダメージとなるような原因に心当たりがあるかを伺うと、「少し前まで会社の立ち上げでとても忙しく、ストレスもあり、頭痛も多く、鎮痛剤をたくさん飲んではごまかしていた」とのこと。胃腸の症状は、起床時にキリキリした痛みをみぞおちに感じる程度でしたが、元来丈夫な体なので気にせずにいたといいます。

おそらく、鎮痛剤の使い過ぎにより胃酸のバランスが乱れ、炎症や潰瘍などが起きていた可能性が考えられます。それらを放置したまま、現在も忙しさは続いているために、その他の周辺臓器への影響もありだるさが出てきているのではないでしょうか。肉体疲労や於血からくる疲労感とは、色や乾燥感、質感などが明らかに違っています。

また、湧泉の弾力の無さ、シワが多く集中していること、頭部の反射区である親指のブカブカした皮膚のたるみの感じから、免疫力低下への影響も考えられるため、頭痛への鎮痛剤の代替の対処と早急にしっかりとした休養が必要といえるでしょう。

Sさんへのアプローチ 胃腸エリアの刺激とリラックスタイムを

施術プラン▶ エネルギーが非常に落ちている状況。胃腸は痛みの時期を通り越してしまったため大きな自覚症状はないが、炎症等の影響が大きく、うまく動いていない感がある。胃腸のエリアの刺激と、原因となった頭痛への介入、そして全身のリラックスと臓器の活性化を促すようなアプローチが必要。ソフトな刺激で30～50分程度のリフレクソロジーを実施

CRZ▶（原因反射区） 胃・小腸

ARZ▶（関連反射区） 頭部～頸部・肝臓・腎臓～膀胱・大腸・脊柱起立筋・湧泉
※脊柱起立筋は、胃を活発に動かすために胸椎５～11番の高さを特に丁寧に実施

栄養指導▶ 抗ストレスホルモン生成のための栄養素の補給（ビタミンB6・ビタミンC・パントテン酸）、免疫力のサポートのため、亜鉛・セレン・ゲルマニウム等が入った食品の積極的な摂取、粘膜再生と保護のためにβカロチン・ビタミンA・ムチン・ビタミンB2とB3

セルフケアアドバイス▶ ハーブティーの摂取やアロマセラピーでの芳香浴など、リラックスの時間をつくること。リフレクソロジーでは胃を動かすための神経支配野である脊柱起立筋のエリア、つまり内側アーチの部分をゆっくりと深呼吸をしながら、１日３分でもほぐすよう提案（62ページコラム参照）

その他おすすめしたいケア▶ 鍼灸などでの経絡調整、全身アロマトリートメント

43歳 女性　職業●一般事務　主訴●胃がキリキリとして食事が食べられない。食べると吐いてしまう。痩せてしまったので太りたい

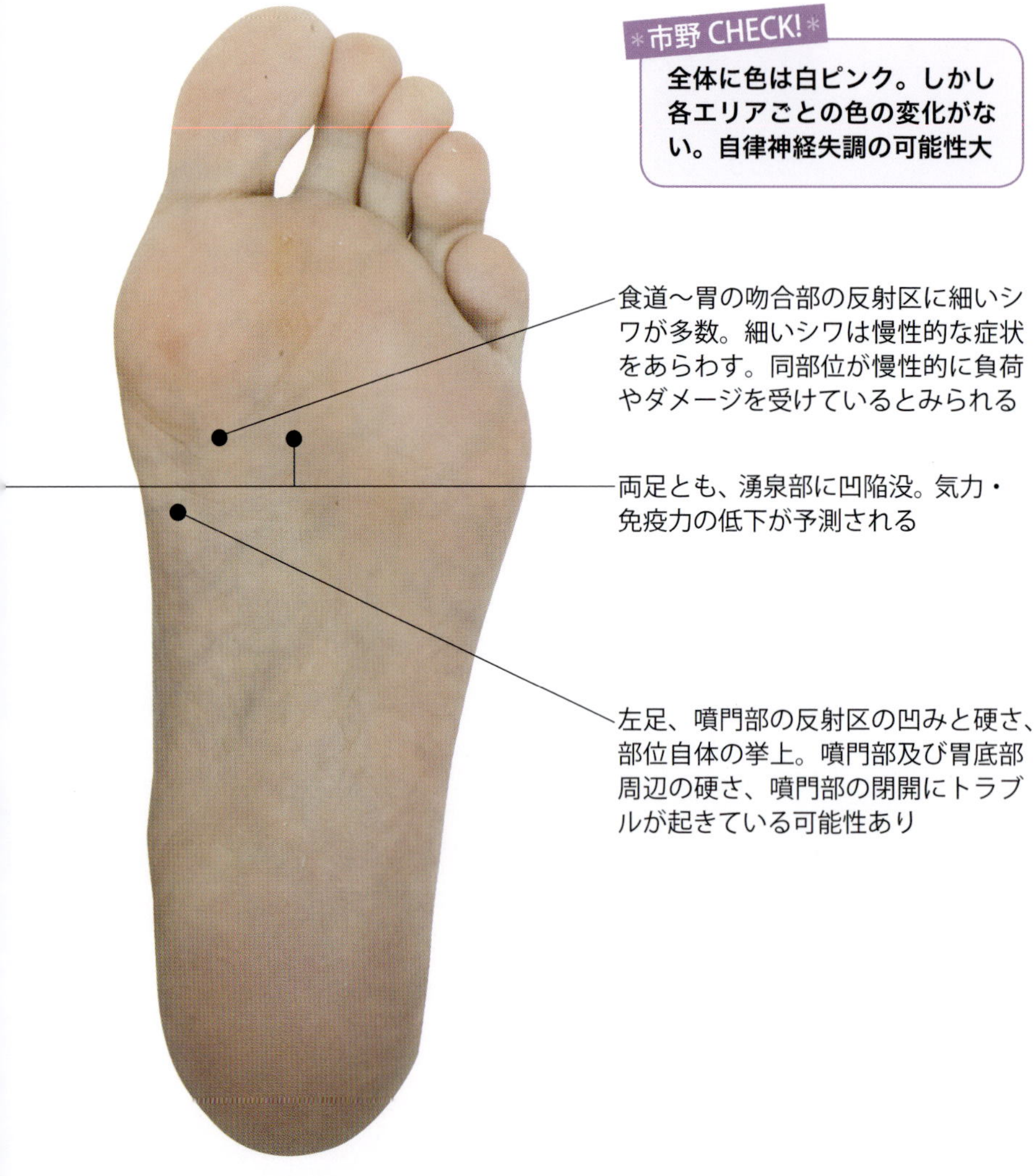

市野 CHECK!
全体に色は白ピンク。しかし各エリアごとの色の変化がない。自律神経失調の可能性大
食道〜胃の吻合部の反射区に細いシワが多数。細いシワは慢性的な症状をあらわす。同部位が慢性的に負荷やダメージを受けているとみられる
両足とも、湧泉部に凹陥没。気力・免疫力の低下が予測される
左足、噴門部の反射区の凹みと硬さ、部位自体の挙上。噴門部及び胃底部周辺の硬さ、噴門部の閉開にトラブルが起きている可能性あり

カルテ その2

K さん　腸内環境の乱れがシミとして表出

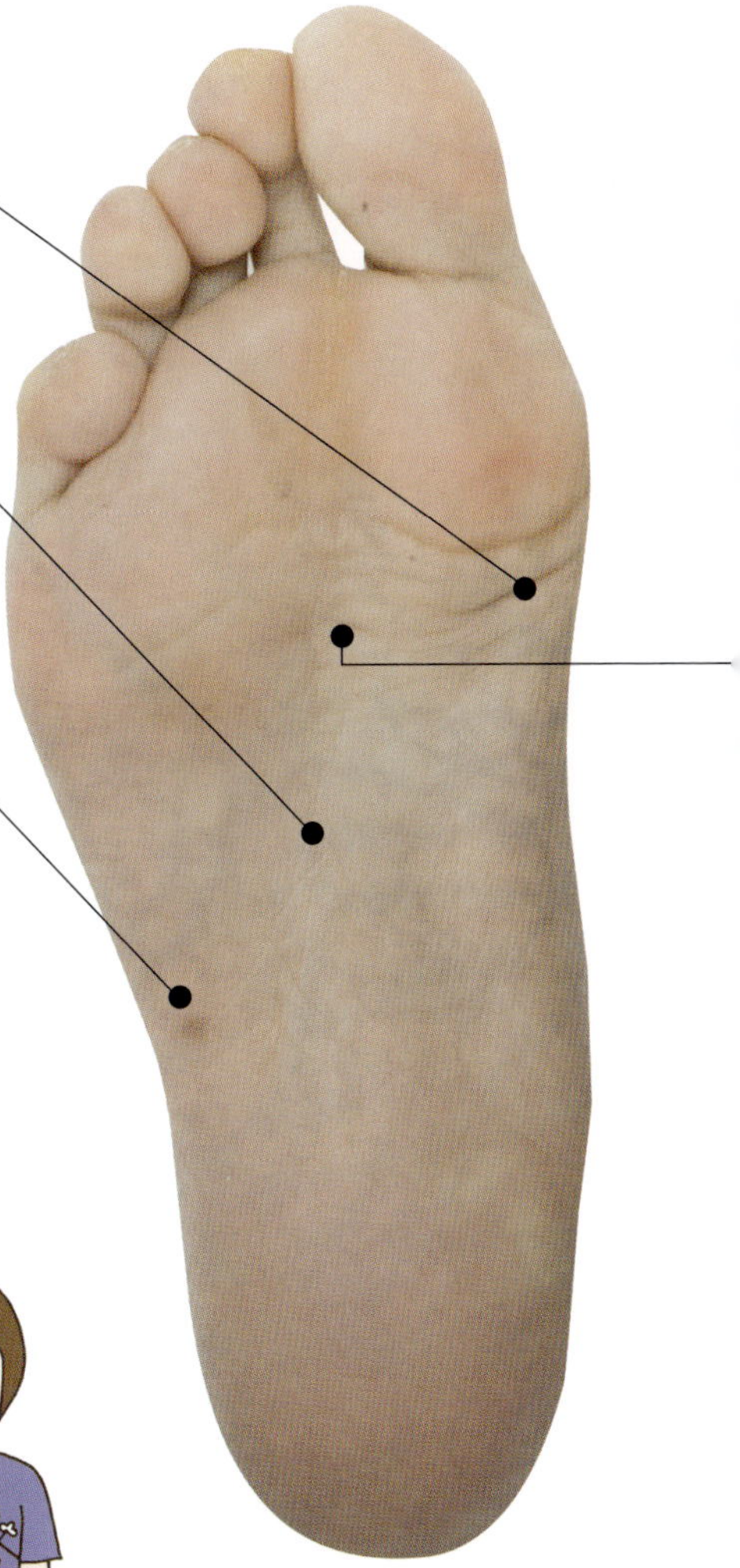

右足、胃の小弯部（胃の中央部）の反射区の深く短いシワ

両足ともに腸の反射区に網状のシワがみられる。下痢と便秘を繰り返す体質に多い

右足、大腸（上行結腸部）の反射区にシミができている。上行結腸内での腸内細菌叢の乱れ、腸内での免疫力の生産低下、アレルギーや皮膚トラブル等を抱えている可能性も

市野 CHECK!

- **全体的に足裏が鉄板のように硬い。全身の循環の悪さ、筋肉の凝りがある**
- **足全体がしっとりと汗ばんでいる。常に緊張が抜けない状態**

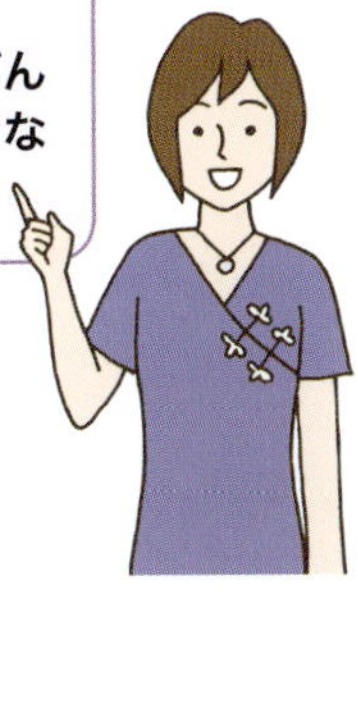

総評

左足のシワや硬さから、食道〜噴門部に逆流によるかなりの負担がかかった状態であること。そして右足の状態から現在の胃の痛みは胃の中央部、もしくは胃酸分泌部位周辺と見て取れます。また胃腸のエリア全体が鉄板のように硬くなってしまっているので、胃腸の蠕動運動が微弱であったり、小腸の絨毛がうまく動いておらず、消化吸収にアンバランスが生じているようです。ただ、先天的な胃腸の弱さを示す細かいシワよりも、腸の綱状のシワやシミなどがハッキリと見て取れることから、腸の細菌叢のバランスや環境が良くない状況が大きく影響しているといえるでしょう。

足を観察していると、本人から過去に拒食症であったこと、「胃がムカムカして食べられず、内科に行ったが拒食症と決めつけられた。胃の不調を改善できたら上手に体重と付き合っていきたい」との告白がありました。足の色は白っぽいピンクで親指も普通の状態であることから、精神面は安定しており、本人も意欲的になっているので、腸内環境を改善する食事内容や食べ方の指導を行い、体重の増加を目指します。

Kさんへのアプローチ 内分泌の反射区刺激と消化のよい食事

施術プラン▶ じっくりと足裏がほぐれるように刺激を送りながら50分のリフレクソロジー。できれば週１回、最初の４回はセラピストによる介入が必要。以後は間隔を空けてセルフリフレと併せて実施

CRZ▶（原因反射区） 腹部エリア全体（食道・胃・十二指腸・小腸・大腸）

ARZ▶（関連反射区） 頭部・視床下部・下垂体・副腎などの内分泌の反射点、脊柱起立筋・腎臓・肝臓・湧泉

栄養指導▶ 腸内の環境改善と消化レベルに合った食事内容・食べ方の指導。小腸内の機能を向上させるための食べ方（過食をしない、空腹時間を作る、消化のよい物を食べる）、腸管の働きを向上させる食品の摂取（プロバイオティクス、オリゴ糖など）、有害ミネラルなどを身体に取り込まない（食品添加物を避ける、食材は下処理してから）、発酵食品や食物繊維などの摂取量と比率について

セルフケアアドバイス▶ 各内分泌点の場所と押し方の指導、胃腸系全体のほぐしなどセルフリフレクソロジーを提案。足裏を温めながら、湯たんぽやお湯を入れたペットボトルを足で踏みつけるようにして行う足裏マッサージもおすすめ。背部にコリが溜まらないようヨガやストレッチの実施

その他おすすめしたいケア▶ 生薬を使っての食事や漢方薬、ヨガなど自分で身体を動かす運動。今後バランスよく体重をアップさせるためのアロマボディトリートメント

Column

胃の不調、原因は背中にあり⁉

皆さんはこれまで、胃腸系の動きが悪いときは胃腸の反射区を押すリフレクソロジーを実施してきたと思います。しかし、胃の動きを司る神経は脳からの迷走神経の指令の他、胸椎の５番〜９番、小腸は５番〜11番の肋間からの内臓神経からも出ています。これらの神経は背中の筋肉が張ると神経伝導が悪くなり、胃の消化運動も滞るのです。

実際に指圧やオイルマッサージなどで背中をほぐすのも良いですが、リフレクソロジーでの反射区を利用して、足の内側アーチ下の筋肉（写真参照）をほぐしていくことがとても重要です。胃の調子の悪さを訴える方のほとんどは、この内側アーチの部分にしこりのような硬さを持っています。アーチ下の筋肉に触れて、まずアーチの高さを見極め、その部分のしこりを確認したら、実際にクライアントの背中で確認してみましょう。これらの関係が簡単に納得できるはずですよ。

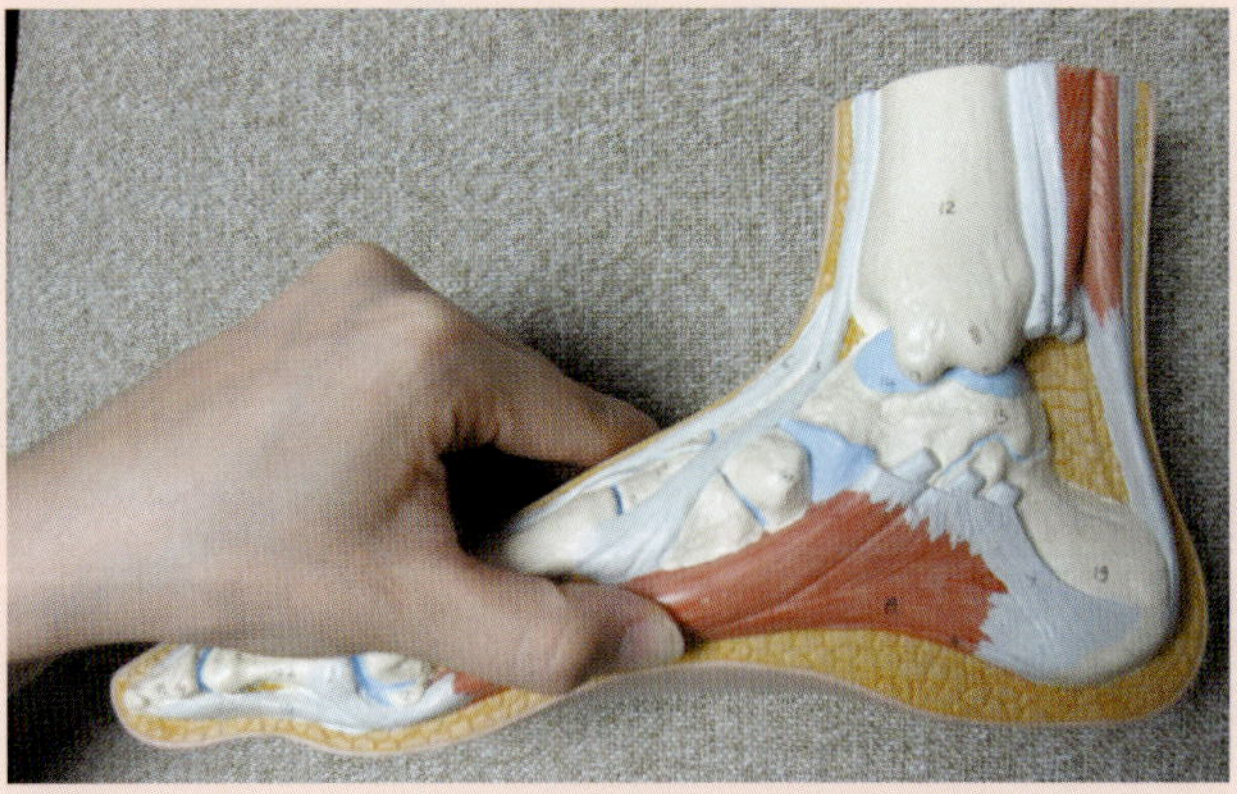

脊柱起立筋の張り→内臓神経の伝導が鈍る→胃腸の消化活動が悪化。背中の反射区も刺激することでより効果的にアプローチできる

内臓の自律神経系

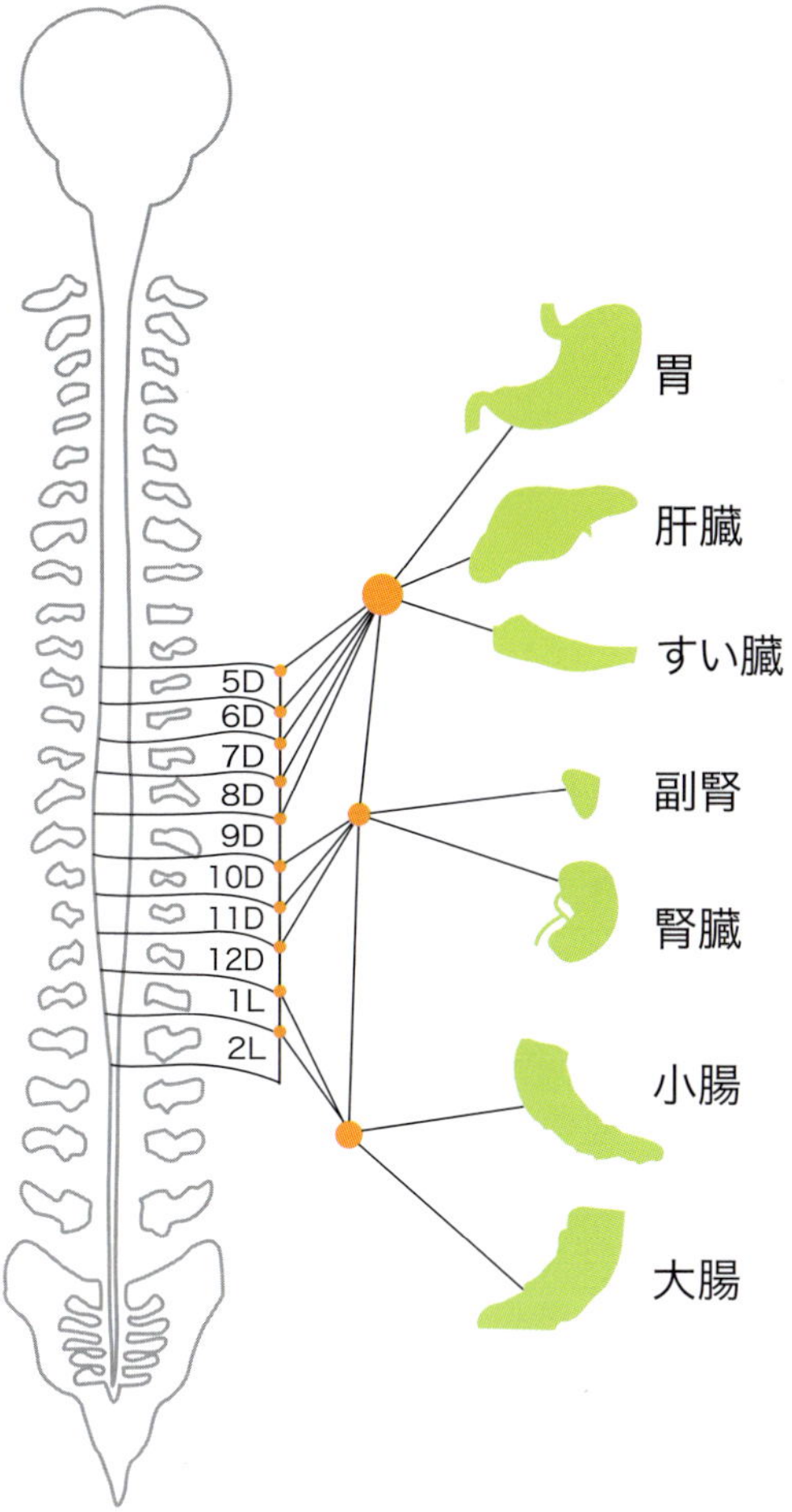

5D
6D
7D
8D
9D
10D
11D
12D
1L
2L
胃
肝臓
すい臓
副腎
腎臓
小腸
大腸

頭痛

親指をチェック！　病態生理と併せて検討を

頭痛と一口に言っても、そのメカニズムはさまざまであり、病態生理の理解を得ずして施術に入ることは、かえって症状を悪化させてしまうことにも繋がります。リフレクソロジーに訪れる方々の中にも、頭痛の改善を求める方は多くいらっしゃいますので、足裏からのサインを正確にキャッチして分析し、改善点を把握したうえでの介入がなされることが理想です。

クライアントが頭痛を訴えている場合、着眼すべき部位は頭部の反射区である親指です（イラスト参照）。色や大きさ、指の腹の硬さや弾力性、指先のシワの有無などが主な観察ポイントです。

また、その原因と予測される、首や肩、目の反射区等も見逃せない部位となります。その症状に対して主となる症状を持ち、原因となる反射区を「原因反射区」（Causal Reflexology Zone：ＣＲＺ）と呼びます。症状と関係があると思われる部位、たとえば、症状が続いたとしたらダメージを受けてしまうだろうと考えられる部位や器官、もしくは症状の起源と思われる反射区をまとめて「関連反射区」（Associate Reflexology Zone：ＡＲＺ）と呼び、観察から施術までこの考えをもとにして進めていくことが大切です。

頭痛の場合、CRZは頭部となり、ARZは、
●「緊張性頭痛」の場合は肩や眼・首・脊柱など
●「偏頭痛」の場合は副腎を含めた内分泌器官、排泄等を司る肝臓や泌尿器系等
が当てはまります。いずれにしても、病態生理を理解していなければ、足裏を見ても見当をつけることが難しいでしょう。

親指及び頭部が示す反射区

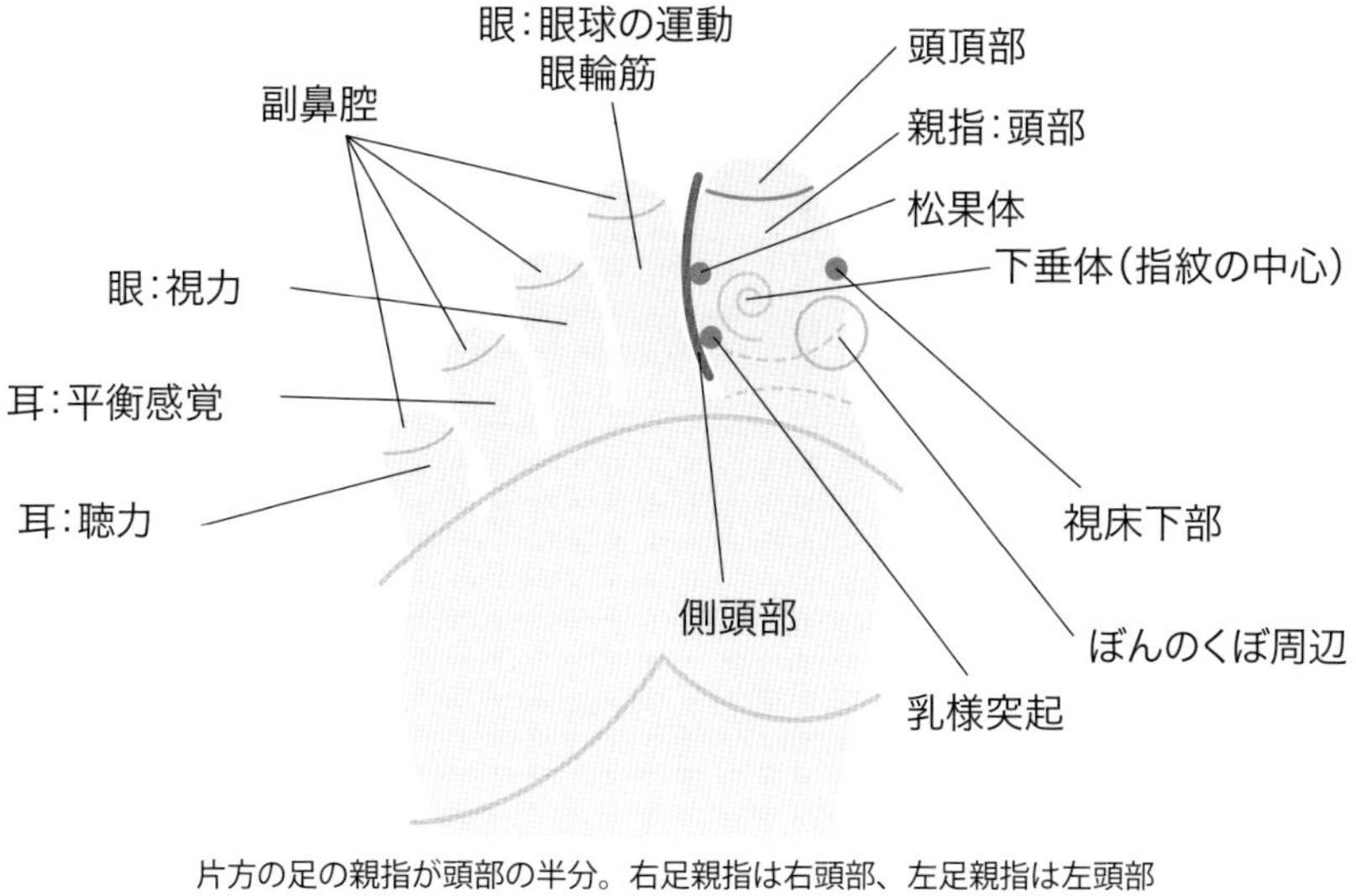
眼：眼球の運動
眼輪筋
頭頂部
副鼻腔
親指：頭部
松果体
下垂体（指紋の中心）
眼：視力
耳：平衡感覚
耳：聴力
視床下部
側頭部
ぼんのくぼ周辺
乳様突起

片方の足の親指が頭部の半分。右足親指は右頭部、左足親指は左頭部

頭痛タイプの見極め

偏頭痛

症状

- 間欠的に起こる（4～72時間持続）
- 週２～月１回程度起こる（生理前など）
- ズッキンズッキンと頭の片側に脈打つような強い痛み
- 吐き気や嘔吐、光や音が気になる等の症状を伴うことがある
- 動くと痛みが悪化する

要因

何らかの原因、チョコやアルコールなどの食品（ポリフェノールによる血管拡張や興奮刺激性など）や人工甘味料、光、たばこの煙、睡眠不足、薬剤、月経によるホルモン変動、ストレス、気候などによりセロトニン分泌が低下し、神経ペプチドが増加。その結果動脈が拡張し、周囲の感覚神経を刺激するとともに、血管自体が炎症を引き起こし、頭痛となる

対処

- 暗く静かな所での休息
- トリプタン系薬剤の投与
- 要因の排除（刺激物を摂取しない、ストレスをためない、音や光の刺激を避ける、よく眠るetc.）
- 血管収縮のためのクーリング
- 少量のカフェイン摂取（コーヒーや緑茶など。ただし飲み過ぎは×）

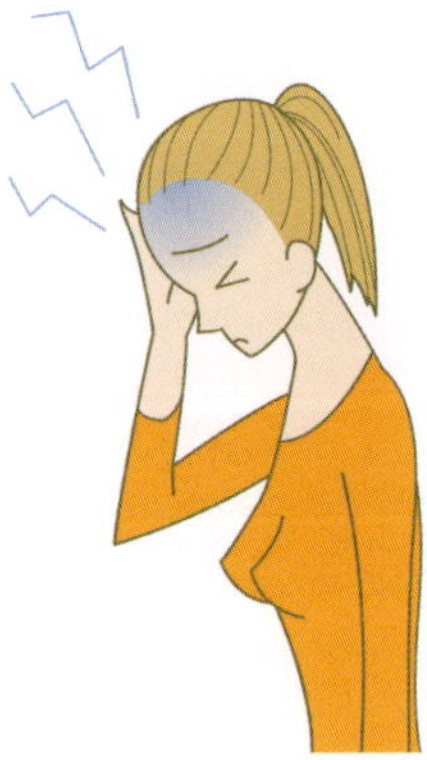

緊張性頭痛

症状

- ●持続型（毎日～１カ月に15日程度）
- ●痛みが30分～７日間持続
- ●頭の両側か頭全体、後頭部がギューッと締めつけられたり、重苦しい鈍痛
- ●吐き気はあっても実際には吐かない
- ●肩こり、めまいを伴うことがある

要因

「うつむき」や「前かがみ」といった無理な姿勢が続いた結果。首すじや肩、後頭部の筋肉が収縮し、「筋肉のこり」を招く。その結果硬く、こった筋肉が神経を圧迫し頭痛を引き起こすと考えられる。また、精神的ストレスも筋肉を収縮させることがわかってきている

対処

- ●心身共にリラックス
- ●投薬（解熱鎮痛薬、筋弛緩薬、抗うつ薬、ビタミン剤など）
- ●筋肉や全身の温め、弛緩、血行促進。マッサージなど

群発性頭痛

症状

- ●１～２カ月間集中して毎日起こる
- ●15分～3時間程の持続時間
- ●頭の片側が痛み、眼の奥がえぐられる様な感覚を伴う
- ●目の充血や、鼻水を伴う
- ●耐えがたい痛み、じっとしていられない痛み

要因

発生は血管の拡張刺激とされている。短期持続性の一側頭痛と流涙・鼻漏などの自律神経症状を伴うのが特徴。他にも次のような説がある

1. 視床下部に起源を求める説
2. 神経ペプチドなどの変化よる、三叉神経と血管との関係から説明しようとする説
3. 内頸動脈の周囲に起源を求める説

対処

- ●頭痛期間中は絶対の禁酒　●酸素吸入
- ●他症状の対処、特に目の症状に対するケア。クーリングなど

頭痛時の足裏の観察ポイント＆ケア

偏頭痛

観察ポイント＆特徴 親指は色も大きさも硬さも普通の状態で、親指先端に細いシワが何本か認められる。「頭痛線」（写真参照）あり。本来は痛く感じる、下垂体の反射区指紋の真ん中を押しても痛くないことが多い

リフレ 刺激は痛すぎない程度に強くハッキリした刺激を施す。短時間の介入でCRZ、ARZのみを施術。ARZは内分泌器官と視覚、聴覚エリア、排泄系など

精油＆その他 精油等で、血管拡張効果、副交感神経優位作用、ホルモン類似作用のあるものは避ける。やや刺激性のあるものを低濃度で使用し、リラックスさせ過ぎないこと。食事指導も重要
○……ローズマリー・ペパーミント
×……ラベンダー・柑橘系など
※血管の拡張が原因であるため、リラックスしすぎてしまう、マッサージ等で循環が良くなりすぎると辛いという場合がある

頭痛線

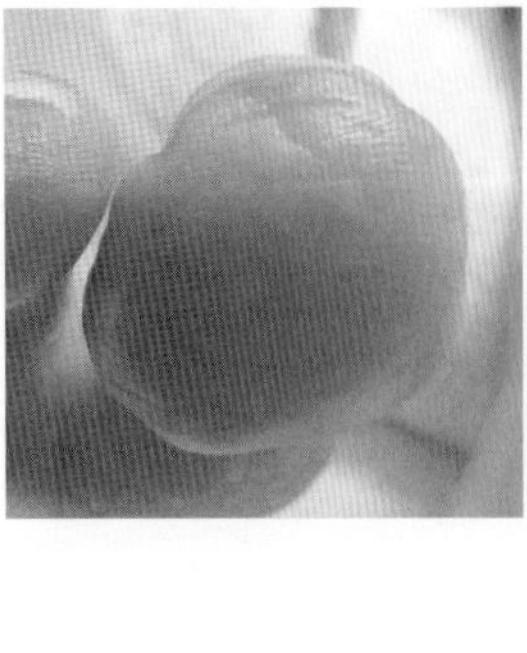

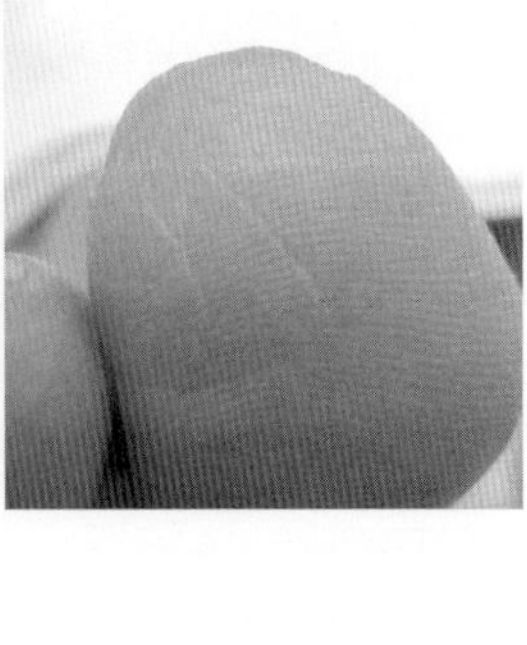

緊張性頭痛

観察ポイント&特徴
親指は硬く赤〜赤紫、赤黄色の事が多い。「頭痛線」なし。親指付け根等に角質がある。親指付け根が膨らんでいる。肩や眼の反射区にしこりを感じる

リフレ
精油等で、高揚・血管収縮作用のあるものは避ける。鎮痙作用があっても、筋肉自体が活性化しすぎてしまう精油もあるので注意。鎮痙作用のある精油は単独で使わずに、ウォーミング効果、うっ滞除去作用のあるものとのブレンドが好ましい。
○……ラベンダー・柑橘系・ユーカリ
クローブ、ブラックペッパーなどのオイゲノールを多く含むものは血液をサラサラにするので併用すると更に有効。

×……ローズマリー・ペパーミント

群発性頭痛

観察ポイント&特徴
症状発症に対し、クライアントが恐怖を感じている場合が多いので、ソフトな刺激で安心感を与えるような施術を行う。首、三叉神経、各感覚器、甲状腺、胸腺、副腎生殖器の反射区等を丁寧に施す

リフレ
施術よりも医師の診察を優先に勧め、検査等で問題ないことを確認の上ならば、介入可能

47歳 女性　職業●看護師　主訴●頭痛、PMS（腰痛、排卵痛が激痛）、時々無気力になる、薬剤＆食物アレルギー

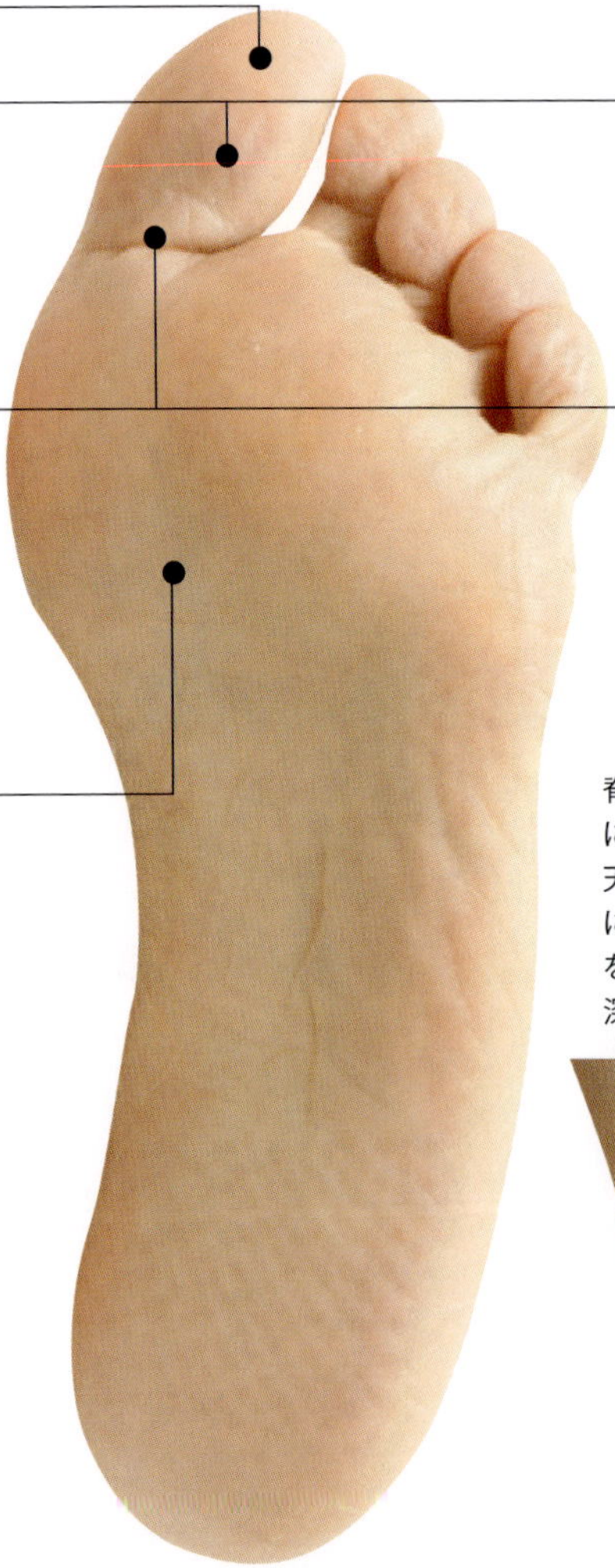

下垂体の反射区。押しても痛がらない。部位もフカフカしている。ホルモンバランスの乱れの可能性あり

※本来、下垂体は押すと痛みを訴える部位

親指の付け根に膨らみが見られる。本来くびれるはずの部位が膨らんでいるのは、首の凝りからくる血流阻害のあらわれ

脊柱起立筋の反射区に網目状のシワが。先天的に筋肉が弱い上に、頑張りすぎて負担をかけているためか、深く短いシワも出現

アーチが低いように見えるが、実際に骨を辿ると高さはある。が、頂点がやや前方に来ているので、腰椎が反りすぎてしまっている。腰痛になりやすい脊柱の彎曲をしている

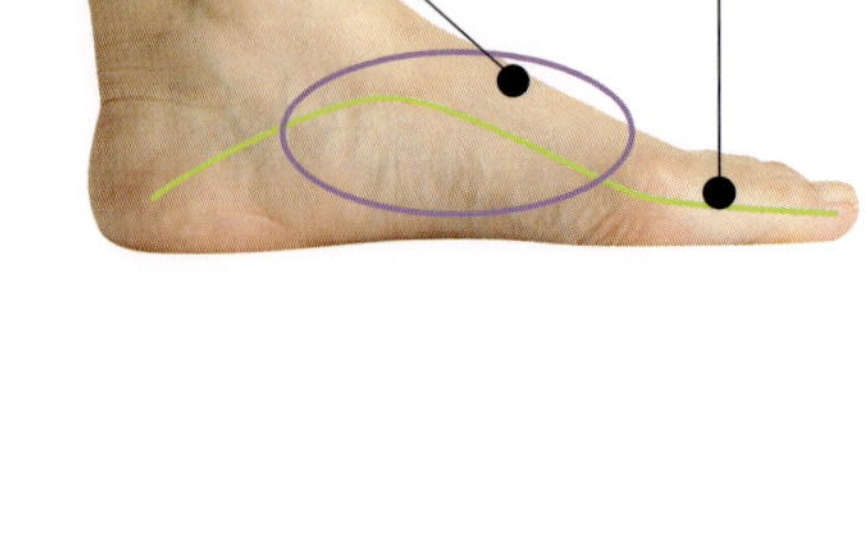

カルテ その3

Yさん 偏頭痛＆緊張性頭痛の混合型 疲労足

親指自体の色や大きさは普通だが弾力性がない。ブヨブヨ感が強い

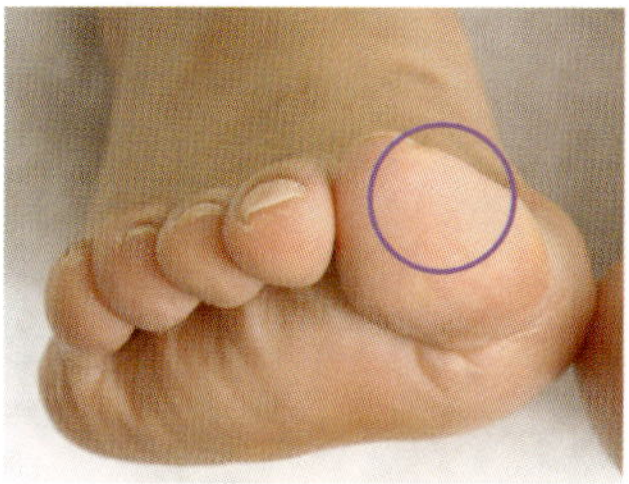

右足親指の先端に頭痛線あり。右側頭に出現しやすい偏頭痛の可能性

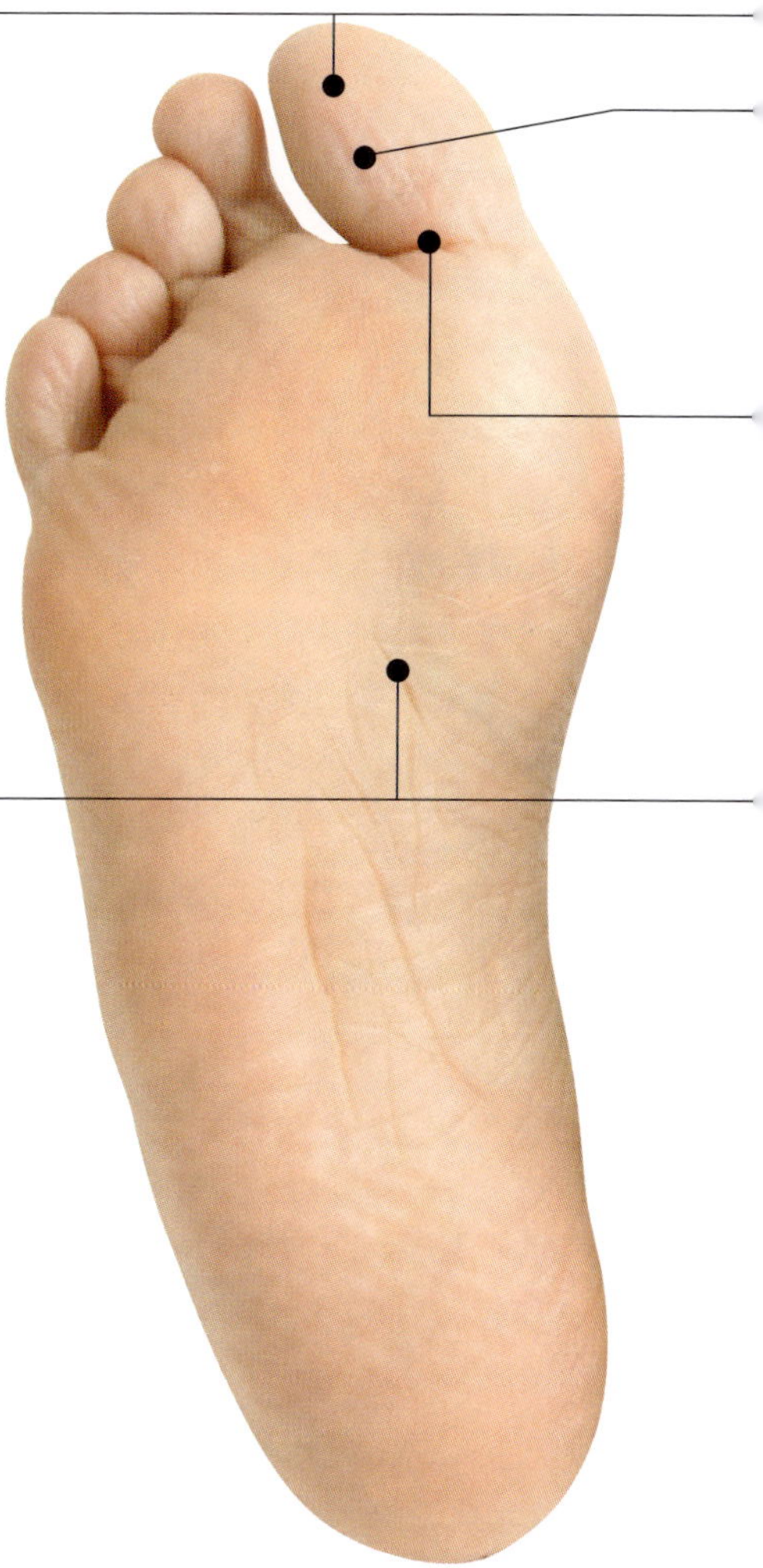

副腎の反射区：触知しづらく、押しても反応が鈍く痛がらない。免疫力の低下の可能性

※本来、副腎は押すと痛みを訴える部位

市野 CHECK!

全体的に白い色。乾燥感があり、酸っぱさとコゲの混じったニオイがある。全体の弾力性は普通だが、局所的にたるんだり、フカフカしている部分がある

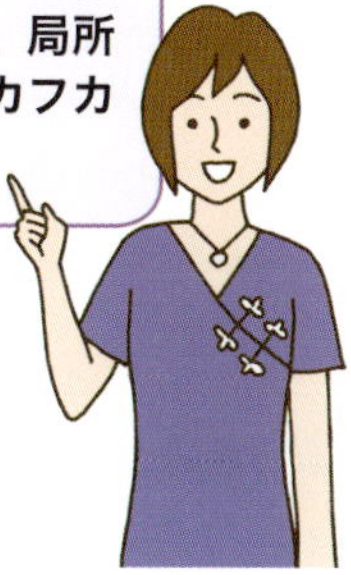

総　評

足裏が白一色。各エリアを区分する基線が見当たらず、グラデーションも出ていません。とても冷たく、乾いた状態。色からは貧血が予測されますが、無気力感があるとの主訴から、エネルギーのなさのあらわれとも考えられます。乾燥や冷たさからも疲労感がピークにある様子。各エリアの区分もないことから、疲労や血液の栄養不足などが重なり、過度の自律神経失調状態を示しています。

頭部の反射区である親指は、右足指先に細いシワが認められ、指の付け根は膨らんでいる状態。親指自体の弾力性や大きさは普通なので「偏頭痛」と「緊張性頭痛」の混合型と予測します。また、親指のブヨブヨ感は、仕事などに対してのモチベーションが下がり、バーンアウトしてしまった可能性も。下垂体や副腎の反応が鈍いことから、ホルモンバランスの乱れ、免疫力の低下などへの影響も考えられるでしょう。

気質面では、指が短く直感型だが几帳面な一面も持ち、４番目の指の菱形の膨らみから何事も器用にこなせることが分かります。そのため何でも自分で背負い込む傾向があり、右足（元来）の指のバラつきから見るとそれでも楽しかったようですが、左足（現在）では指が揃っているので、今はそれを若干苦痛に感じている様子。早急に栄養補給と休養を摂り、仕事から一度距離を置く必要があります。

Yさんへのアプローチ ▶ 身体の温め&自分へのご褒美を！

施術プラン▶ 冷え切った足を温めるために、リフレクソロジーを行いながら腹部の温め（湯たんぽや温灸）。もしくは、足浴にミネラル豊富な岩塩をたくさん入れ、香りを持続させる効果のある「消毒用エタコール」にゼラニウムやローズウッドなどの精油5滴をブレンド。お湯に混ぜて7～8分、足をじっくりと温めてから施術を開始する。混合型頭痛と思われるため、リフレクソロジーはフルセッションで実施。エネルギーの低下が考えられるので、ソフトな刺激でやや短めに行う（40分程度）。下記、CRZ、ARZは丁寧に、ソフトではあるが深めの圧をかける。各エリアの基線を復活させるため、理想の高さで線を描くように往復する

CRZ▶（原因反射区） 頭部（頭痛、疲労感、ストレス、ホルモンバランスの乱れ等から）

ARZ▶（関連反射区） 各内分泌点（視床下部、下垂体、副腎、生殖系）。脊柱、首肩、眼、耳、三半規管、腎臓、脾臓、骨盤腔内、上下リンパ節

栄養指導▶ セロトニンが減ることによる頭痛の出現対策のため、セロトニンの材料である、トリプトファン（アミノ酸）、ナイアシン、ビタミンB6、マグネシウムの摂取。トリプトファンはたんぱく質が含まれる食材に多い（しらす干し、マグロ赤身、ブリ、カシューナッツ、ゴマなど）。また、血行を促す食事と共に、血管の炎症予防、血流促進のためにω-3系オイル（亜麻仁油、エゴマ油）の摂取を勧める

セルフケアアドバイス▶ 気分転換をすることが得策。難しいようであれば、行動認知療法的な思考を利用し自己を振り返ってみては。仕事に対して責任感が強すぎるので、肩の力が抜けると楽になるはず。また、常日頃から腹部の温めを行うよう、ペットボトルなどを簡易湯たんぽにするケア方法をアドバイス

その他おすすめしたいケア▶ 鍼灸などでの経絡調整がおすすめ。自分へのご褒美として、顔や体のエステなども自己を大切にする心を取り戻すためには有効

免疫力低下

サインを読み健康管理に活かす

風邪の季節になった際、クライアントの「免疫力」が低下しているのかなと、頭をよぎると思います。リフレクソロジーで風邪を治すことはできませんが、風邪の兆候サイン、抵抗力が下がっている器官等のサインはあらわれています。サインを読み取り、セルフリフレの指導やホームケアアドバイスにつなげてクライアントとの信頼関係を築いていくことも大切です。またご自身の足を日々観察して、冬の間を風邪知らずで過ごすというのもプロの仕事かもしれません。

免疫力低下のサインというのは、主に足では皮むけや、凹み、シワであらわれることが多いです。注目すべき反射区は

①副腎
②呼吸器系（鼻、副鼻腔、口、咽頭、喉頭、気管、肺など）
③泌尿器系
④大腸／小腸
⑤リンパ節エリア

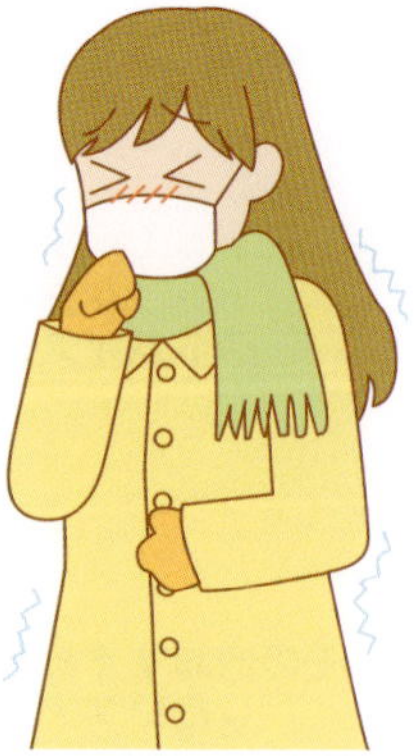

⑥胸腺
⑦五感器官（眼、耳、鼻）
⑧肝臓

と、ほぼ全領域に観察は及びます。それぞれの領域に白癬、皮むけ、ぶよぶよ感、色の悪さ、硬さ、凹みなどが出ていたら機能の乱れを示します。

次ページの表に、感冒時、花粉症等の時に多くみられるサインを列挙しています。全てという訳ではないですが、４つ以上重なるときは、注意を促した方がよいでしょう。

足の甲の反射区

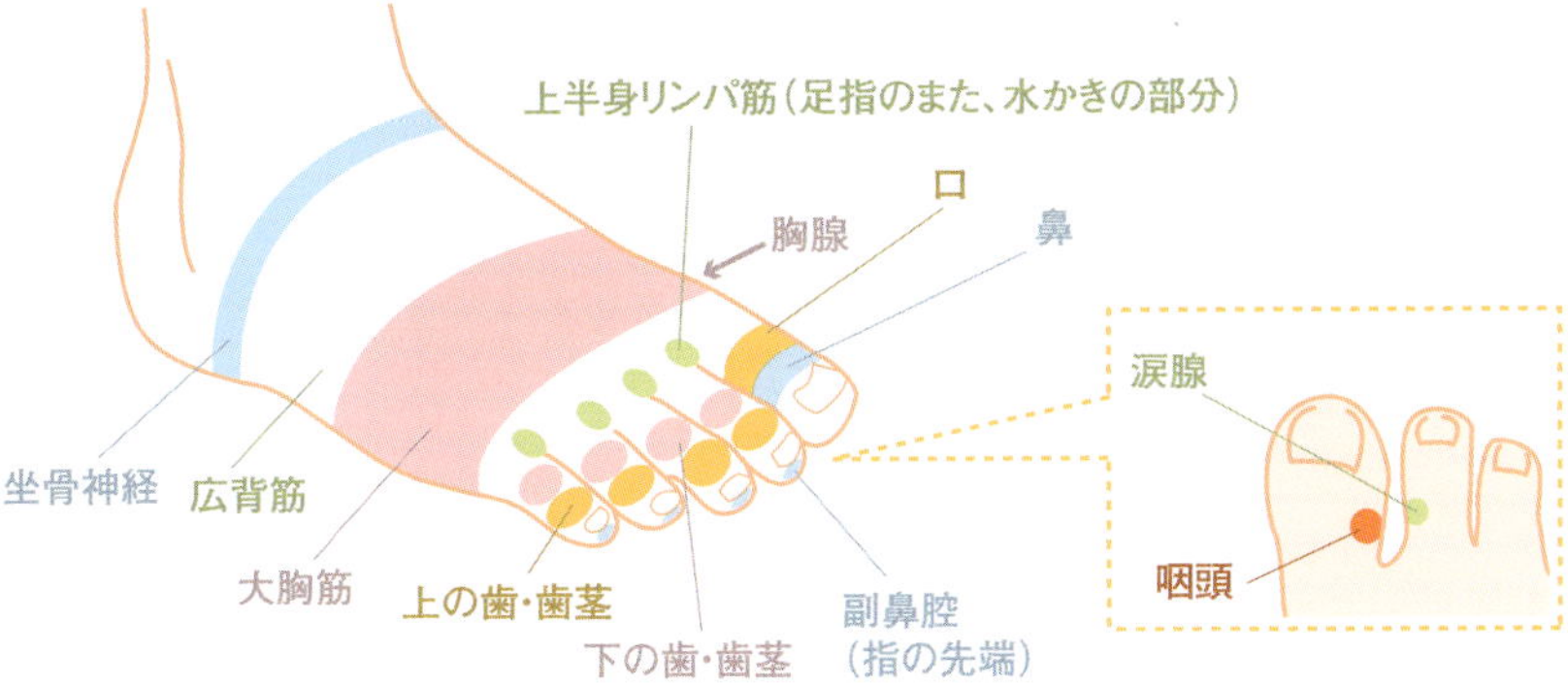
上半身リンパ筋（足指のまた、水かきの部分）
口
胸腺
鼻
涙腺
坐骨神経
広背筋
大胸筋
上の歯・歯茎
下の歯・歯茎
副鼻腔
（指の先端）
咽頭

呼吸器トラブルの際は足裏の反射区と共に甲の反射区チェックが重要です。
(足裏に関しては6ページを参照して下さい。)

感冒等の前兆サイン

現れる場所／反射区	サイン
咽喉の反射区	痛み、膨張感
湧　泉	弾力が減る、皮むけ
頭部、頸部～背部の反射区	しこり感の出現
肺の反射区	熱感、赤色～赤紫
上半身のリンパ節・広背筋反射区	硬さと張りの出現
肝臓の反射区	しこり感、重だるさの自覚

花粉症の人に多く見られるサイン
（頭痛、鼻水、鼻づまり、目のかゆみ、咽喉のかゆみ、咳など）

現れる場所／反射区	サイン
足指先の副鼻腔の反射区	角質化
頭部エリア（親指）の反射区	大きいorブヨブヨしている。頭痛線の出現
足裏全体	ブヨブヨ感。水紋の出現（水分出納のアンバランス）
腎臓の反射区	凹み感がある
骨盤腔内の反射区	角質の量が多い
肝臓の反射区	しこり感が多い、皮むけや湿疹
大腸の反射区	膨らみ感、しこり感
目の反射区	指の付け根のクリスタル（しこり）が多い
副腎の反射区	触知しないことが多い
匂　い	酸っぱい

Column

ストレスと関わる副腎皮質ホルモン

副腎のしくみ

腎臓が帽子をかぶったような場所に位置するのが副腎。大きく２層構造をしており、皮質と髄質から構成される。副腎皮質からは、機能上大きく分けて３つのステロイドホルモンが分泌される。

・体内での糖の蓄積と利用を制御する糖質コルチコイド
・無機イオンなどの電解質バランスを調節する鉱質コルチコイド
・生殖機能に関与する性ホルモン、特にアンドロゲン

炎症の制御、炭水化物の代謝、タンパク質の異化、血液の電解質のレベル、免疫反応など広範囲に深く関わり、ストレス、侵襲などさまざまな影響によって分泌される。一方、副腎髄質からは、カテコールアミンホルモンであるエピネフリン(アドレナリン)、ノルエピネフリン(ノルアドレナリン)が分泌され、体のストレス反応などの調節を行っている。

意識しなくても日々のストレスに対し副腎からのホルモン分泌は行われているが、大きなストレスに対応しきれず各種臓器に影響を及ぼしたり、栄養の摂取の仕方次第ではカテコラミン生成材料（ビタミンC、B、B5、B6）の不足が起き、分泌に支障が出ることも。

反射区

副腎のエリアに＊シワが著明に認められた場合は、ストレスによる大量分泌、材料不足によるホルモン生成の遅れ、そしてステロイド剤の長期投薬による副腎の活動不足が予測できる。

副腎の構造

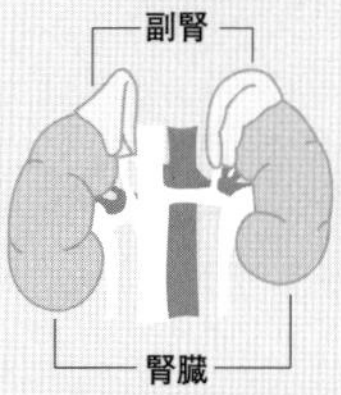

副腎の反射区

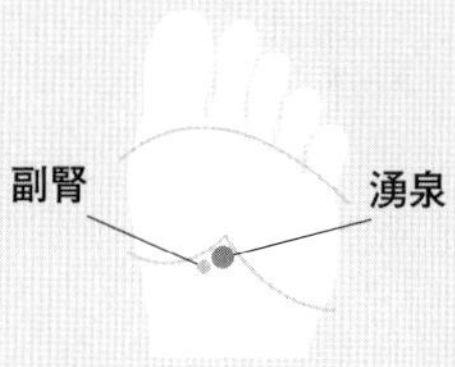

押して少し痛みを感じるのが正常、何も感じない場合をバランス不良と判定する。施術には「フックバック」という少し強い手技が効果的

39歳 女性　職業●飲食店勤務　主訴●風邪をよく引き治りづらい、むくみ・冷え、肩こり、慢性アレルギー性鼻炎、喘息、アトピー性皮膚炎、不妊治療中

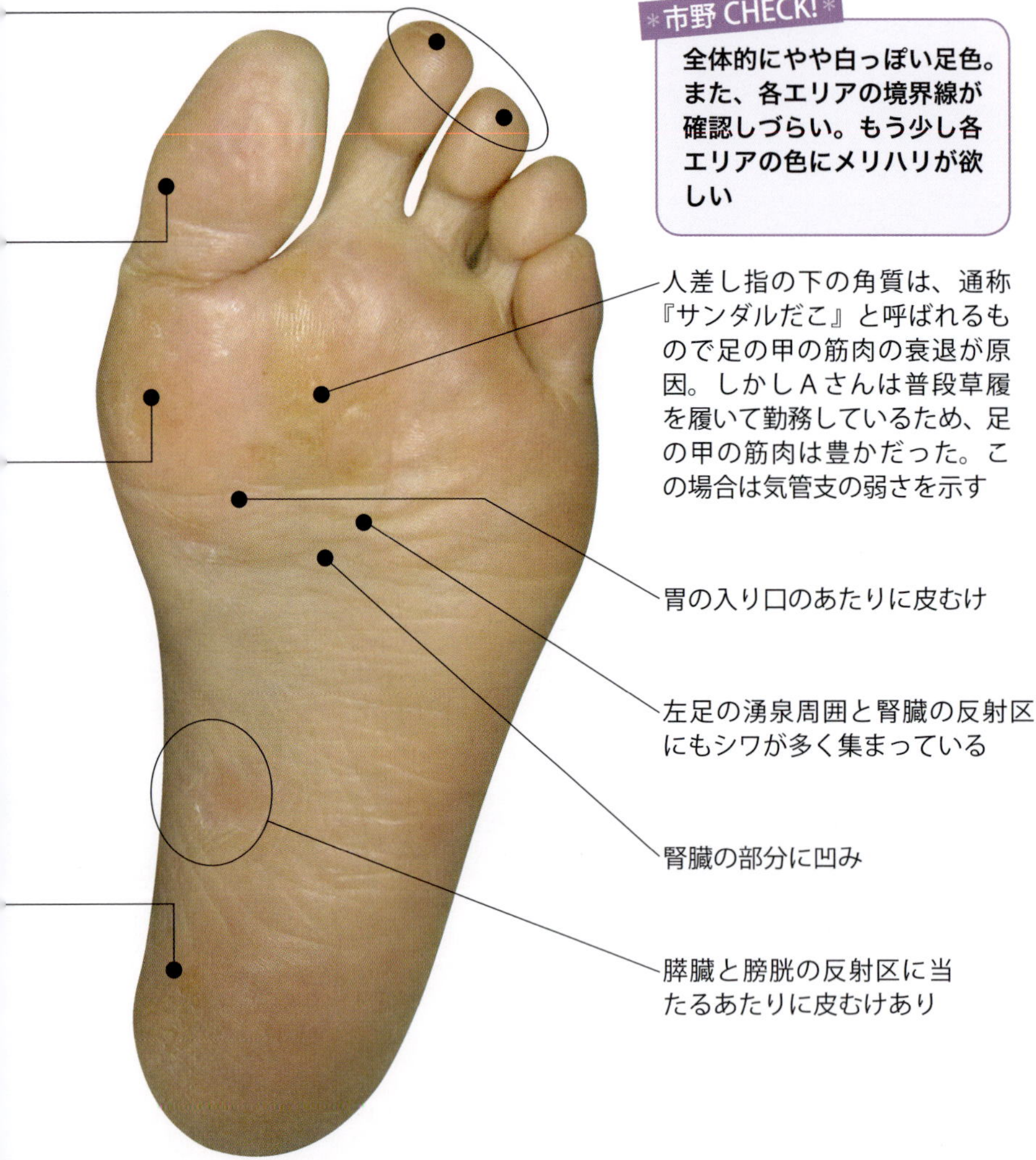

＊市野 CHECK!＊
全体的にやや白っぽい足色。また、各エリアの境界線が確認しづらい。もう少し各エリアの色にメリハリが欲しい
人差し指の下の角質は、通称『サンダルだこ』と呼ばれるもので足の甲の筋肉の衰退が原因。しかしAさんは普段草履を履いて勤務しているため、足の甲の筋肉は豊かだった。この場合は気管支の弱さを示す
胃の入り口のあたりに皮むけ
左足の湧泉周囲と腎臓の反射区にもシワが多く集まっている
腎臓の部分に凹み
膵臓と膀胱の反射区に当たるあたりに皮むけあり

カルテ その4

Aさん 皮むけ・たるみが目立つアレルギー体質

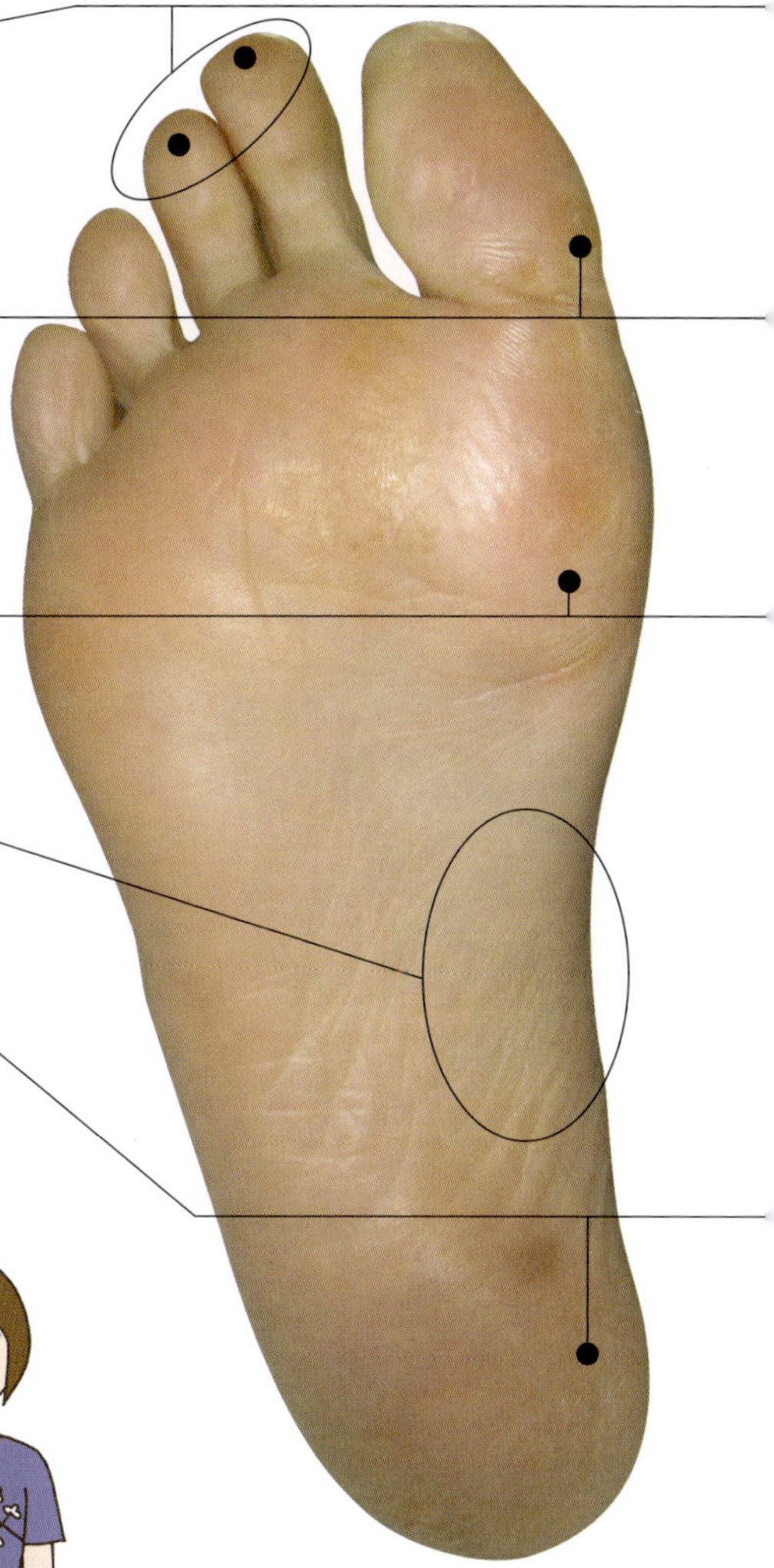
指先に角質と皮むけ
親指の付け根の角質。首の後ろ、頭蓋骨とのジョイント部にこりがあることを指す
親指の下の膨らみと角質と皮むけ。甲状腺ホルモンバランスの乱れの可能性を示す
胃腸のエリア全体にちりめんジワ
かかと全体の角質と皮むけ。骨盤腔内及び、子宮周囲の乱れと機能及び循環の低下をあらわす

＊市野 CHECK!＊

全体的に足裏が硬い。一枚のビニールで真空パックの様に覆われた状態で、乾燥しているのに皮下に水が多く、たるんでいる

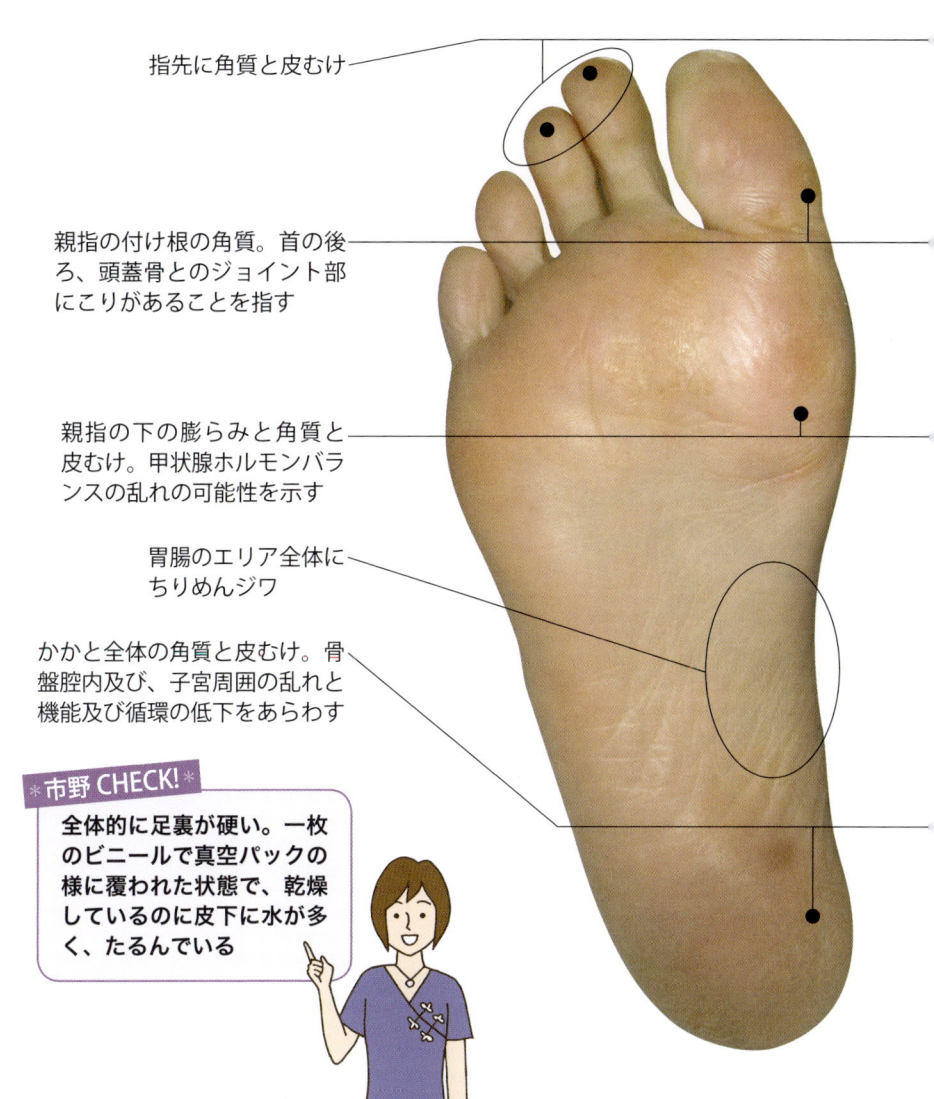

総　評

一目見て分かる、免疫力低下足の典型ともいえます。足の裏に皮むけ、湿疹、角質の多さと、乾きはあるにもかかわらず、スネのむくみ、足裏のたるみと、条件がそろってしまっています。特に皮むけは、その臓器や器官の免疫力が低下しているサインと言われています。Aさんには足指の先、頸椎周辺、胃腸、腎臓周辺、骨盤腔内及び子宮周辺と、さまざまな所でそれを確認できます。全体的にやや白っぽい足で、各エリアの境界線も確認しづらいため、もう少し各エリアの色にメリハリが欲しいところです。よく近づいて嗅いだ場合のみですが、肺のアンバランス感を示す犬の便のような匂いと、水のアンバランスを示す酸っぱい匂いも混ざっています。生活リズムの見直しと栄養の改善と補充。そして、足裏の角質ケアと足浴、セルフリフレクソロジーを毎日実施するように指導しました。

後日、セルフケアを集中して行い、足裏の皮むけは改善。風邪も引かず、アレルギー症状も消失しつつあるとのこと。また毎日の足浴、下肢ツボへのお灸、アロマセラピー精油のツボへの塗布等の実施により、不妊治療に成功し現在妊娠中という報告がありました。

Aさんへのアプローチ　アレルギーを抑える栄養素と精油を選ぶ

施術プラン▶ リフレクソロジー＋アロマセラピーでの下肢オイルトリートメントを60分。１～２週に１回、定期的にフルトリートメントを行う

CRZ▶（原因反射区） 呼吸器系と副腎（鼻、咽喉、副鼻腔、肺）

ARZ▶（関連反射区） 頭部、頸部～背部、肺、リンパ節、湧泉、大腸、小腸、肝臓、泌尿器系、卵巣～子宮

栄養指導▶
- ●目のかゆみ、鼻水、目の充血などのもとになるロイコトリエン、ヒスタミンの放出を防ぐため、ビタミンC・脂質n-3系の摂取を心がける
- ●良質の粘膜生成ためにビタミンB群（特にB6)、アミノ酸、クエン酸（酢の物)、マグネシウムや亜鉛（海藻類など）の補充
- ●良質たんぱく質の摂取。体重１kgを１gとして、50kgの人なら１日に必要最低限50g
- ●味付けが濃かったり、外食が多いようであればナトリウムの摂取過多。緑野菜（キュウリ・キャベツ)、果物（スイカ・梨・バナナ)、薄めのコーヒーやどくだみ茶などカリウムの摂取を。市販の野菜ジュースは成分表示に注目してカリウムを600mg以上含有する物を選ぶとよい
- ●糖質の減量

セルフケアアドバイス▶ 同時に不妊対策も考え、角質・皮むけに溶岩の軽石でケア。毎日の足浴とセルフリフレクソロジーの実施、ツボ「三陰交」へ市販のお灸と精油（チェストツリー、ローズ）の塗布

その他おすすめしたいケア▶ アロマスプレーなどを作成し、日常的に噴霧する。呼吸器系粘膜から吸収する精油（ユーカリラディアータやラバンサラ）の薬理的効果の免疫力調整に期待

38歳 女性　職業●カメラマン
主訴●背中の下の方～腰にかけての重みを感じる。幼少時に腎臓機能低下

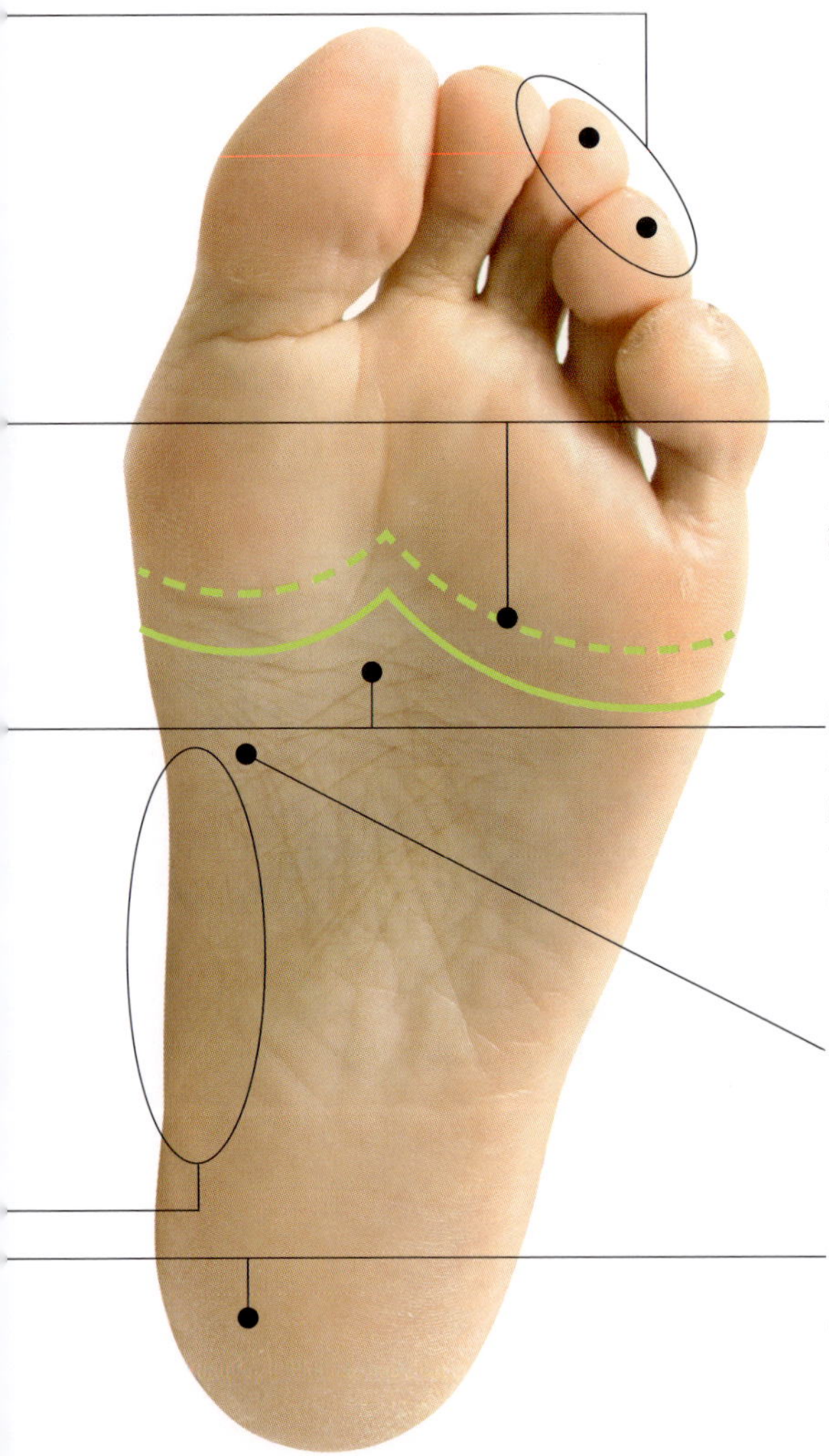

本来の位置に比べ、横隔膜ラインが上に上がっている。呼吸の浅さや、緊張の強い状態にあること示す

湧泉は凹み弾力性がない。疲労を溜めこんでしまっている状態。隣の副腎を含めこのエリア一帯に多くの＊シワがあり、過去、副腎に極度の負担をかけたことがあると推測される

胃の入り口にちりめんジワ

かかとに角質あり。骨盤腔内の循環不良と、色が薄いので冷えも予測できる

カルテ その5

Eさん 全身の疲労蓄積で湧泉に弾力なし

耳の反射区である薬指、小指の先端に皮むけと角質が目立つ。この部位の慢性的な弱さがあると思われる

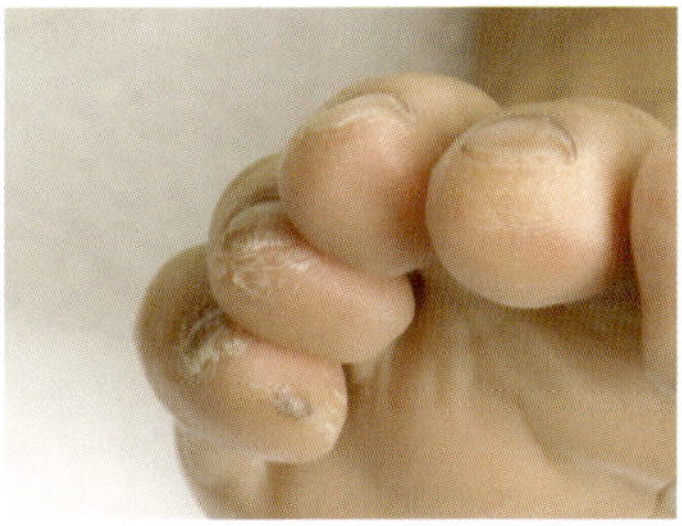

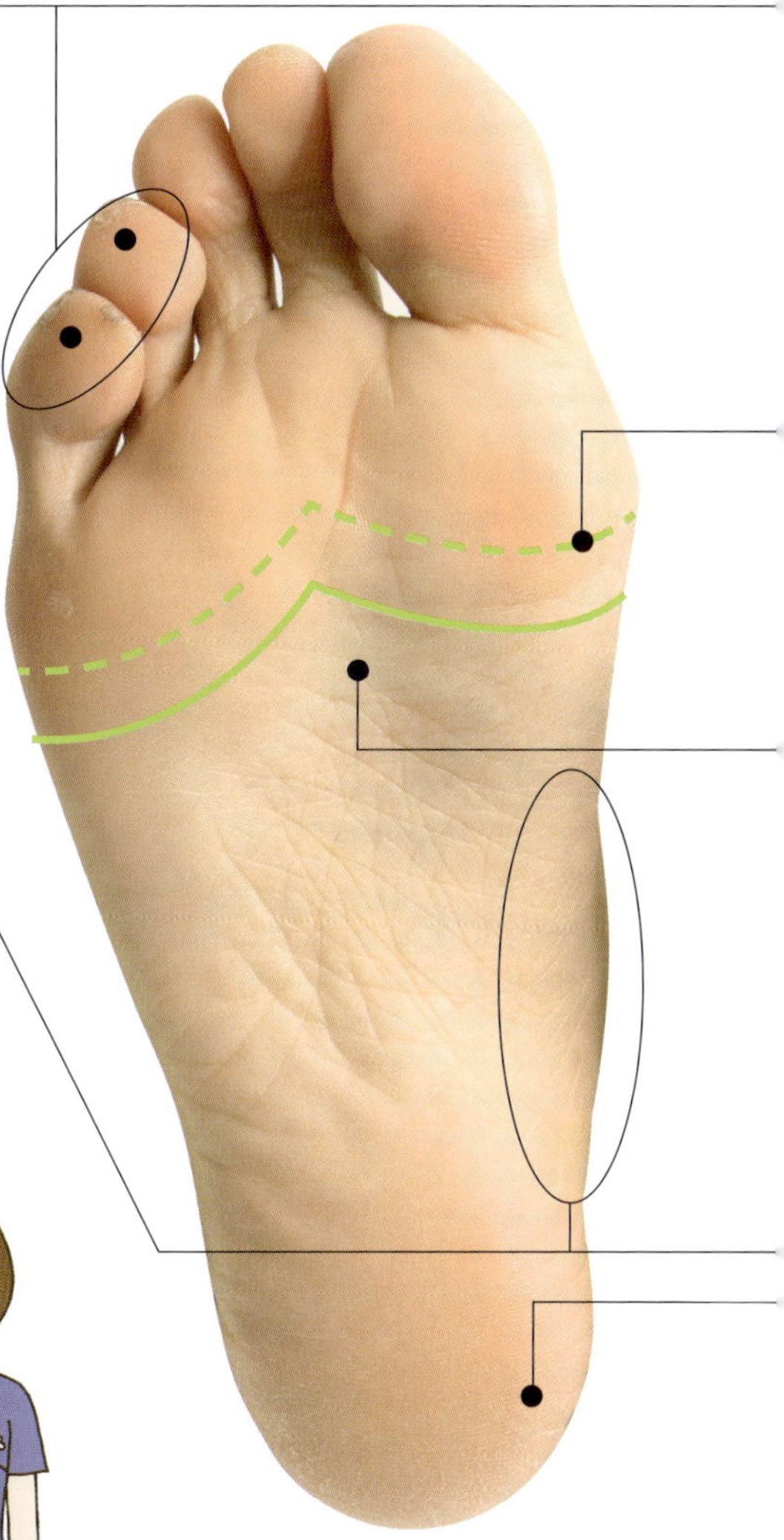

内側のアーチでの筋肉の張っている場所と、筋肉のない場所の差が激しい。脊柱起立筋の反射区で背筋エリアでは筋肉の張りがなく、腰部エリアは硬いことから背中の筋肉の張り方にアンバランスが読みとれる

＊市野 CHECK!＊

平たく開帳足。やや暗めのピンク色でグラデーションに乏しく、各エリアでの色の強調が少ない

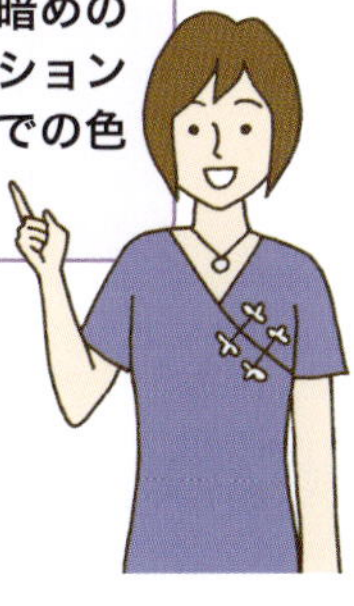

総　評

内側のアーチがなく平べったい開張足ですが、横のアーチが強く、中指が浮いた状態で歩いています。乾燥し、暗いピンクで、グラデーションがない足です。足指の小指と薬指に角質、皮むけが著明。耳及びそれに近い臓器や器官の免疫力の低下が考えられます。自覚症状がなくてもストレスがたまったり、疲れてくると耳に症状などが出ることはないでしょうか？　２、３年前に多忙な時期があり、出張が多くて交通機関をふんだんに利用していたせいか耳が聞こえなくなったことがあるそうです。

横隔膜ラインが上がっており、湧泉部に＊シワが多く、凹んでいます。弾力性もないので、全身の疲労蓄積等からくる免疫力の低下が考えられます。栄養と休養をたっぷりと取って下さい。自覚は少ないとは思いますが、足裏所見に特徴的な所見があり、現在一番目立つ足指の皮むけ角質の部分が、以前傷めた場所（耳）であり、ウイークポイントであることを物語っています。湧泉の弾力性とシワの消失を目安にセルフリフレクソロジーを実施し、免疫力アップを目指して下さい。

Eさんへのアプローチ 栄養サポート食材と指先の角質ケアを

施術プラン▶ リフレクソロジートリートメント40分。2週〜月1回のリフレクソロジー、その間はセルフケアでのリフレクソロジーを週3回程度実施

CRZ▶（原因反射区）
●主訴に対して→腰椎反射区、脊柱起立筋
●免疫アップ目的の場合→副腎（鼻、咽喉、副鼻腔、肺）、感覚器（眼、耳、鼻など指先）

ARZ▶（関連反射区） 頭部、頸部〜背部、肺、リンパ節、湧泉、内分泌系各器官、大腸、小腸、肝臓、泌尿器系、卵巣〜子宮

栄養指導▶ 免疫力が落ちたときの栄養サポートとして取り入れたい食材・栄養を紹介
●アブラナ科野菜（ブロッコリー、ダイコン、カブ、キャベツ、ハクサイ、ワサビ）
●ゲルマニウム（明日葉など）
●セレン、銅、カルシウム、マグネシウム等の必須ミネラル
●キノコ類
●良質たんぱく質（体重1kg＝1g換算）
●発酵食品（腸内免疫を整えるT細胞の活性を強めてくれる）

セルフケアアドバイス▶ 指先の角質ケア。脊柱起立筋エリア、足指、湧泉に重点を置いたセルフリフレクソロジーの実施。靴の中敷きを利用し、衝撃の緩和と内側アーチ部の負担を減らす

その他おすすめしたいケア▶ 足自体に骨の変形（指の変形、内側アーチの陥落）が多く見られるため、カイロプラクティックや整体などの骨格にアプローチする施術を受け、その維持としてリフレを併用すると効果が出やすい

Column

反射区用語解説①
臓器

●気管支／食道
呼吸の通り道が気管支、食物の通り道が食道。いずれも前胸部まで並行している。ここに角質ができることが多いが、どちらかの見極めが難しい。

●心臓
身体のやや左側に位置する、血液のポンプモーター。血流をコントロールする。

●肺
呼吸を行い、全身に酸素を送り、二酸化炭素を回収する役割を担う器官。呼吸量によって足の色や大きさが変化するので、観察が欠かせない。

●横行結腸
大腸の一部。ほぼ中間で、ウエストあたりを右から左に移動している。

●腎臓
背中のウエストよりやや高めに位置し、左右にある臓器。主な機能は、尿生成と老廃物のろ過・排出、血圧の調節。機能が低下すると反射区で痛みを感じたり、凹んでいたりする。

●脾臓
左の上腹部、肋骨の下に隠れ、上方は横隔膜に接し 内側は左の腎臓と接している。主に古くなった赤血球の破壊と処理を行う。

●胃
体の中央よりやや右上、みぞおちの後方に位置する。取り入れた食物を消化しやすくする処理を行う。右左の足で該当する反射区の位置が違う。シワや色、硬さの変化が著しいので、日々観察しマッサージすべき箇所。

●膵臓
胃と十二指腸に囲まれ、胃の後ろに隠れる位置に存在。食物の消化酵素を分泌する役割と、糖分の代謝を司るホルモン（インシュリン等）を分泌する。

●尿管
腎臓と膀胱をつなぎ、尿を運ぶ管。

●小腸
腹部全体に存在し、長さは５～７m。十二指腸と大腸の間で食物からの栄養を吸収する。機能の変調がシワや色となって現れやすい臓器

●膀胱

腎臓から送られてくる尿を一時的に貯める袋状の臓器。容量は成人で平均して250～500ml程度。人によって負荷のかけ方が異なるので、大きさや弾力性など反射区に状態が現れやすい。

●下行結腸

大腸の一部。横行結腸の次に来る部分で、肋骨の辺りから左腹部の下に向かって走行。直腸の手前までをいう。機能や蠕動力が停滞すると便秘になりやすい。

●直腸

下行結腸の後ろ、肛門直前までの腸をいう。便を体外に排泄するための筋肉が発達。

●肛門

消化管の出口。排泄物を出す器官。出血や痔など状態の変調が角質となって現れることが多い。

●十二指腸

みぞおちの辺りから、やや右下側に存在。胃と小腸をつなぐ、指12本分の長さをもつ器官。膵臓と胆管から消化酵素を出すための穴が存在。胃で消化された食物に消化酵素をふりかけ分解吸収しやすくする。

●胆嚢

右の肋骨付近にある肝臓の下で、脂肪を乳化して消化酵素の働きを助ける胆汁を貯めている器官。胆汁は胆管を通って十二指腸で食物に混ざる。

●肝臓

腹部の右上、右肋骨の下、横隔膜の下に位置する臓器。生命活動に必要な栄養素の代謝や合成、アルコールなどの有害物質の解毒、胆汁の分泌が主な働き。

●上行結腸

右腹部、骨盤のあたりから上方向に存在する。小腸の出口から大腸の入口にある腸。

●回盲弁・虫垂

大腸と小腸の境目にある弁、逆流を防ぐ役割をしている。

●副甲状腺（上皮小体）

喉前にある甲状腺の端に存在する器官。血中カルシウム濃度の調節を担当する。

腰痛

腰痛の原因を考え、状態によっては施術を変える

リフレクソロジーのクライアントには腰痛の方が非常に多く、そのほとんどが急性ではなく慢性的な腰痛です。施術に大きな期待を持っていないのかもしれませんが、足と腰痛の関係に何らかの因果関係を感じているからこそリフレクソロジーに訪れるのではないでしょうか。

「腰痛」と言っても一口に病態生理を語れるものではありません。個人ごとにその原因や症状は分かれ、出現部位、程度などから考えると非常に範囲の広いもの。リフレクソロジーで腰痛を緩和するには、腰痛の出現メカニズムを考え、理解した上での施術が必要です。筋肉の緊張か炎症か、椎骨のずれや老化なのか、神経の圧迫や炎症なのか。もしくは内臓やホルモンに原因があるのか……。まずはどんな症状が出ているかを見ていきましょう。

たとえば脊柱の筋肉の緊張が原因の場合。脊柱起立筋へのアプローチ、つまり足底筋を緩めるために、そのエリアへの施術・脊椎のバランス調整・腹部内臓の緊張緩和等が有効です。脊椎エリア、腹部エリアにもアプローチします。しかし、椎間板ヘルニアのように椎間板の間の

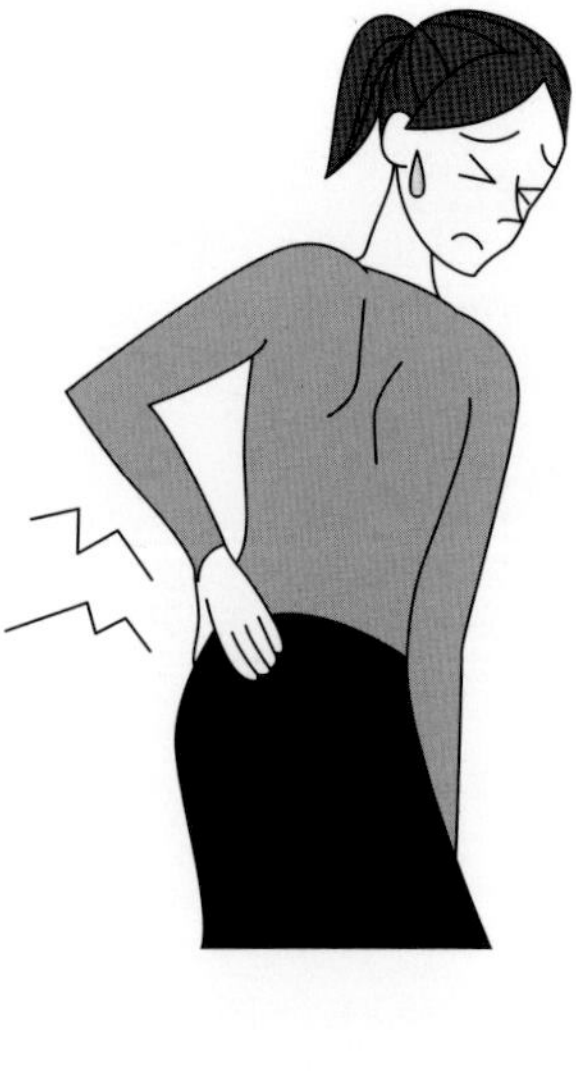

髄核の突出が原因の場合は、脊椎への施術だけではなく、神経の圧迫により出現した諸症状へのアプローチが不可欠です。

生理痛の場合も、腰部エリアをほぐすだけでなく内分泌点へアプローチ。逆に、妊婦さんの腰痛は卵巣から分泌されるリラキシンが原因ですが、卵巣ではなく殿部と大腿部の筋肉を緩めます。つまり、同じ腰痛でも状態によって施術内容が変化することを理解してください。

リラクゼーション効果はもちろん、腰痛発症の大元が足にあることもまた事実。足全体が緩み、温かくなると、どんな腰痛も少し緩和した感じになります。腰痛予防かつ悪化対策に、リフレクソロジーは切り離せませんね。

腰痛に関連する反射区

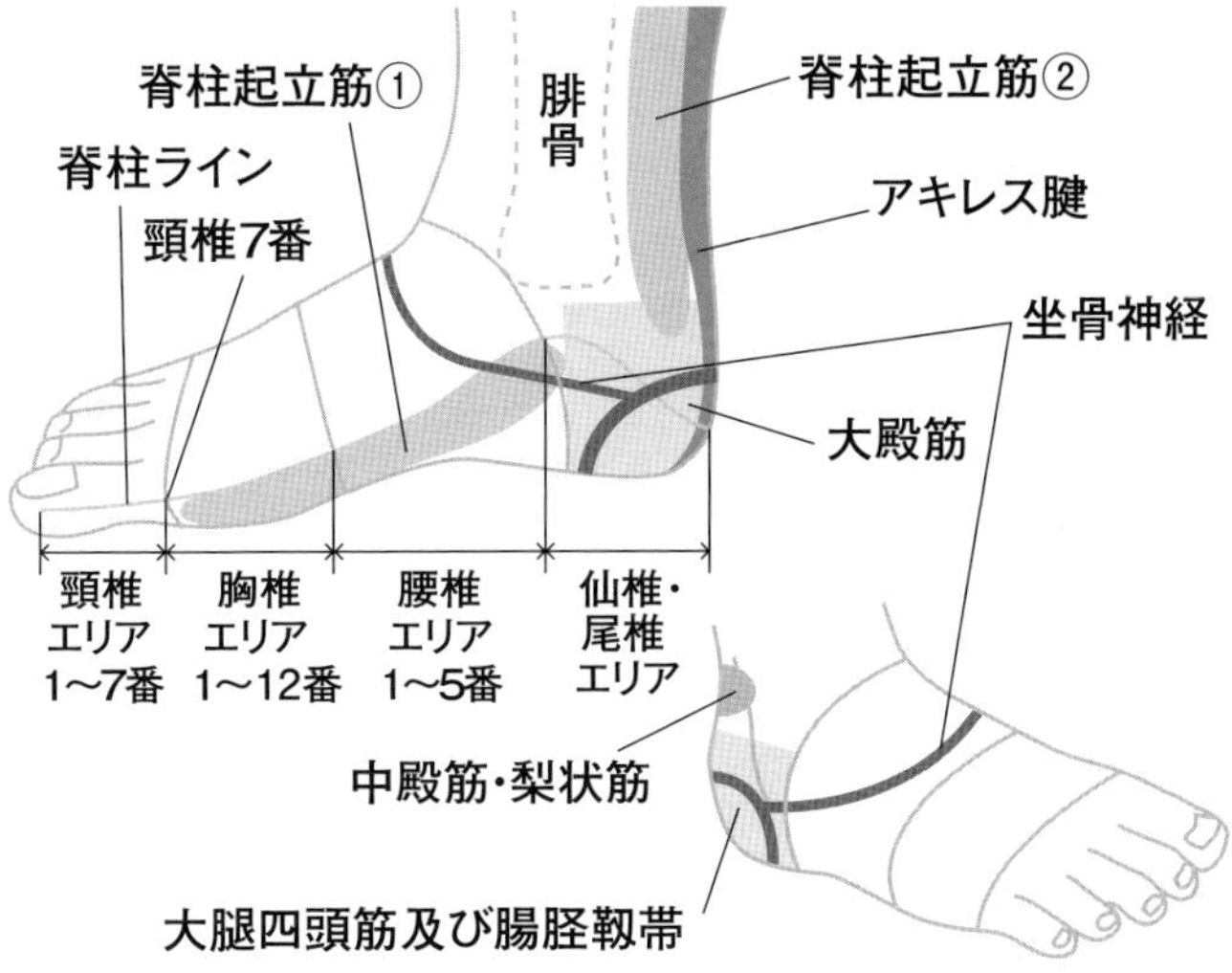
脊柱起立筋①
腓骨
脊柱起立筋②
脊柱ライン
頸椎7番
アキレス腱
坐骨神経
大殿筋
頸椎
エリア
1~7番
胸椎
エリア
1~12番
腰椎
エリア
1~5番
仙椎・
尾椎
エリア
中殿筋・梨状筋
大腿四頭筋及び腸脛靭帯

代表的な腰痛

椎間板ヘルニア

病態

脊柱のクッション役をしている椎間板の中心部にある髄核が弾力性を失い、繊維輪を破って飛び出し神経を圧迫した結果起こる。原因は加齢や背骨への負荷等。飛び出した髄核が神経を圧迫し、痛みやしびれなどの症状が出現。好発部位は腰椎４～５番の間、腰椎５番と仙骨１番の間

症状

●腰から足先にかけてしびれや痛み、筋力の低下など（出現部位により症状は異なる）
●脊髄神経（神経根）を圧迫するため、坐骨神経痛などの症状を引き起こす
●ひどい場合は排尿に障害が出る

足裏のサイン

●内側面、脊柱エリア（脊柱ライン上及びその上下）⇒椎間レベルと同等エリアにアーチを横切るようなシワが出現。脊椎ラインの変型及び凸凹
●太もも、ふくらはぎの太さが違う。足指先の痺れ。親指の反り返し力が弱い。足裏・指の感覚が鈍い

リフレ

脊柱エリア、脊柱起立筋エリアへの介入。かかとの外面、大腿四頭筋エリアや下肢のエリアもほぐすとよい

腰椎分離症（すべり症）

病態

加齢や過負荷等により靭帯組織や椎間板が劣化し、腰椎がずれる（すべる）ことで痛みが発症。腰椎分離症とすべり症は症状・原因が似ているが違う病気。腰椎分離症は椎骨棘突起が折れてしまい腰痛が起こる。脊椎すべり症は椎骨がすべることで起こる。症状は似ているが根本的な原因が違う

症状

●激痛を起こすことはほぼない
●なんとなく痛い、違和感があるような痛み
●長時間同じ姿勢でいると痛い、連続して同じ動作を続けるのが辛い
●運動中にいきなり腰が抜けたようになる

足裏のサイン

●内側面、脊柱エリア（脊柱ライン上及びその上下）⇒椎間レベルと同等エリアへ、アーチを横切るようなシワが出現。脊椎ラインの変型及び突出。胸椎エリアでのちりめんジワの出現

リフレ

短時間でのセッションが好ましい。腰部エリア、脊柱エリアへの介入と共に、かかとを骨盤と見立てて緩めるようにストレッチ。ふくらはぎも施術する

腰椎捻挫（ぎっくり腰）

病態

「急性腰痛」「椎間捻挫」はぎっくり腰とも呼ばれ、いきなりグキっという衝撃と共に、腰が強烈な激痛に襲われるもの。腰椎が瞬間的にずれてしまい、腰椎を支える筋肉が負荷に耐え切れずに炎症を起こしてしまう腰痛。主な原因は、筋肉疲労、骨盤の歪み、いきなりの過剰負荷と言われている

症状

●鋭い痛みを伴う腰痛
●片側の腰痛
●背部に近い高い位置で起こることが多い

足裏のサイン

●脊柱起立筋①エリア⇒中心部がひきつれたように皮膚が凹んでいる。
●脊柱起立筋エリア②⇒張りと委縮
●背部エリア（足の甲）⇒甲高に盛り上がったような感じ

リフレ

脊柱起立筋エリア①②の両方をほぐす。かかとの内外側面のほぐし、かかとを骨盤と見たてた整骨。下腿の前後面、特にふくらはぎを良くほぐす。甲の背筋エリアのほぐし

脊柱管狭窄症

病態

脊柱管は背骨にある脊髄中枢神経の通り道のこと。姿勢や労働により背骨が歪んだり、骨の粗鬆や髄核の老化等により脊柱管が狭くなり、神経を圧迫して腰痛や痺れを引き起こす

症状

●歩いていると徐々に下肢が重くなったり痺れる
●痛みを感じて歩けなくなることがある
●腰を後に反らせたり、真っすぐに立っている状態だと腰痛が悪化、前かがみになると痛みが楽

足裏のサイン

●脊柱起立筋①エリア⇒胸椎エリアでの強い張りに対して腰椎エリアでの弛緩。腰椎エリアのちりめんジワ
●仙骨エリア⇒毛細血管の浮き立ち

リフレ

柱起立筋エリア①②だけでなく、臀部のエリアを必ずほぐす。坐骨神経エリアも、下肢エリアも実施。しびれがあり、痛みを嫌がることが多いので優しく短時間で行う

腰椎分離症（すべり症）

病態

腹筋背筋の筋力不足、骨盤の歪みや、労働などによる筋肉の疲労。姿勢の悪さや、休息不足、神経への栄養補給が足りないことなどが助長して、慢性的な違和感的な腰痛となる

症状

●腰痛の場所が特定できにくい
●重いものを持った時などに腰痛を感じる
●寝て起きると、腰痛が軽減している
●肩こりなどを併発している

足裏のサイン 足底から見た、内側アーチの縁がえぐれず真っすぐ、もしくは膨らんでいる
●かかと⇒角質が多い。足裏のかかと側がとても硬い
●足の裏が乾燥傾向
●脊柱起立筋エリア①⇒エリア全体の硬さ

リフレ ふくらはぎを膝裏〜足首までしっかりほぐしてから施術を。フルセッションで定期的に行うことが望ましい

その他の腰痛

病態 整形外科的に問題のない場合、内臓由来の腰痛が起こることがある。内臓からの圧迫や、炎症などによる神経への刺激等もある

症状
●腰痛と共に、腹部に不快感を感じている
●差し込むような痛みを感じるときがある
●ウエストなど、脇腹側に痛みが出ることもある

足裏のサイン
●腹部エリア⇒ゴツゴツとして膨らんだ感。紫や赤い色。シワが多い
●基線の消失と全体的な硬さ
●かかとの内側部分に毛細血管が密集して浮き出て、青白くさえ感じる

リフレ 胃腸の不快を伴う場合は医師受診をすすめる。脊柱起立筋エリア①②を十分にほぐしてから、腹部エリア全体および各臓器を揉みほぐす。他には指先などの感覚器、足の甲の背部エリアなど

31歳 女性　職業●広告・営業
主訴●腰痛、片頭痛、肩こり、疲れやすい

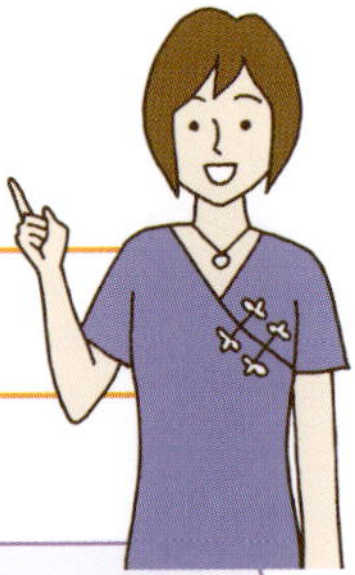

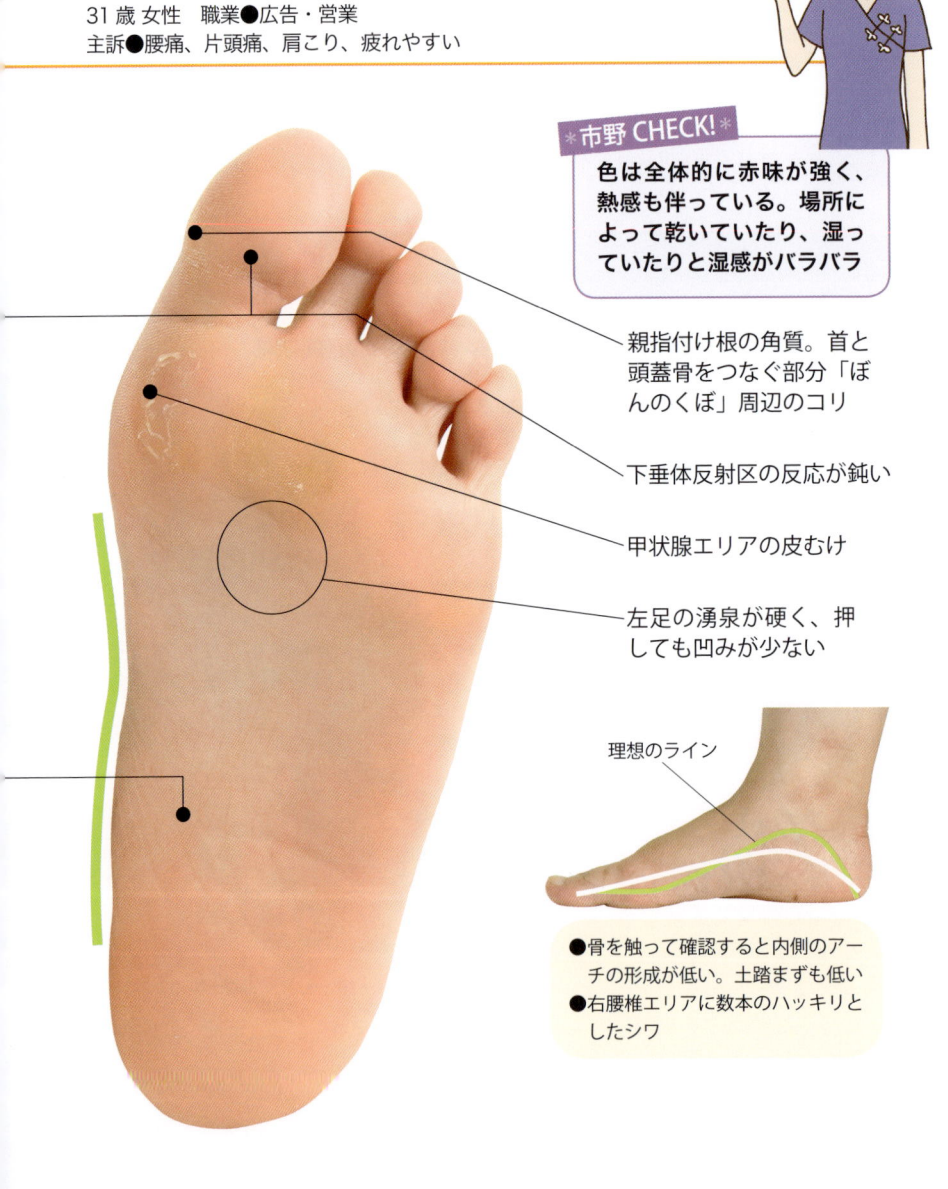

＊市野 CHECK!＊

色は全体的に赤味が強く、熱感も伴っている。場所によって乾いていたり、湿っていたりと湿感がバラバラ

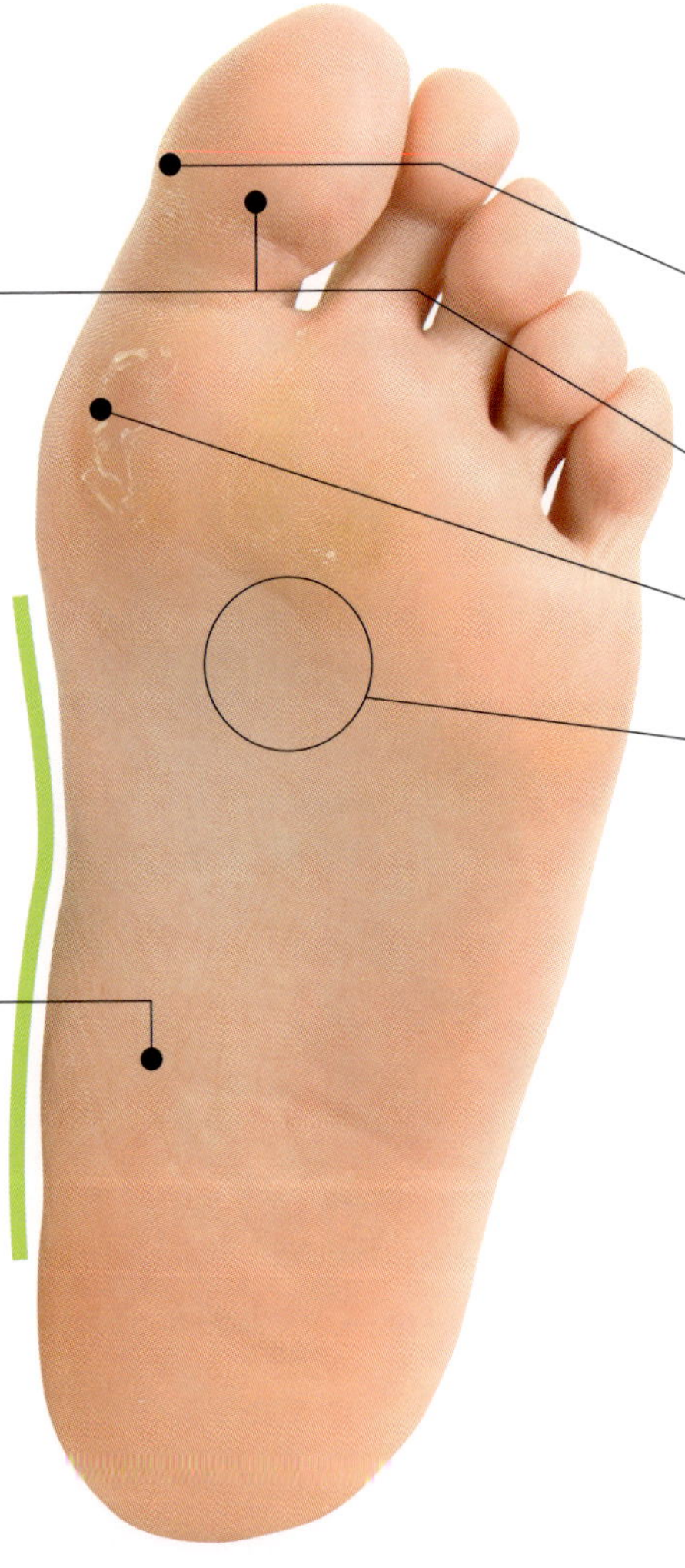

親指付け根の角質。首と頭蓋骨をつなぐ部分「ぼんのくぼ」周辺のコリ
下垂体反射区の反応が鈍い
甲状腺エリアの皮むけ
左足の湧泉が硬く、押しても凹みが少ない

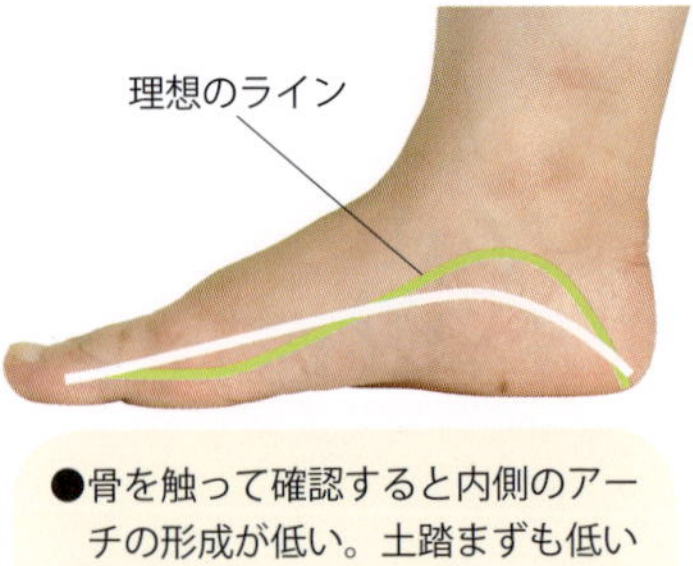

理想のライン

- ●骨を触って確認すると内側のアーチの形成が低い。土踏まずも低い
- ●右腰椎エリアに数本のハッキリとしたシワ

カルテ その6

Hさん 腰椎にシワ、運動不足による筋力低下も

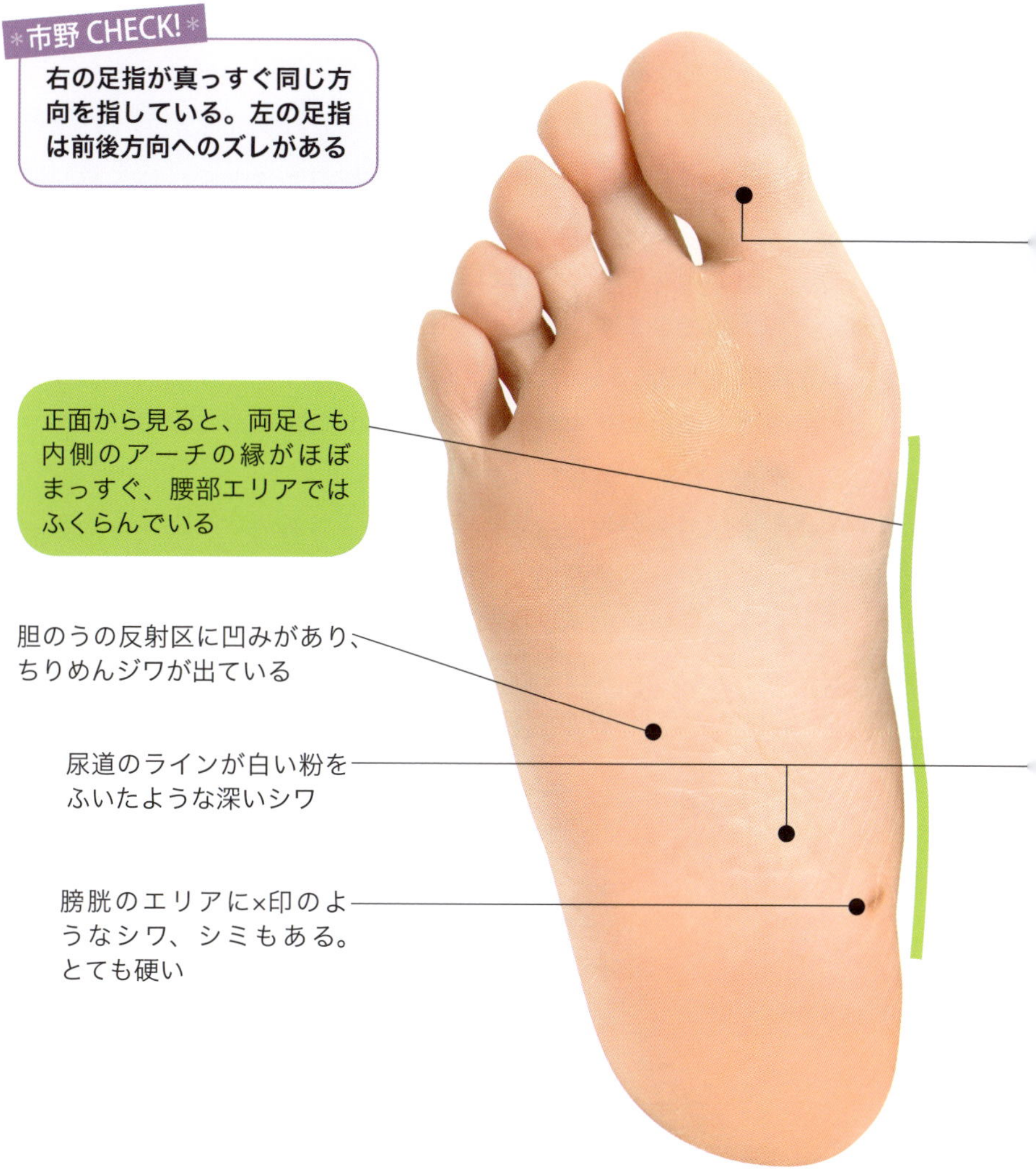
＊市野 CHECK!＊
右の足指が真っすぐ同じ方向を指している。左の足指は前後方向へのズレがある
正面から見ると、両足とも内側のアーチの縁がほぼまっすぐ、腰部エリアではふくらんでいる
胆のうの反射区に凹みがあり、ちりめんジワが出ている
尿道のラインが白い粉をふいたような深いシワ
膀胱のエリアに×印のようなシワ、シミもある。とても硬い

総　評

正面からの写真で内側のアーチの縁をみると、本来弓なりになる部分が真っすぐで、むしろ膨らんでいるように見えます。この部分から主訴の腰痛を予測できますが、運動不足による腹筋・背筋力の低下等も一因と考えられます。また、側面から見ても内側の脊柱ラインが低く、生理的彎曲の少なさも伺えますし、腰椎のあたりにハッキリした深く短いシワが出ているので、現在も腰痛があることを足が教えてくれています。

他に、足の色やエリアごとの色の変化が少ないこと、熱感等から自律神経の乱れも予測できます。また、元来の気質を表す右指は真っすぐですが、現在を表す左指には前後のずれが見られます。元々は真面目な気質なのに、環境の変化や仕事の忙しさにストレスを感じて自分自身がブレてきてしまっているのかもしれません。

その他にも泌尿器系の免疫低下のサインや甲状腺のアンバランスなど、身体のSOSサインがたくさん出ています。特に右足にたくさんサインが出ていることから、消化器系全体の乱れもあるかもしれません。栄養や食べ方などの工夫も取り入れてほしいところです。

Hさんへのアプローチ ▶ 脊柱起立筋をほぐし全身の気の流れも整える

施術プラン▶ 主訴が腰痛以外にも脊柱系の訴えがあるので頭部から尾部までの脊柱ライン、特に腰部

CRZ▶（原因反射区） 特に腰部脊柱起立筋エリア、頭部エリア、頸部エリア、各種内分泌ポイント、湧泉、胆のう反射点、泌尿器系（腎臓〜膀胱）、背部

ARZ▶（関連反射区） リラクゼーション目的で50〜60分かけてじっくり施術する
※慢性症状の場合は、時間は長めで定期的に施療を行うと効果的

栄養指導▶ まずは親指を含めた足指と、内側のアーチ及び、アキレス腱周辺のもう一つの脊柱起立筋エリアのほぐし、かかとの側面のほぐし。セルフリフレによって足を柔らかくし、その信号が足腰に伝わるようにします。脊柱ラインがほぐれることにより、気が整うかもしれません

セルフケアアドバイス▶ 足が赤いこと、胆のうの凹みやちりめんじわがあることから、油の分解が苦手かもしれません。甘いものや油分は避けて下さい

その他おすすめしたいケア▶ 色々なサインが出ているので、全身の経絡を調整する目的で鍼灸、アロマセラピーによる全身トリートメントもおすすめです。腹筋と背筋を付けるためにトレーニングもしくはウォーキング等を行いましょう。自分の中で本来のバランスが取れないこと、腰痛という体幹の問題もあるので、精油は木の幹や根由来の精油（ローズウッド、ヒノキ、サイプレス、マグノリア等）を。芳香浴でも可

28歳 女性　職業●編集　主訴●腰痛、肩こり、便秘、耳鳴り、記憶力の低下、疲れやすい、集中力の低下、腎盂炎の経験あり

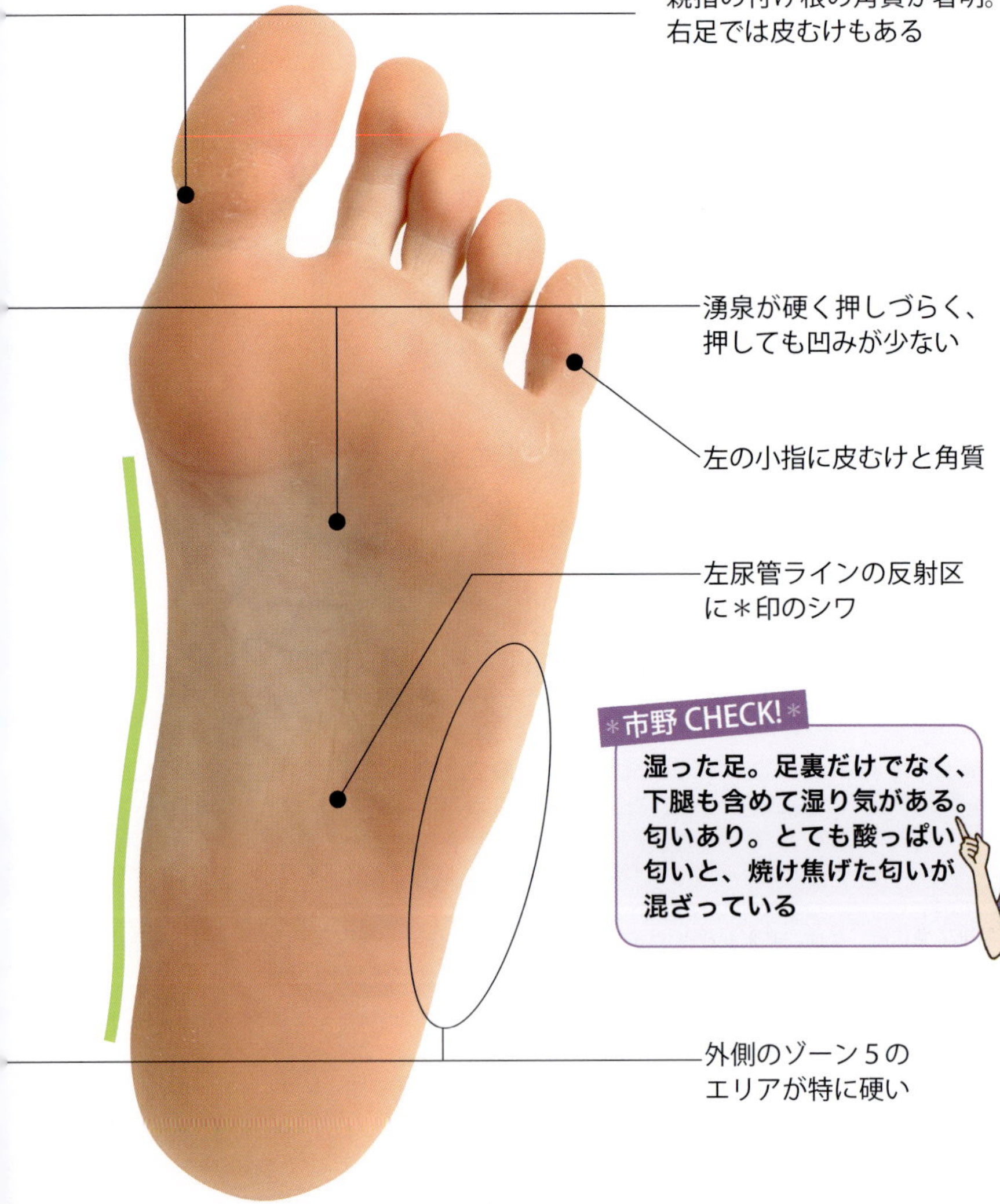
親指の付け根の角質が著明。
右足では皮むけもある
湧泉が硬く押しづらく、
押しても凹みが少ない
左の小指に皮むけと角質
左尿管ラインの反射区
に＊印のシワ
外側のゾーン5の
エリアが特に硬い

＊市野 CHECK!＊

湿った足。足裏だけでなく、下腿も含めて湿り気がある。匂いあり。とても酸っぱい匂いと、焼け焦げた匂いが混ざっている

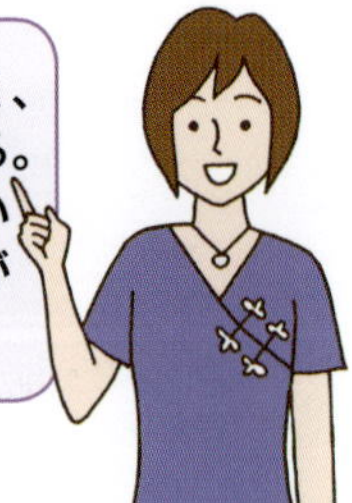

カルテ その7

B さん　便秘の原因は脊椎の歪みと反り腰

第2章　症状別

市野 CHECK!

全体的にやや赤めだがきれいなピンク色。温度も柔らかさもちょうどいい

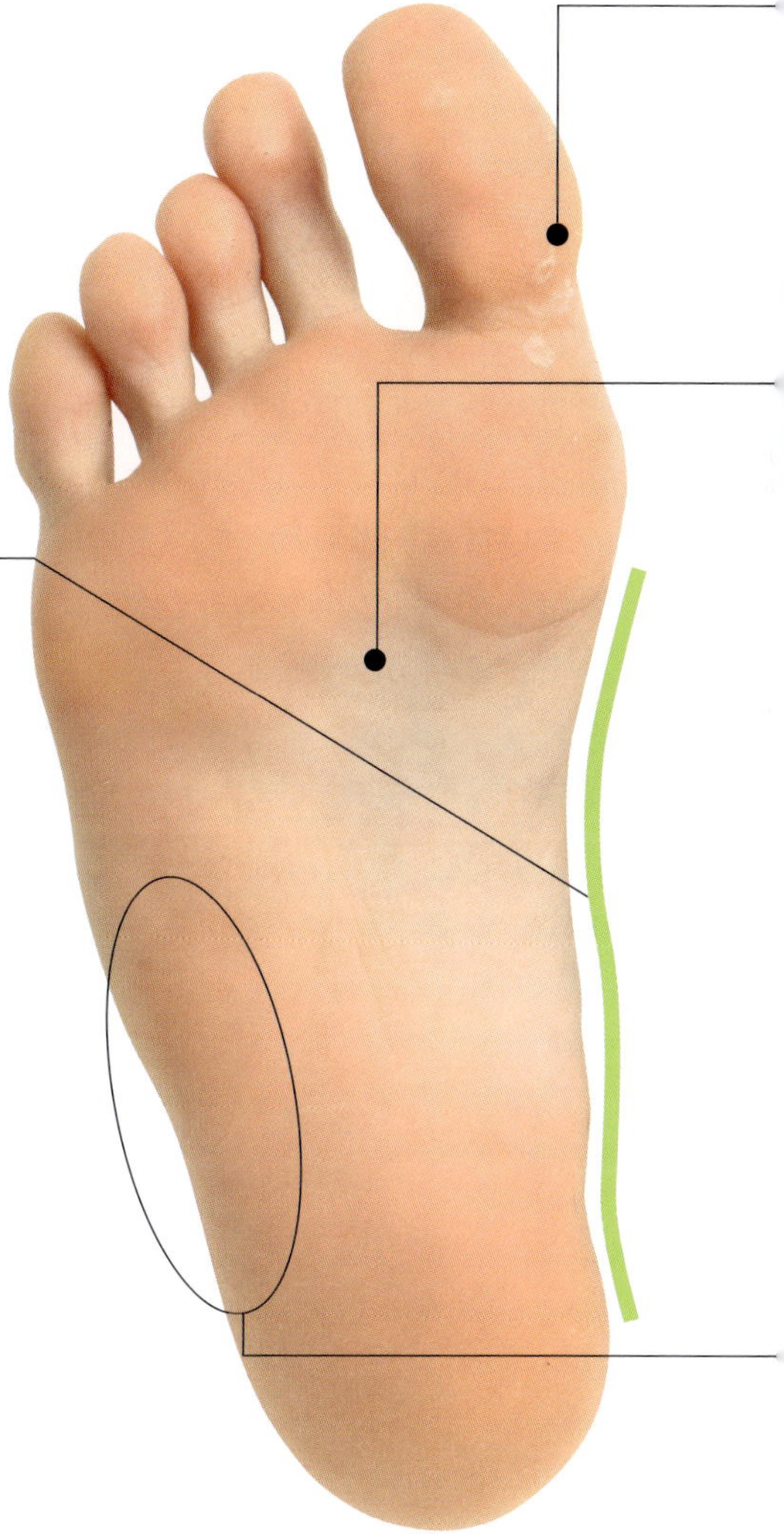

内側のアーチの縁のラインに乱れあり。左右で大きさとラインの出方に違いがある

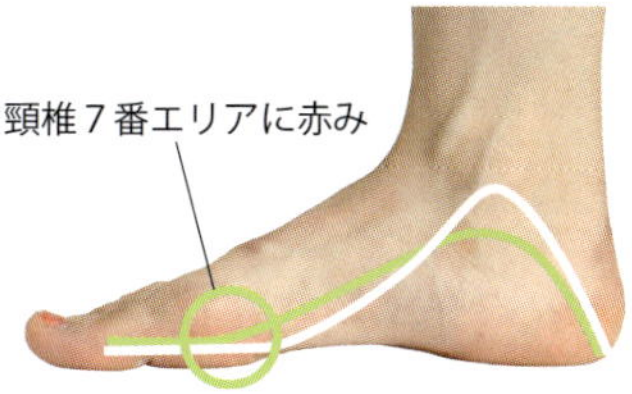

- 内側のアーチは全体的に低いが、腰部で急に高くなり、本来かかとにあるはずの頂点が、前方（足先側）に来すぎている
- 足先のライン（頸椎〜胸椎にかけて）が平らになりすぎ

総　評

内側のアーチの縁をみると、土踏まずに入ってすぐに弓なりになり、その後中央あたりから大きく膨らんでいます。また、両足の大きさも違い、ラインの縁どりも違います。脊椎の生理的彎曲の歪みが予測され、それに伴って、背中の筋肉の張っている部分が左右で違っていると思われます。

また、側面から見るとアーチの頂点が前方にあることから反り腰が予測され、それらに伴う腰痛、ひどい肩こりと思われます。主訴の便秘も、背筋のバランスの悪さから内臓神経が影響を受けた結果。足裏の匂い、小指の角質と皮むけ、湧泉の硬さなどから、身体が老廃物を上手に排出できていないと思われます。その影響でむくみ、下腿の湿疹、主訴にある耳鳴りなどが改善しにくくなっているのかもしれません。左尿管のライン上に＊印のシワがあることから、泌尿器系の排泄機能が弱いこともわかります。それに忙しさ等のストレスが加わり、過去に腎盂炎になったのではないでしょうか。足の外側・ゾーン５の部分が特に硬く、こういった方には手足の酷使等が考えられます。足裏やふくらはぎなど、下肢全体をほぐすと良いでしょう。

Bさんへのアプローチ ▶ 老廃物を流すリフレで内臓機能を高める

施術プラン▶ 主訴を中心に頭部～尾部までの脊柱ライン

CRZ▶（原因反射区） 頭部脊柱起立筋エリア、頭部、頸部エリア、泌尿器系（腎臓～尿管～膀胱）、湧泉、小腸・大腸エリア、背部、リンパ節の反射区（上下）
平衡感覚体内時計を司る第４指、聴覚を司る第５指

ARZ▶（関連反射区） 大腿（特に外側）と下腿全体をじっくりとほぐしてからリフレクソロジーを行うと効果的（筋筋膜リリースの手技などを使うと更に◎）。50～60分かけて行います。１、２回目はオイルやクリームを用いて老廃物を流す若石のようなテクニックもよいでしょう

栄養指導▶ たっぷりの塩と、エタノールに柑橘系の精油（匂いの元・たんぱく質の分解促進）を混ぜて足浴を。泌尿器系を意識し、老廃物を排泄させるイメージでセルフリフレクソロジーを実施。脊柱エリアを理想のラインに作り替えるように押します。足の張りもあるので、かかとの側面や足の甲まで、クリームやジェルを使って足裏以外もほぐしてから就寝しましょう

セルフケアアドバイス▶ 腎臓のサポートのため、サプリメント等でビタミンCを１日1,000mg以上摂取。また組織へ新しい水を入れてあげるイメージで、吸収の良い軟水を飲みましょう

その他おすすめしたいケア▶ 整体やカイロもよいですが、足のセルフケアを重点的に行い、代謝の良い身体にすることが先決。内臓の機能低下も腰に影響します

※さまざまなサインが出ているために、どこから手をつけたらよいか迷う場合は、本人の主訴を中心に施術します（CRZ）。その場合のARZはサインが出ている部分とします

Column

腰痛へ、ふくらはぎからアプローチ！

リフレクソロジストは、足裏、足の甲、スネはよく勉強しますが、ふくらはぎまではなかなか着目しません。

しかし、足裏とふくらはぎは、筋肉の走行からみても密接な関係にあります。**足裏が硬い場合は、ふくらはぎを先にほぐすと足裏が柔らかくなることさえあるのです。**足先が硬い場合はスネの筋肉の張り、中央は大腿部側面の張り、かかと周辺の硬さはふくらはぎの筋肉の張りに原因があるからです（図参照）。

腰痛の場合は骨盤エリアの反射区・かかとを良くほぐしたいのですが、とても硬い方が多く、苦労することもあります。そんな時は先にふくらはぎをほぐすと筋肉や筋膜が緩み、反射区への刺激をより有効に伝えることができるのです。また、ふくらはぎには、「委中」「承山」「承筋」という腰痛に効果のあるツボが集中していて、経絡でも膀胱経というラインになり、腰痛には欠かせないエリアです。ぜひ下腿後面へのケアも取り入れてみてください。

逆に、足裏から脚へのアプローチも可能です。デスクワークの際、足裏にペットボトルや湯たんぽを当ててみましょう。足裏の温めはふくらはぎや大腿の筋肉、筋膜の緩和にも繋がります。ホームケア指導としても簡単ですね。

腰痛に効果のあるふくらはぎのツボ

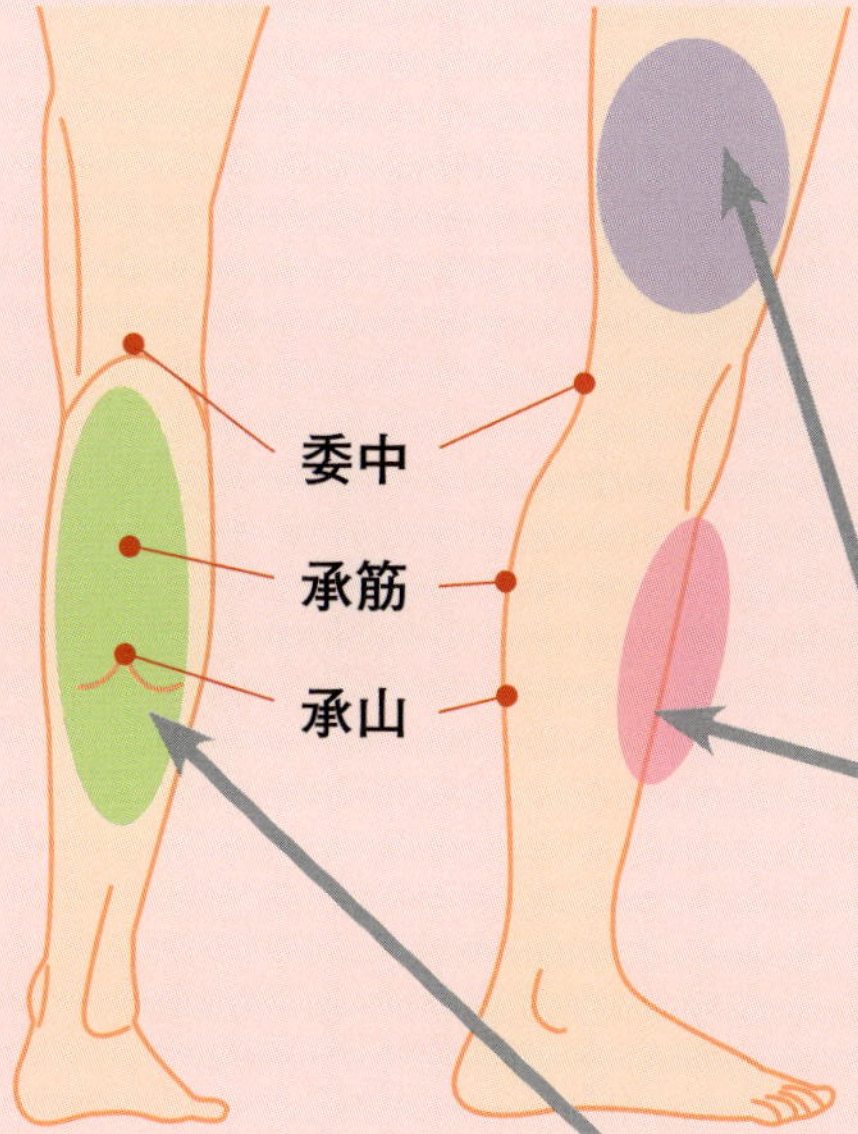
委中
承筋
承山

足裏とふくらはぎの関係

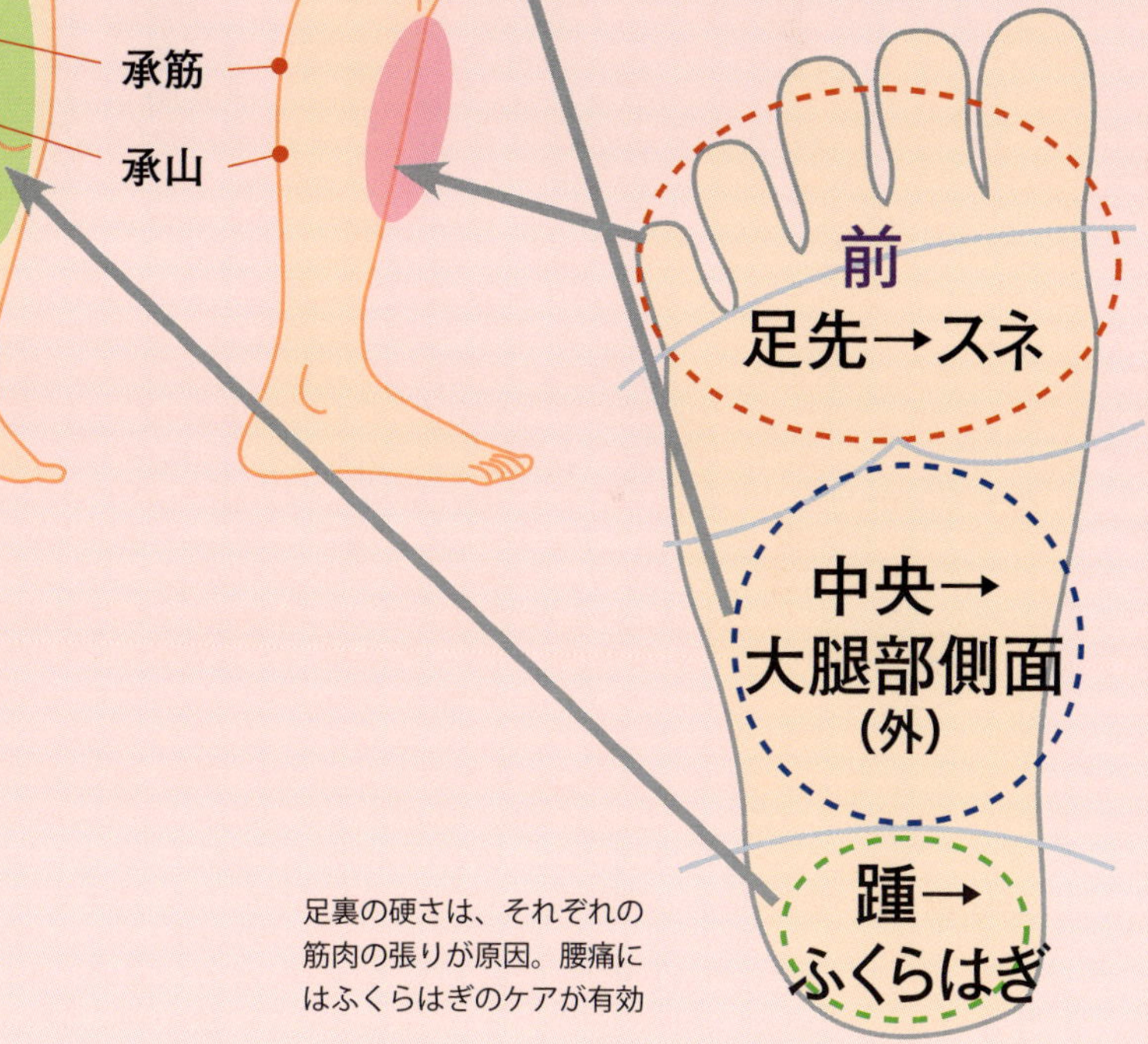
前
足先→スネ
中央→
大腿部側面
(外)
踵→
ふくらはぎ

足裏の硬さは、それぞれの筋肉の張りが原因。腰痛にはふくらはぎのケアが有効

デトックス

身体に溜まる「毒」の正体とは？

デトックス（detox）とは、体内に溜まった毒素を排出させるという健康法。この呼び名は「detoxification」つまり、（体内から毒素や老廃物を）取り除く・解毒という意味の短縮形です。

取り除くべき毒とされる対象物は、有害ミネラル、化学物質、活性酸素、糖質、脂肪、便、リンパ液など。「毒」となるものの侵入経路を立つ方法も必要ですが、現代人においては、ストレスや運動不足などからくる自律神経コントロールの変調によって身体から「毒」を出せなくなり、蓄積してしまうことが大きな問題点となっています。またその改善方法は、身体での排泄と代謝機能の活性化を促す目的として、次のアプローチが必要です。

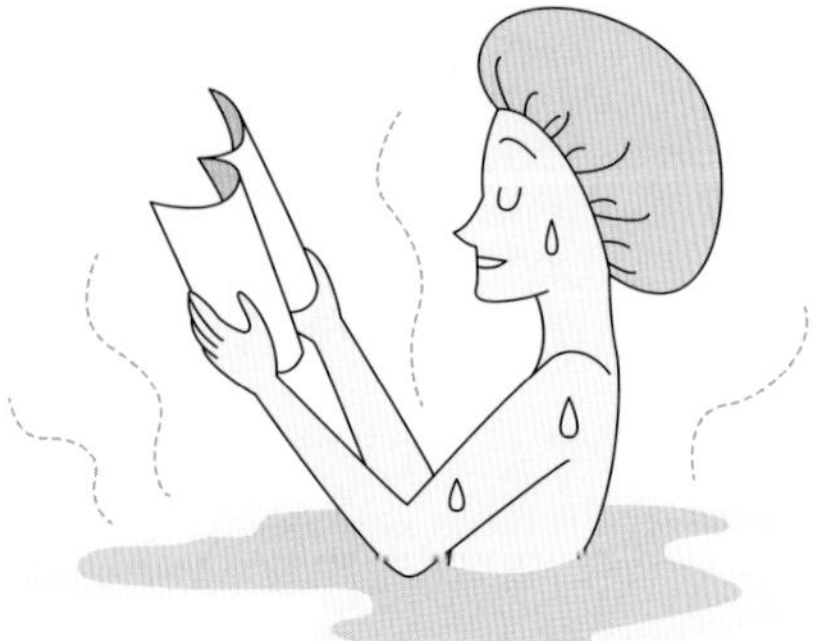

●副腎機能の活性化
●肝・腎機能向上
●リンパ管での循環促進
●末梢循環促進

●下垂体ホルモンの指令機能の安定化
●基礎体温の上昇
●甲状腺機能の安定化
●筋肉での熱生産量の増加
●細胞内でのエネルギー産生量の増加
●腸内の悪玉菌・善玉菌の安定化

リフレクソロジーによって直接「毒」を排出することはできませんが、排出しやすい身体を作ることは可能です。次の項目を頭に置いて、事前に足裏分析を行いましょう。

①現在どんな物が多く溜まっている可能性があるか予測を立てる
②なぜ蓄積したのかを考えるために各臓器状態を把握する
③改善に向けて、どこを中心にアプローチしていくかを見極める

足裏分析と問診から、施術内容を組み立てることが大切です。

デトックスに関連する反射区

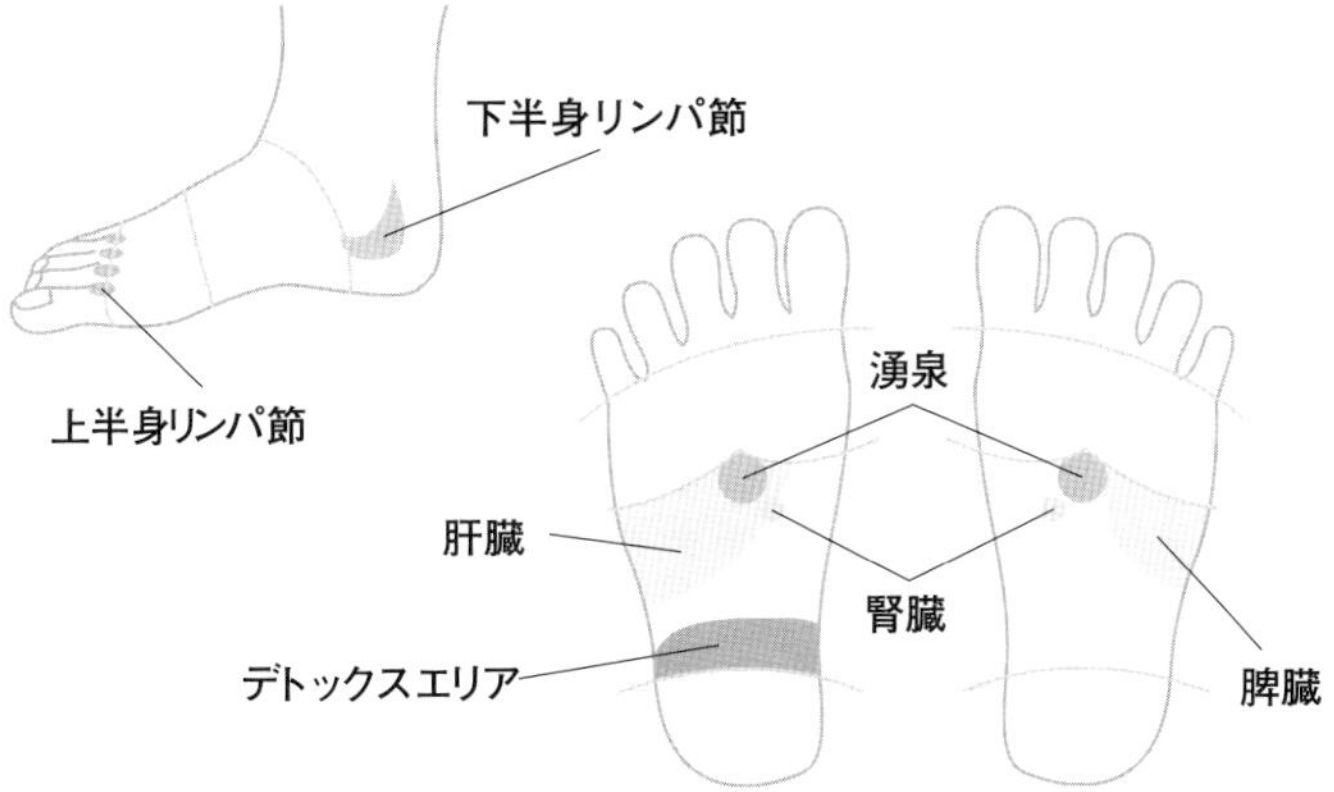
下半身リンパ節
上半身リンパ節
湧泉
肝臓
腎臓
デトックスエリア
脾臓

足裏でのデトックスサインの見方

足の状態	対　象
※足裏特定のサインでは判断しにくい ●足裏の湿疹 ●グラデーションが消失した一色の足裏 ●知覚鈍麻	有害ミネラル 化学物質
●足裏の色が紫 ●足の裏が黄色すぎる時も要注意	活性酸素
●足裏の色が赤い ●砂糖を焦がしたような匂い	糖　質
●雑巾が腐ったような匂い（水っぽい腐敗臭） ●大腸エリアのしこり感 ●かかとの色が暗赤色もしくは紫	便・腸内環境の悪化
●足裏全体のたるみ、シワ ●すっぱい匂い	水分・リンパ液

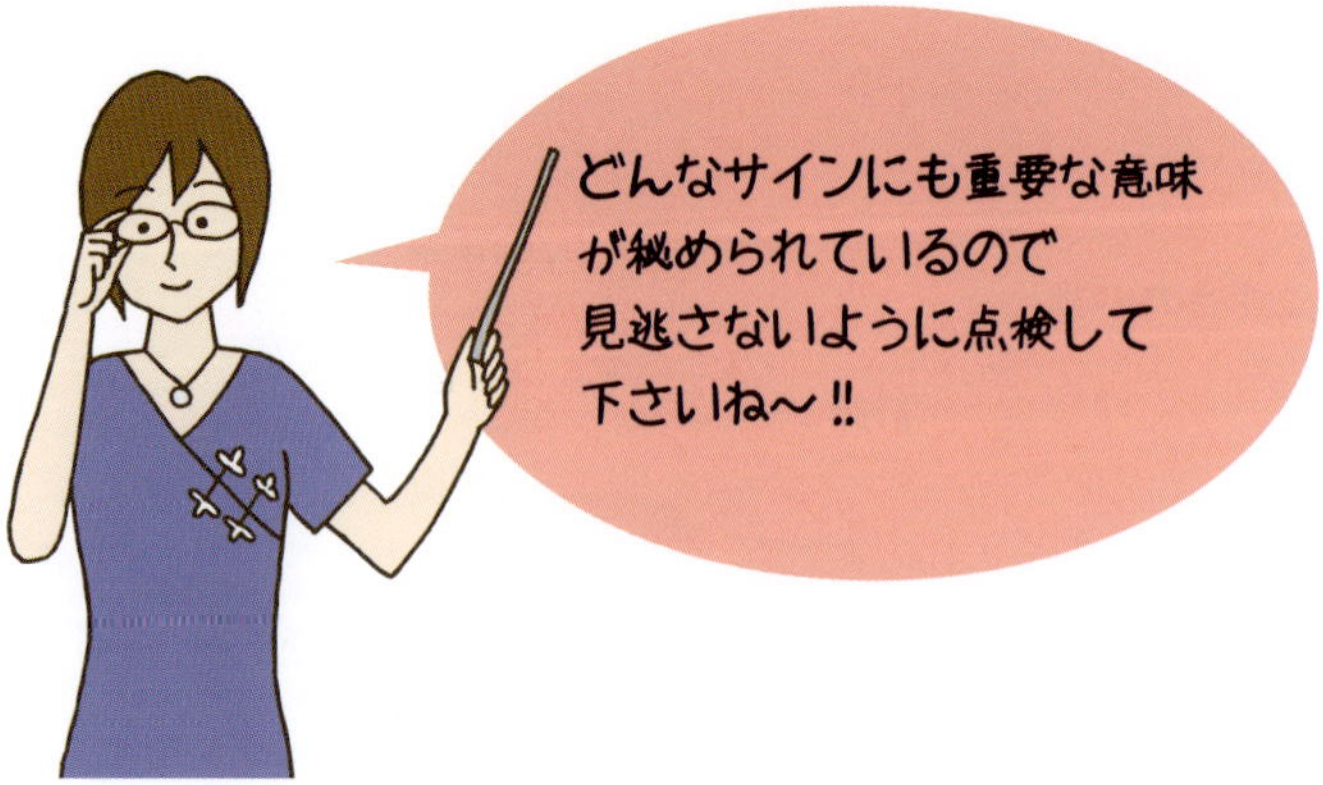
どんなサインにも重要な意味が秘められているので見逃さないように点検して下さいね～!!

反射区	サインと意味
湧　泉	足裏にあるツボ「湧泉」を押してもあまりへこまない、押し返されるような感じがある場合は、排泄・解毒の下手な体質
腎　臓	腎臓の反射区がへこんでいる場合は、むくみやすかったり腎機能（解毒機能）が低下している可能性あり
肝　臓	湿疹が出ていたり、赤く膨らんでいる時は解毒機能低下の可能性。足の匂いが油の酸化臭のような場合も肝臓の機能低下を考える
右足のかかとの少し上（デトックスエリア）	右足裏のかかとラインの上、幅 2 センチぐらいの部分にしこり感が強い時、解毒機能低下の可能性あり
脾　臓	古くなった赤血球を処理する臓器。このエリアにしこり感がある時は、脾臓の処理能力が落ち、血液の解毒機能も落ちてくると考えられる
上半身リンパ節	甲側の足指と足指の間のくぼみ、各足 4 箇所。このくぼみを柔らかく押せるのが良い状態。硬くてへこまず、押せない時は上半身のリンパ節の滞りを考える
下半身リンパ節	内外くるぶし下の三日月型のくぼみ。膨らんでいたり、毛細血管が細かく浮き出て青っぽく見える時は、下半身でのリンパの滞りがあると考える

Column

ミネラル検査で効率よくデトックス

体内の有害ミネラルは簡単な検査で調べることができます。欧米では自閉症児の毛髪に水銀が多いと報告されたり、ベートーベンの髪の毛からカドミウムが多く検出されたことで「楽譜を書くのにインクを舐め、その蓄積で聴覚が障害された」という説も生まれました。私たちの爪や髪にはわずかながらミネラルが排泄され、年輪のように蓄積されています（表1）。これを調べれば、必須ミネラルと有害ミネラルの成分や時期までも知ることができるのです。

費用は1万～4万円ほどで、インターネットから申し込むと簡易キットが届きます。検査結果に基づいてサプリメントやデトックスの方法を検討してもよいでしょう。

必須ミネラル……人間の身体の構成成分

代謝を調整する主要ミネラル：カルシウム、リン、カリウム、イオウ、塩素、ナトリウム、マグネシウム

微量ミネラル：鉄、銅、マンガン、セレン、ヨード、モリブデン、クロム、コバルトなど

有害ミネラル……身体に蓄積することでさまざまな不定愁訴（不眠・冷え性・抜け毛・肌荒れ・疲労感等）や生活習慣病に関与するといわれるもの。食品や大気汚染の他、歯の詰物などから取り込んでいると言われる。鉛、ヒ素、水銀、カドミウム、アルミニウム、ベリリウムなど

表1 身体に備わったデトックス機能

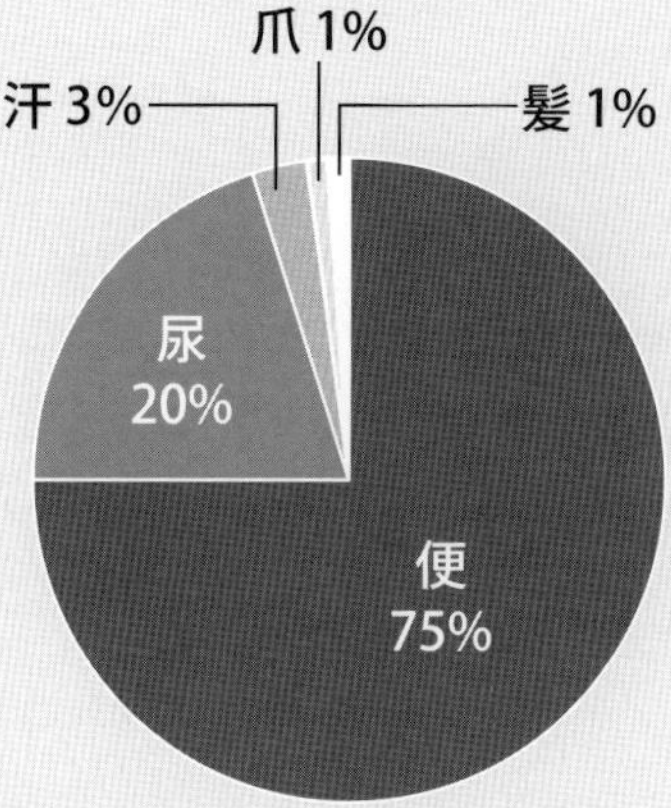

表2 有害ミネラルの害を弱める必須ミネラル＆サプリメント、ハーブ

有害ミネラル	必須ミネラル、栄養素
鉛	亜鉛、セレン、カルシウム、鉄、マグネシウム、ビタミンC・E
ヒ　素	セレン、ビタミンC 、鉄、亜鉛
水　銀	セレン、ビタミンA・C・E 、カルシウム、亜鉛
カドミウム	wセレン、鉄、亜鉛、カルシウム、マグネシウム、ビタミンD・B1
アルミニウム	ビタミンB6 、マグネシウム、カルシウム

サプリメント：有害ミネラル全般の排泄にはα-リポ酸がよいが、必須ミネラルも排泄してしまうため摂取量には十分な注意が必要
ハーブ：コリアンダー（パクチー、中国パセリ）が有効

41歳 女性　職業●会社員（事務）
主訴●代謝が悪い、疲れがとれない、顔色が悪いと言われる、下半身太りが気になる

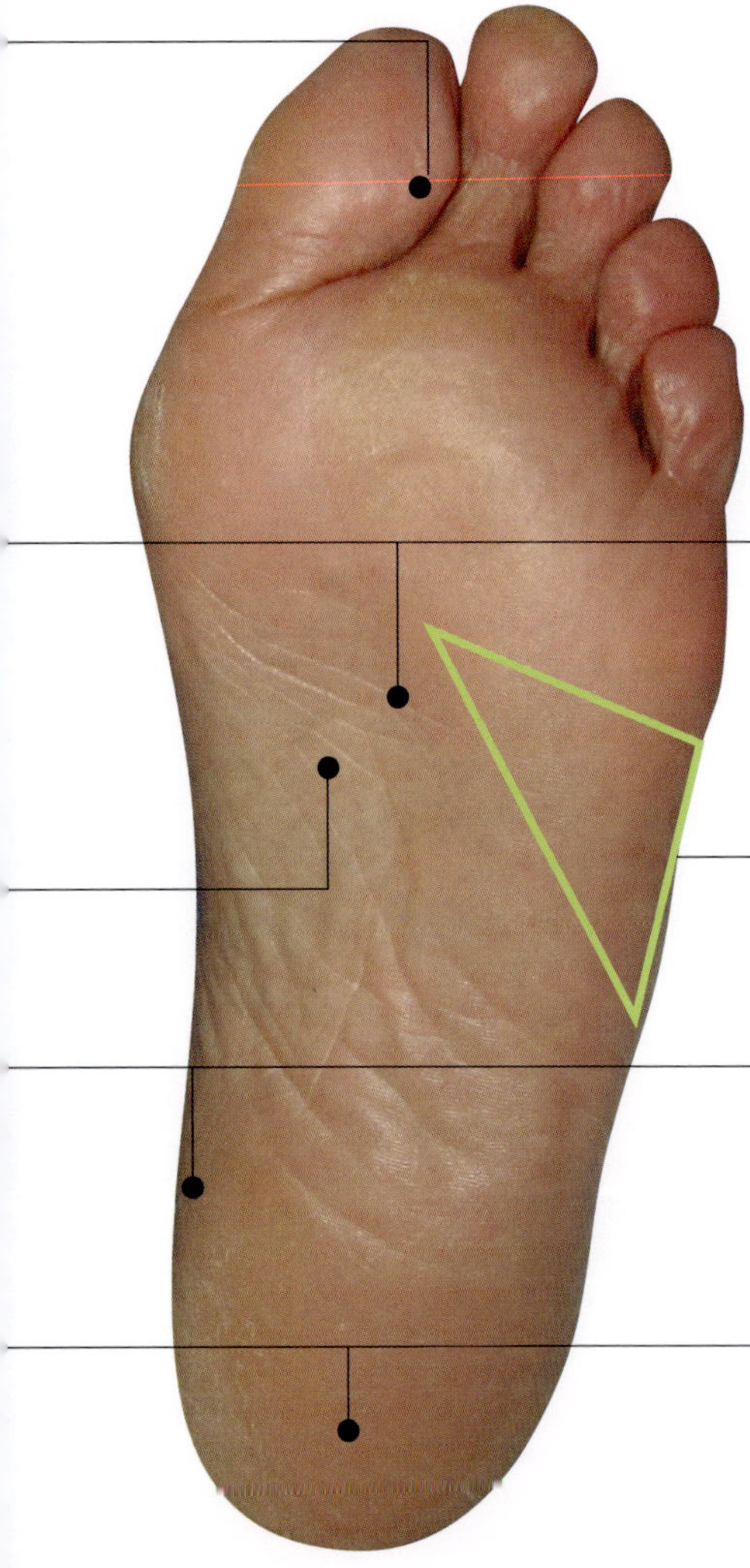

湧泉は硬くないが、ブヨブヨしていて弾力がなく、押した部分の戻りが悪い
脾臓の反射区。ジョリジョリと皮下に細かなしこり感（クリスタルの蓄積）あり
膀胱の反射区。押した時、弾力がなく戻りが悪い
かかと、骨盤腔内の反射区が硬い。周囲に角質あり

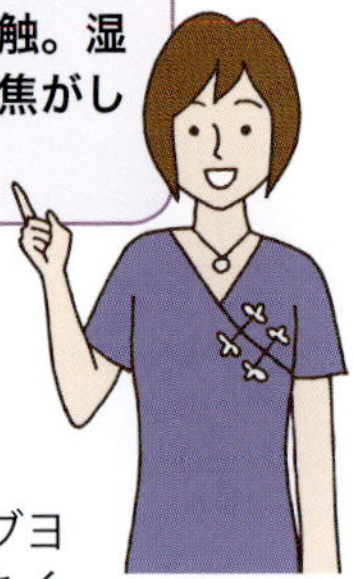

＊市野 CHECK!＊
赤紫色で、やや熱く全体的にぶよぶよとした感触。湿り気はない。砂糖を焦がしたような匂い

カルテ その8

I さん　炭水化物の過剰摂取により解毒機能が低下

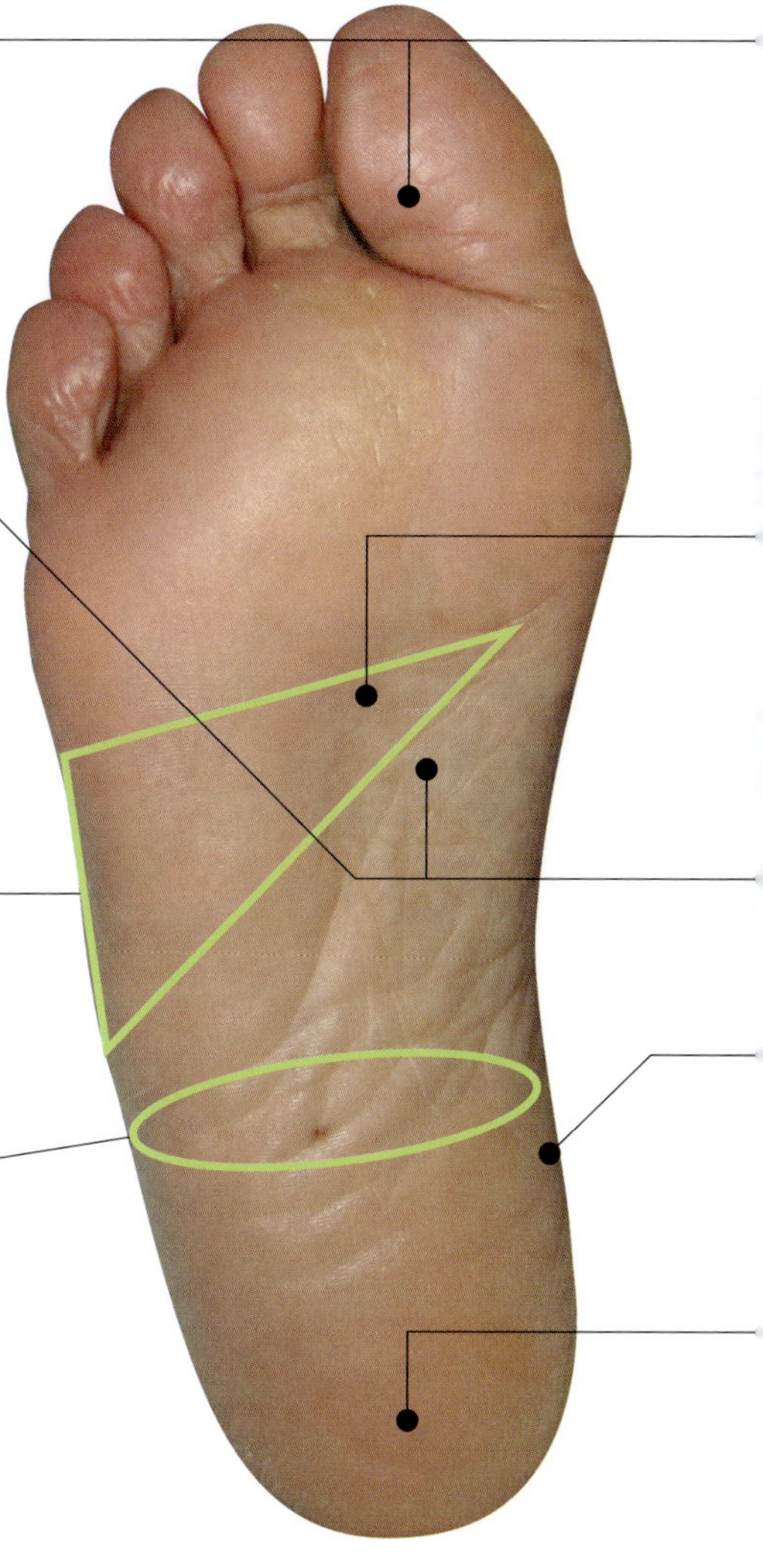
下垂体の反射点を押しても痛がらない
（健康な場合は痛い）
副腎の反射点を押しても痛がらない
（健康な場合は痛い）
肝臓の反射区が赤く腫れたように膨らんでいる
デトックスエリアが硬く、解毒機能が低下していると思われる

総　評

まず、赤紫の色から酸化が予想されます。湧泉の弾力性の喪失、副腎・下垂体の反射点の反応の鈍さからホルモンバランスの乱れ、それぞれの結果からくる諸症状出現の可能性も足裏から予期できます。また、肝臓の反射区が腫れたように赤く、脾臓の反射区にしこり感があることからも、解毒がうまく行われていない状態が読み取れます。足裏全体のブヨブヨ感と、膀胱の反射区を押したときの戻りの悪さは、下半身の水の停滞を現わします。

足から砂糖を焦がしたような匂いがする場合は、血液中の糖分過多を示し、食生活での炭水化物の多さが予測できます。本人によると菓子パンが好きで止められず、ひどい時は１日３食菓子パンか惣菜パンで済ませることもあるそう。つまり、食生活の悪化に始まる「血液の変性→酸化→解毒機能の低下→老廃物の蓄積→循環不良→代謝低下」というサイクルが読み取れます。エネルギー源になる食材や、筋肉の材料となるたんぱく質の摂取が足りないことも体調悪化に拍車をかけていると言えるでしょう。

Iさんへのアプローチ 炭水化物減量の栄養指導 ゼラニウムの香りが◎

施術プラン▶ 糖代謝が乱れている人が好むと言われるゼラニウム精油を枕元で芳香させながらリフレクソロジーを50分。施術前に足浴をして温め、施術中も腹部を温灸などで温めながら行う

CRZ▶（原因反射区） デトックスエリア・肝臓・下垂体・視床下部（食欲等の本能を司る部位であるため）

ARZ▶（関連反射区） 腎臓～膀胱、脾臓、膵臓、胆のう、骨盤腔内、頭部、甲状腺、上下リンパ節

栄養指導▶
- ●菓子パンを欲した時にすぐに刺激を行えるよう、手のリフレクソロジーを指導。カロリー、栄養素の摂取量について自己管理できるよう指導、食事日記のすすめ
- ●炭水化物を欲しやすいため、コルチゾール作用があり糖代謝をサポートするゼラニウム精油をボディクリームに混ぜ、下肢をほぐす

セルフケアアドバイス▶
- ●炭水化物の減量。ローカーボパン（砂糖と小麦粉を使わないパン）の案内、豆腐を使った自家製パンの作り方指導
- ●たんぱく質の必要量の摂取。現在の体重が50kgなら、たんぱく質は１日50g必要
- ●熱源食品の摂取。たまご、赤身の肉、かぼちゃ、ごぼう、山芋、海藻、玉ねぎ、黒豆、納豆、はちみつ等、色とりどりの野菜と油
- ●咀嚼回数を増やし「食事性熱代謝」のアップ。噛む回数を増やすと脳からノルアドレナリンが分泌、細胞が活性化されエネルギー消費に
- ●糖代謝をサポートするミネラルMg、Zn、ビタミンＢ群、クエン酸の摂取
- ●解毒、美白・有害ミネラルの排泄のためビタミンＣの大量摂取（3,000mg/日）やα-リポ酸等の摂取

39歳 男性　職業●会社員
主訴●ふくらはぎの張り、むくみがとれない、片頭痛、下痢をしやすい

市野 CHECK!

足先側は赤く、かかと側はやや白っぽい紫色。ゴムのような匂いもする

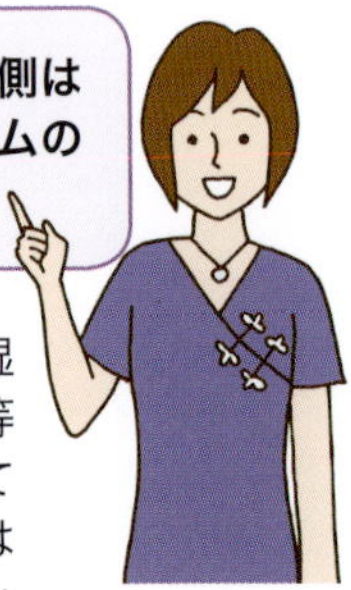

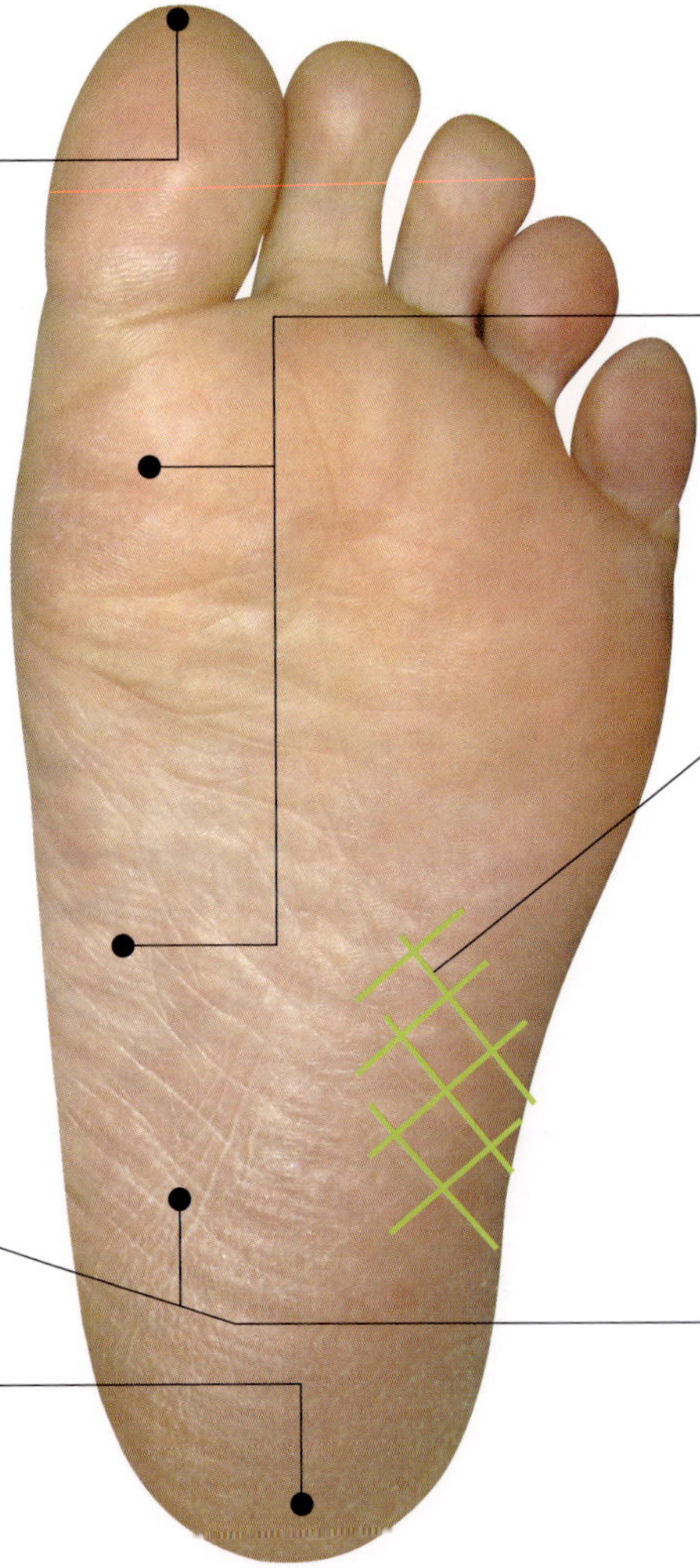

上半分と下半分の色・湿乾・角質状態・柔らかさ等が全く違う。足先は冷えて汗をかいているが、感触は軟らかい。真ん中〜かかとにかけては乾燥していて温かく硬い

下行結腸エリアにシワが多くクロスを描いている。下痢の可能性

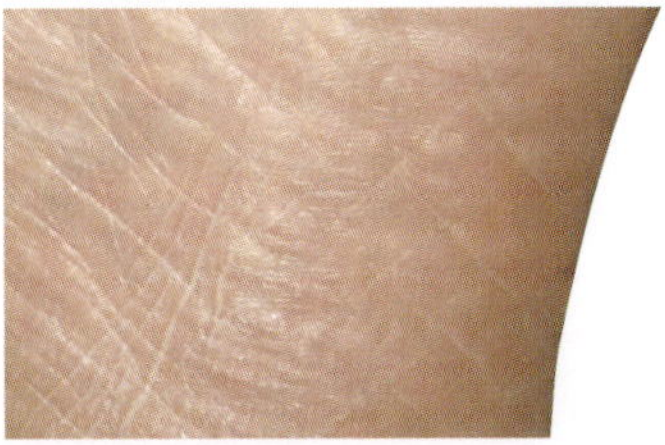

尿管のラインの溝が白いことから、尿管の慢性的な負担が予測できる。尿の性状などによる影響の可能性

カルテ その9

Nさん 肝・腎機能が乱れ有害ミネラルが蓄積

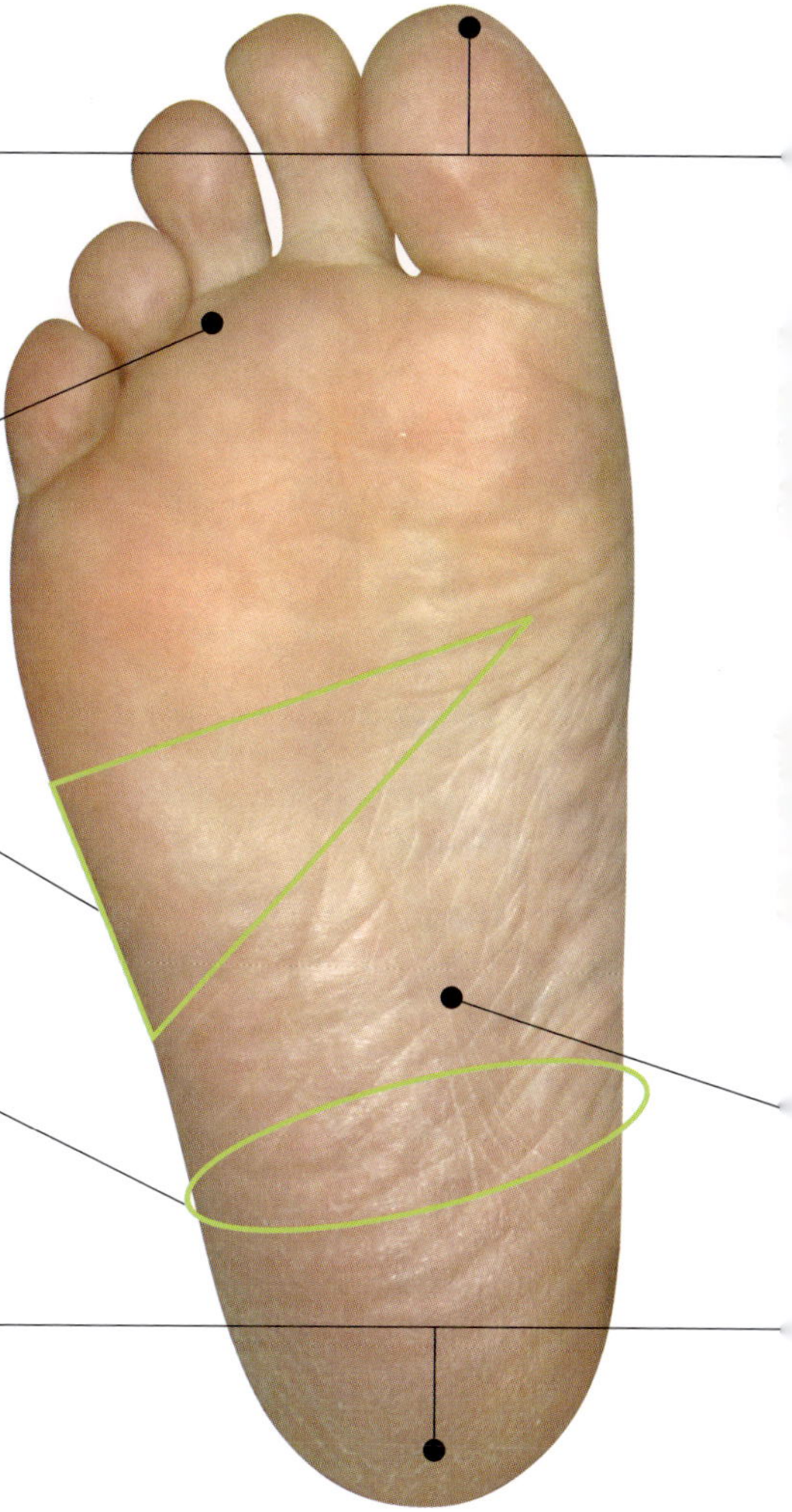
両親指の先に角質あり。頭痛がよく起こる人に多く見られる
右足の第3指と第4指の間に皮むけあり。眼精疲労による免疫力の低下の可能性
肝臓エリアが硬く、老廃物の蓄積が予想される
デトックスエリアにしこり感のある硬さ
両足のかかとに角質あり

総　評

足の上下であまりに状態が違うのが印象的です。上半分は頭部の状態を示し、忙しく感情をかなり溜めこんでいる感じ。下半分が示す身体の状態は疲れきっていて、循環が悪く老廃物を蓄積しているような印象です。

主訴の他にも既往症の高血圧や、お酒を飲まないのに肝機能の異常を指摘されるそうですが、足を見てみると肝臓&デトックスエリアの硬さなどがあり、それも読み取れます。また、肝臓&デトックスエリアの硬さや尿管の白さなどから、機能的に老廃物を処理する肝・腎機能のバランスが良くないこともわかり、主訴の原因が老廃物の蓄積から来ていると言えます。

かかとの角質と硬さ、色、下行結腸のクロス状のシワは骨盤腔内の冷えから来る下痢を表します。この方は、足がむくんでどんどん大きくなり、靴が合わなくなって冬でもサンダルを履いているそう。身体が冷えると下痢をしやすくなり、必須ミネラル等が身体に吸収できずに排泄されてしまいます。それによって体内に有害ミネラルが増え、電解質バランスが狂ってさらにむくんでしまったと思われます。

Nさんへのアプローチ 冷えを解消するリフレと肝機能向上のための食事

施術プラン▶ 足浴＆角質ケアの後、主訴であるふくらはぎ＋大腿へ筋膜リリース及び、経絡マッサージ施療後、温熱等を利用してふくらはぎをほぐす（皮下脂肪内及び筋肉に蓄積しやすい有害ミネラルの排泄を促す）。その後リフレクソロジーを片足10分程度、ポイントのみ

CRZ▶（原因反射区） デトックスエリア・肝臓

ARZ▶（関連反射区） 腎臓〜膀胱、大腸、小腸、上下リンパ節、下肢、頭部

栄養指導▶ セルフリフレクソロジーの指導。ふくらはぎ、前スネ、太腿のもみほぐしをすすめる。足元の冷え対策に、湯たんぽやお湯入りペットボトル、タオルなど身近な物を利用した方法を指導する。

セルフケアアドバイス▶ 肝機能を向上させることを第一目標とした栄養素の摂取指導、食生活の見直し。

●ビタミンB群の摂取→栄養素の代謝に補酵素としてかかわる
●飽和脂肪酸の摂取を少なくし、ω-3やオレイン酸を取るようにする。※植物油の場合はパーム油、ヤシ油、マーガリンに注意
●肉類、乳製品を減らし魚類を摂取→肉類、乳製品には飽和脂肪酸が多い
●タウリンの摂取→胆汁酸の排泄に関与、疲労回復作用もある（ホタテ、エビなど）
●リグナンを摂る→肝臓での活性酵素に対抗（ゴマなど）
●ムチンの摂取→肝臓を保護（里芋など）
●クルクミンの摂取→強い解毒作用（ウコンなど）

肩こり

全身、メンタルにまで影響を及ぼす「肩こり」

肩こりは、リフレクソロジーに限らず、代替療法を受けに来るお客さまに最も多いお悩みです。しかし、ただ反射区を押すだけでは不調の緩和になりにくいのもまた事実です。

肩こりを訴える方が来たら、まず足裏の目立つサインに着目しましょう。それが肩とは関係ない部位でも構いません。次に、肩こりに関係すると思われる代表的な反射区（左図参照）に注目し、その該当部位の色や硬さ等を観察します。この両方の情報からアセスメントを行うことで全体状況が把握でき、なぜ肩こりになったのか、なぜ肩こりが取れないのかを見出せるのです。それによってアプローチ方法も大きく変わってきますので、観察はとても重要です。

また、「コリによって影響を受ける可能性のある部位」を頭の中でフローチャート式（120ページ参照）に考える習慣もつけておきましょう。クライアントが2つの症状を訴えている場合にその関連性が見え、そこから1つの根本的原因やアプローチ方法を導き出すことができます。

肩こりは、多くの方が訴えるメジャーな不調である半面、放っておくと身体的不調を超え、精神面の問題にまで発展してしまいます。アセスメントをしっかり行って施術プランを決めることで、不調を長引かせない、もしくは次のステップへの移行を食い止めることができますので、慎重に関っていきましょう。

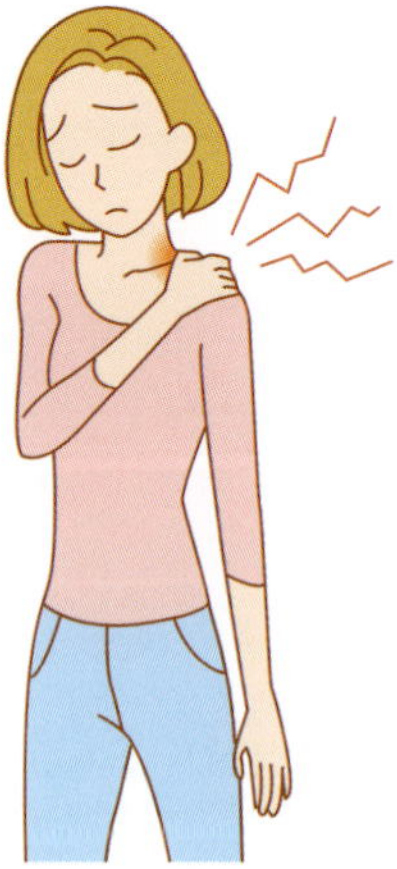

もちろん施術だけでなく、栄養指導や生活改善も同時に行わないと解決しません。それらの指導を相手にどう響かせ、実践してもらうかがポイントとなります。

肩こりの代表的な反射区

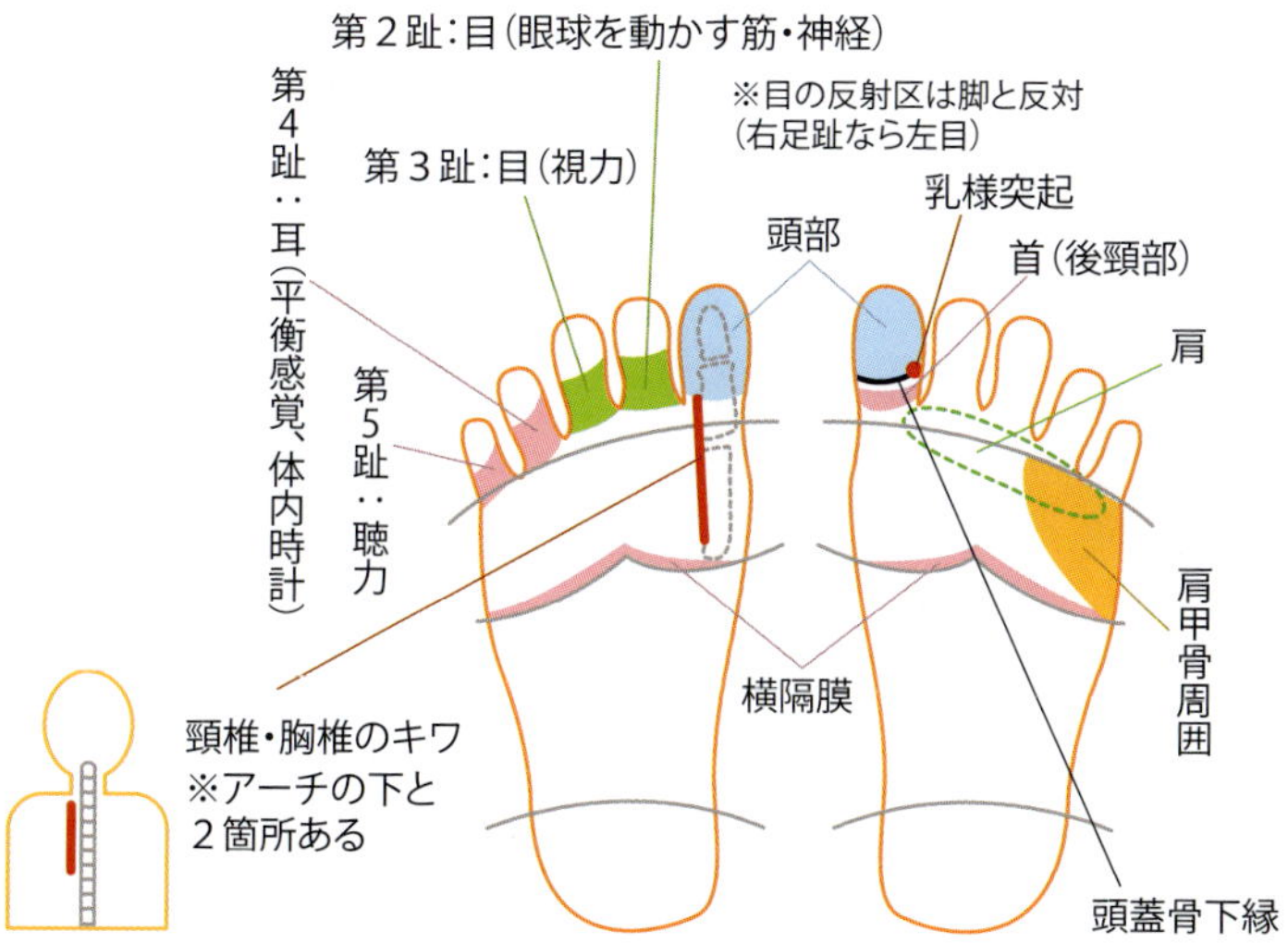

第２趾：目（眼球を動かす筋・神経）
※目の反射区は脚と反対（右足趾なら左目）
第４趾：耳（平衡感覚、体内時計）
第３趾：目（視力）
乳様突起
頭部
首（後頸部）
第５趾：聴力
肩
肩甲骨周囲
横隔膜
頸椎・胸椎のキワ
※アーチの下と２箇所ある
頭蓋骨下縁

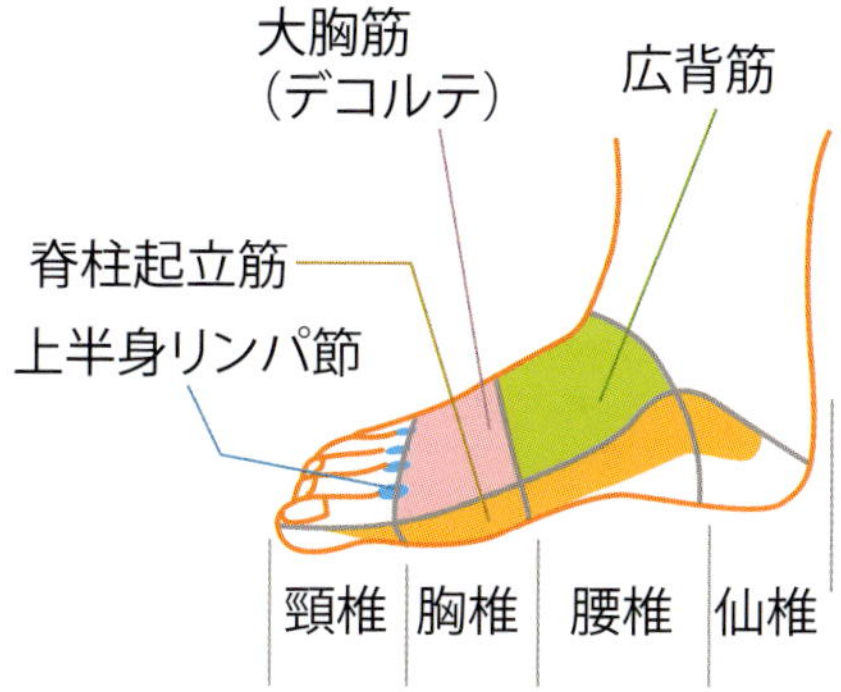

大胸筋（デコルテ）
広背筋
脊柱起立筋
上半身リンパ節
頸椎
胸椎
腰椎
仙椎

肩こり～全身の不調への移行フローチャート

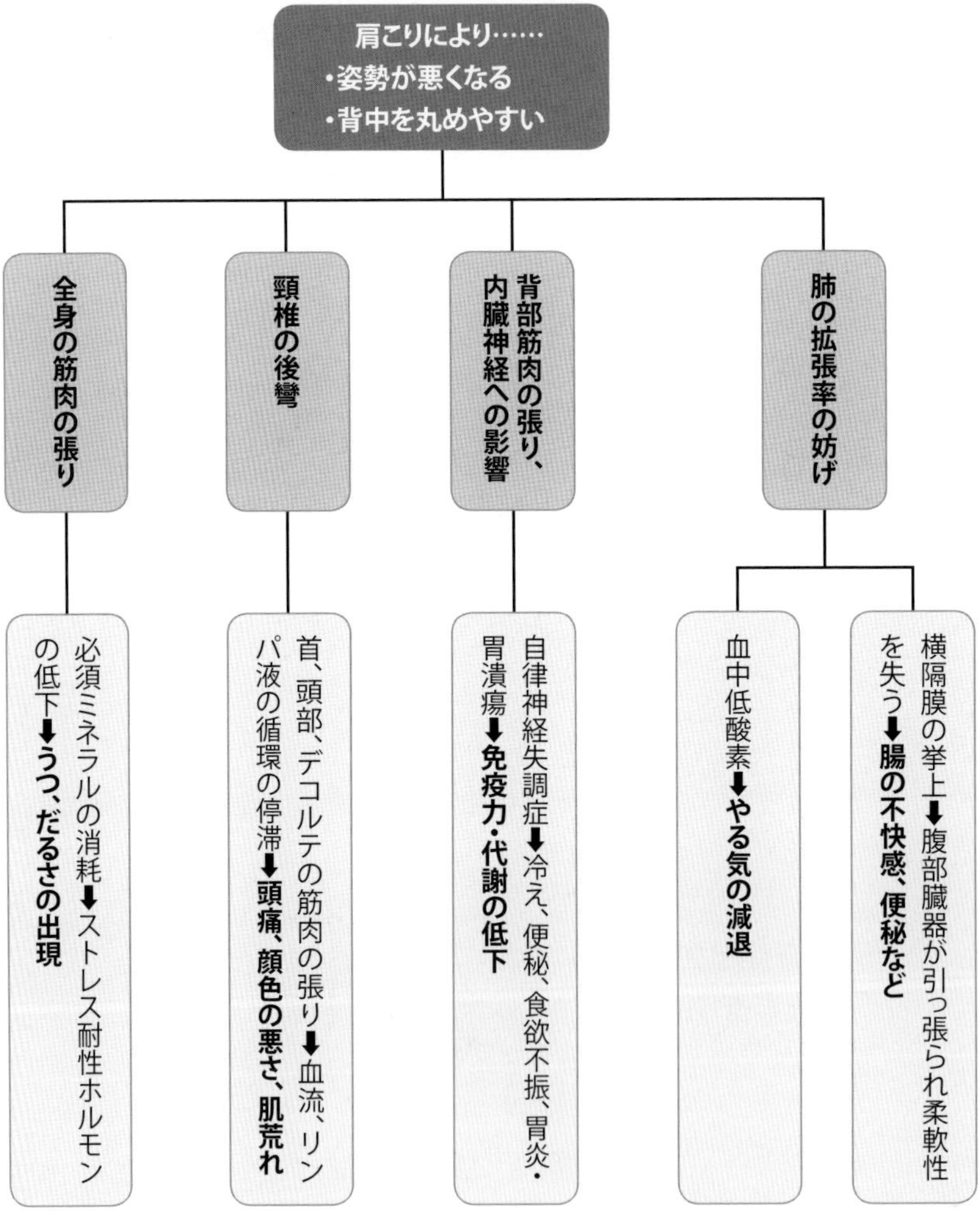

肩こりにより……
・姿勢が悪くなる
・背中を丸めやすい
全身の筋肉の張り
頸椎の後彎
背部筋肉の張り、内臓神経への影響
肺の拡張率の妨げ
必須ミネラルの消耗⬇ストレス耐性ホルモンの低下⬇うつ、だるさの出現
首、頭部、デコルテの筋肉の張り⬇血流、リンパ液の循環の停滞⬇頭痛、顔色の悪さ、肌荒れ
自律神経失調症⬇冷え、便秘、食欲不振、胃炎・胃潰瘍⬇免疫力・代謝の低下
血中低酸素⬇やる気の減退
横隔膜の挙上⬇腹部臓器が引っ張られ柔軟性を失う⬇腸の不快感、便秘など

足裏のサイン

肩こりの原因	観察ポイント
血液の酸化肉体 疲　労 働き過ぎ	●足の色が黄色、紫 ●湧泉が押せない、戻りが悪い、弾力性がない ●肩甲骨や肩エリアの膨らみや角質
目の疲れ	●第２・３趾の付け根のクリスタルやしこり
姿勢の悪さ 背筋力の低下	●アーチのラインの乱れ、アーチ周囲の筋肉の硬さや柔らかさ ●足の甲の筋肉の弾力性、人差し指下の角質
栄養過不足	●過多……赤色、熱い足 ●不足……白、弾力なく冷たい足

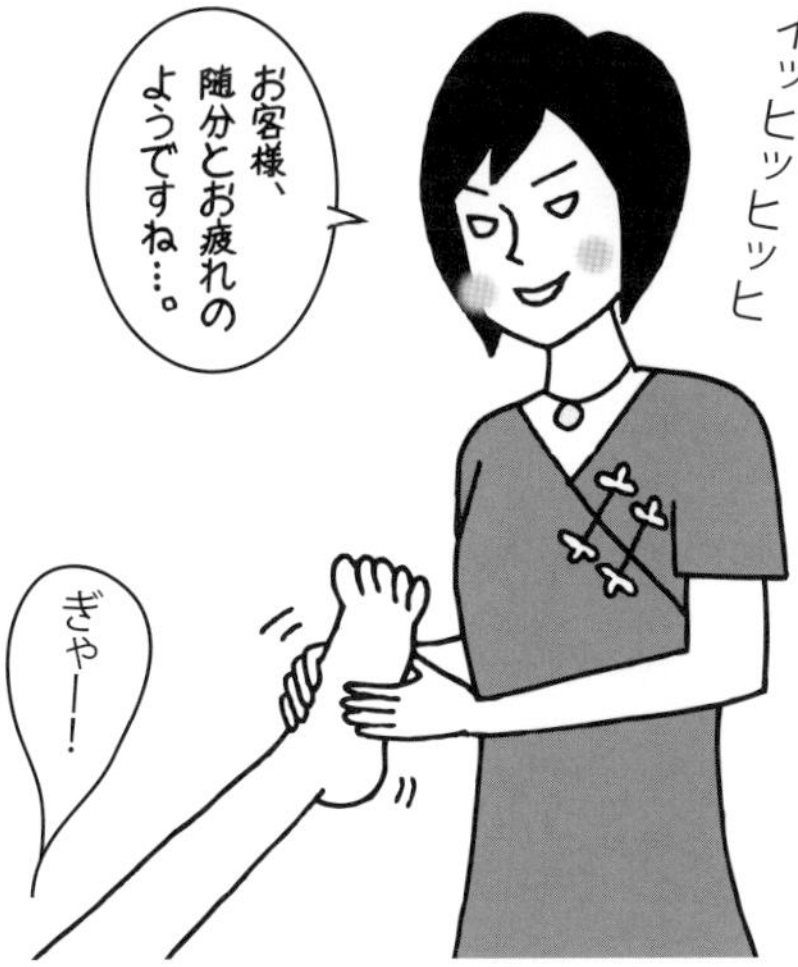
イッヒッヒッヒ
お客様、随分とお疲れのようですね…。
ぎゃ──!
SモードON!!

30歳 女性　職業●会社員（SE）　主訴●肩・首こり、小さなことでイライラする、慢性的な下痢。子宮内膜症、卵巣のう腫で手術歴あり

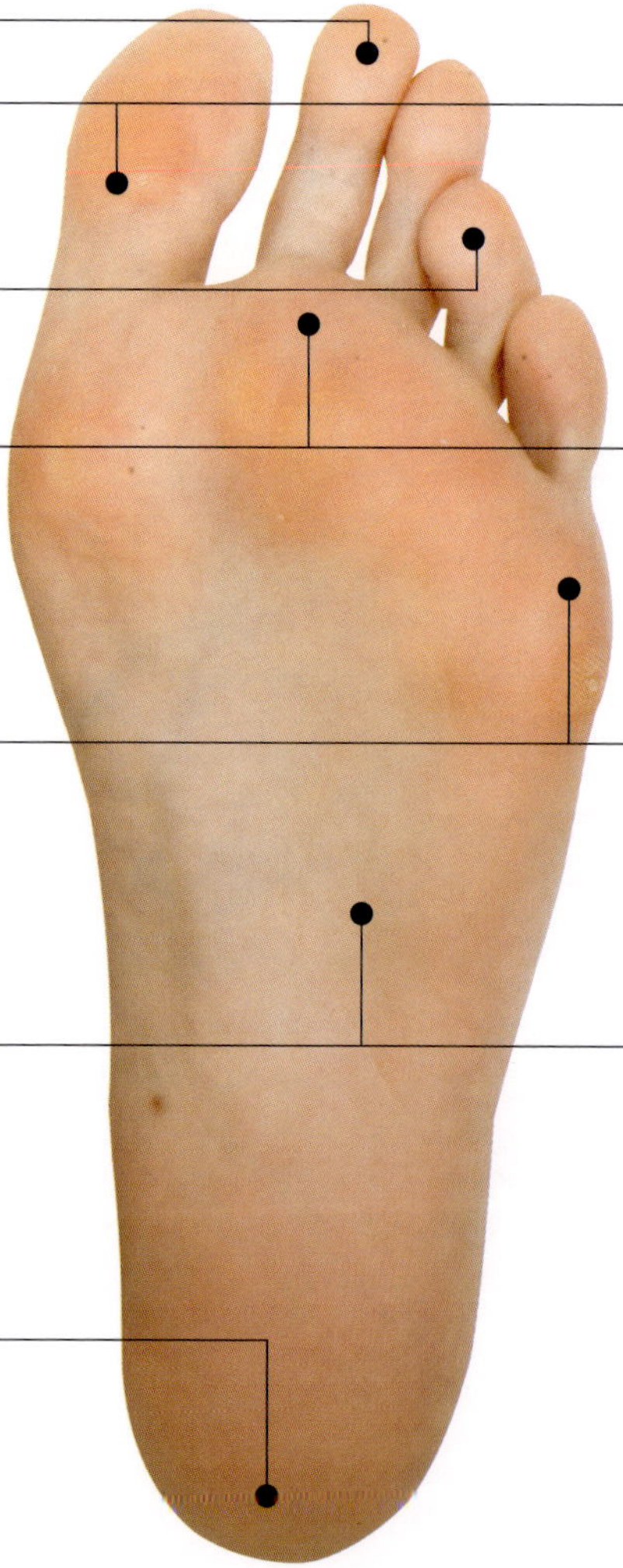

親指の付け根の赤みと角質は、後頸部のコリと筋肉の炎症の可能性あり。精神面が原因のことも多い

各指の付け根の赤みと盛り上がりは、肩エリアのコリを表す

小指の下の膨らみの赤みと角質→肩甲骨エリアのコリと筋肉が熱を持っているか、炎症の可能性

中央部分に白く縦にくぼんだ部分あり（胃腸エリアに該当）。縦に細長い窪みは、慢性的な下痢症状が続いている時のサイン

カルテ その10

Kさん 肩のエリアが赤く盛り上がり、角質も目立つ

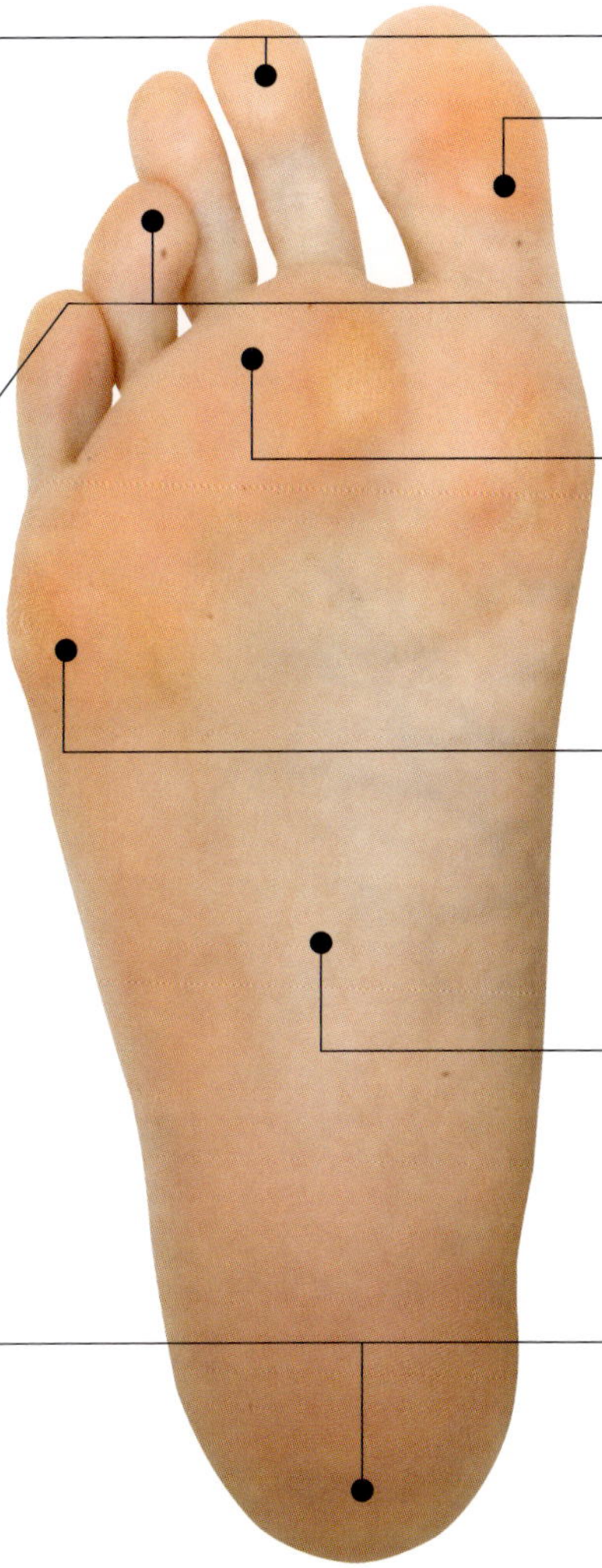

指が長く、指先の肉付きが小さい。長い指は理系の方の特徴。肉付きの大小は他人への情の深さや介入度を示す。あまり他人の世話を焼くタイプでは無く、クールな性格

4番の指が曲がって3番の指を圧迫している。4番の指は体内時計の反射区なので、時間に対して不摂生な証拠。また、曲がった指は人と違う思考や行動を好む人に多い

かかとの色が赤紫色→骨盤腔内に該当。エリア内の血流のうっ滞、酸化が考えられる

総　評

一見すると色もきれいでスマートな足をしていますが、肩こりの代表的な反射区に角質があり、主訴と一致しています。色も赤いので、感情のイライラも加わって各部位が熱を持っている印象。SEという仕事上、パソコンを1日中ずっと見ていることから、眼精疲労からの肩こりと考えます。頭の中がゆっくり休まることがなく、常にエネルギーが高ぶっているのが赤い原因かもしれません。

また、かかとの色が赤紫で、骨盤腔内の血液、老廃物の「うっ滞」を表しています。２年前に行ったという婦人科系の手術の影響もあるのかもしれません。この影響から、女性ホルモンバランスが乱れ、また、肩こりも併せてイライラ感が消えないのではないでしょうか。

仕事でストレスを感じている可能性も考えて気質面を見てみると、２番と３番の指が長く、元来好奇心旺盛・理系の足をしています、現在のお仕事は合っていると思われるので、パソコンの使用時間を少し減らし、受けた電磁波やエネルギーを解放する時間を少しでも増やすことをおすすめします。

Kさんへのアプローチ　副交感神経優位にして頭を休めるケアを

施術プラン▶ リフレクソロジーフルセッション。やや弱めの圧で、脈拍と同じペースでゆっくりと行う

CRZ（原因反射区）▶ 後頸部、肩、肩甲骨エリア

ARZ（関連反射区）▶ 頭部、目、腹部、骨盤腔内、各内分泌ポイント、リンパ節の反射区

セルフケアアドバイス▶ パソコンの使用時間を減らす、または寝る2時間前はパソコンから離れること。睡眠時に副交感神経を優位にするため腹式（臍）呼吸を行う。セルフリフレでは、肩エリアよりも、感覚器の反射区である指や、親指（頭部の反射区）を重点的に揉み、上半身リンパ節に該当する指の股を柔らかくしておく

栄養指導▶ ●眼精疲労系肩こりは、乳酸の生成を減少させる、または筋肉が張って緊張した神経を緩和させるビタミンB群が必要。特にVB12は必須
●血行を促すためにビタミンE・EPAの摂取。身体を温める食材を選ぶ
●ストレス対策、及び抗酸化目的としてビタミンCを多めに摂取
●腸内、及び骨盤腔内の環境安定のための乳酸菌の摂取

アロマセラピー▶ ストレスによる肩こりの場合は、筋弛緩作用、血流促進、さらにメンタル面での効能を期待できる精油を選ぶとよい。エレミ精油＋ベルガモットミント精油等のブレンドでリラックス感を高め、オイルテクニックでの筋肉の緩和、リンパドレナージュを行う

その他おすすめしたいケア▶ リラックスでき、手軽に受けられる鍼灸やアロマセラピーを受けたり、エネルギーを鎮める意味でヨガ等を行うのもおすすめです。パソコンから離れて、森林浴をしてみましょう

38歳 女性　職業●カメラマン
主訴●肩こり、だるさが抜けない、立ちくらみが多い

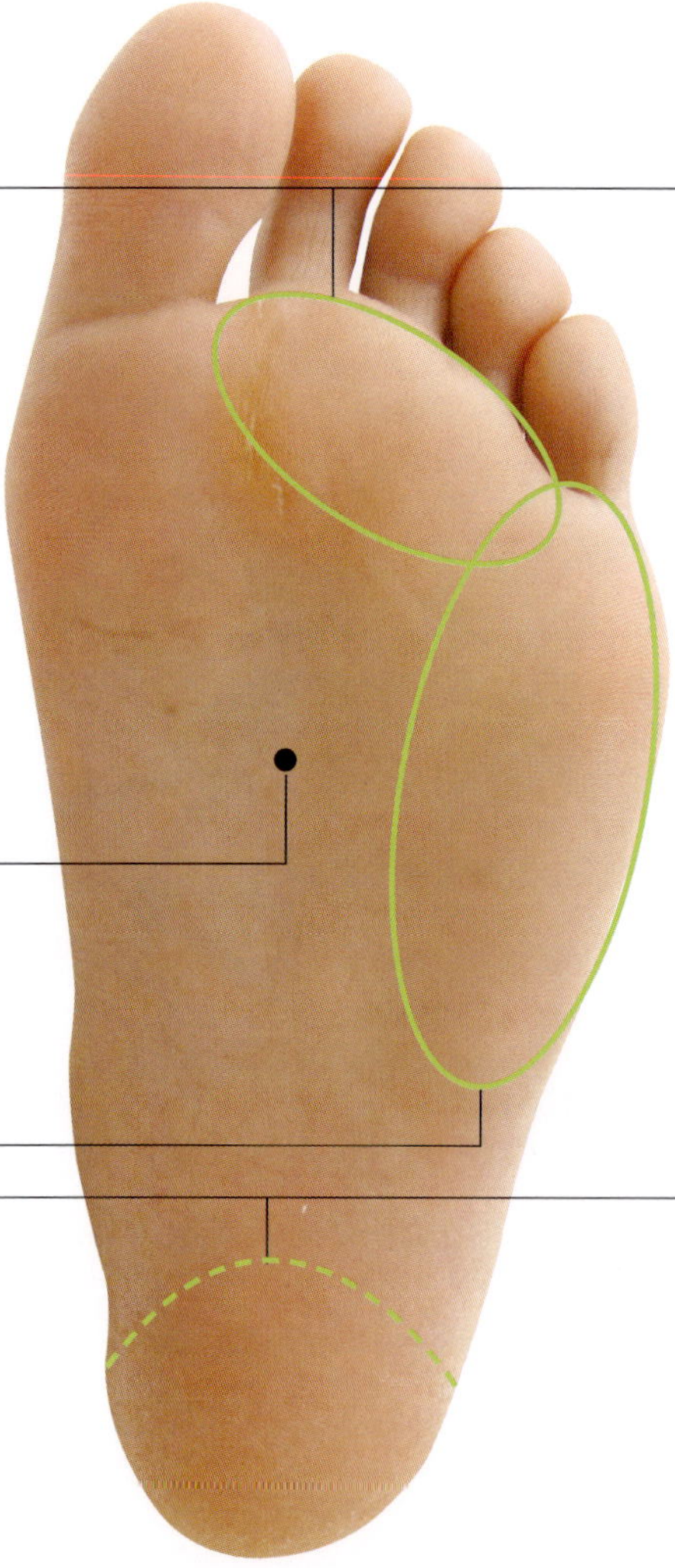

2〜4番の指の付け根の盛り上がりと、皮下にゴリゴリとクリスタルあり（肩エリアに該当)。常日頃から重い物等を持ったりして肩に負荷がかかっていると考える

かかとが小さい。全体のバランスから見ると、骨盤腔内に該当するかかとの赤みのエリアが小さい→血液不足を表す。血の質というより、有効に働ける血の量が不足しているという感じ

カルテ その11

Mさん　肩甲骨エリアの膨らみは典型的なサイン

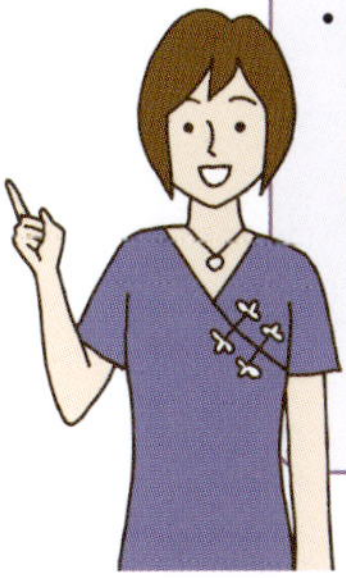

＊市野 CHECK!＊

・全体的に色の変化がなく、乾燥している。黄色っぽい足は自律神経失調の傾向にある

・各指の周り、付け根にクリスタル（しこり）が感じられる。各感覚器官（反射区は6ページ参照）の負荷、使い過ぎ等で疲労が取れていないと考えられる

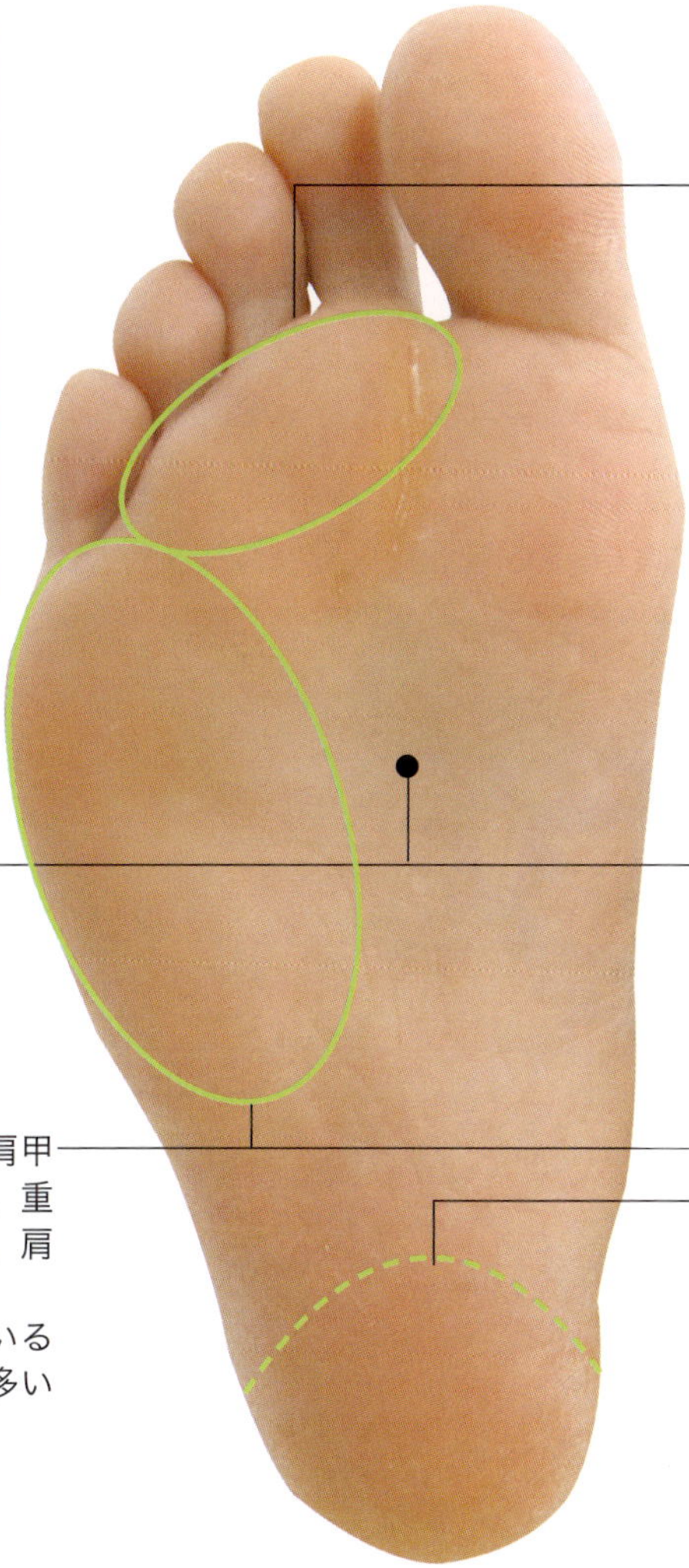

湧泉のチェックテストを行うと、押すと凹んだきり戻ってくるのがとても遅い。元気がない、血液不足

小指の下が大きく膨らんでいる。肩甲骨エリア、もしくは腕をよく使い、重い物を持つなど日々負荷がかかり、肩こりが慢性的な人に見られる。

右が大きいので右腕をよく使っていると予測。外側体重（O脚）の場合も多い

総　評

Kさんと違って肩こりの代表的な反射区に目立つ角質はありませんが、これも典型的な肩こり足。小指側の肩甲骨エリアが大きく膨らんで、足の形を変えてしまっています。これはかなり重い荷物を持ったりした時に、足でバランスを取ろうとして大きく膨れるため。そこへ乾燥と境界線の消失が加わり、疲労の蓄積による自律神経の失調が予測できます。

触れてみると各指の付け根のクリスタルが非常に多く、まずは肩エリア＆指をよく揉んで柔らかくほぐすだけでも改善が期待できそうです。しかし、ヒップラインの下降と湧泉の戻りの遅さからは血液量の不足を感じます。基準値というよりもその人の活動量に見合った量が足りていないようなので、食生活の見直しが必要でしょう。

炭水化物ばかりの食事、酸素の取り込みが少ないと乳酸が溜まりやすくなり、肩こりを強く感じることも……。酸素や補酵素、さらにクエン酸があると、より多くのエネルギーを作る役割を果たします。たんぱく質や必須ミネラルなどの血液を作る栄養素を摂取するように心がけましょう。

Mさんへのアプローチ ▶ 炭水化物の制限と筋肉をほぐす強めの施術

施術プラン▶ リフレクソロジーフルセッション。やや強めの圧で、刺激を感じさせながらほぐしていくように行う

CRZ▶（原因反射区） 肩、肩甲骨エリア、腕

ARZ▶（関連反射区） 頭部、感覚器（指４本）、骨盤腔内、各内分泌ポイント、リンパ節の反射区、肝臓、脾臓、膵臓、湧泉

セルフケアアドバイス▶ ストレッチ等を行うと同時に、足の肩甲骨、肩エリア、指を揉む。自己管理の目安に毎日湧泉を押して弾力をチェックしてみる

栄養指導▶ ●栄養素の摂取も必要ですが、まずは炭水化物を減らすことから。たとえば夕食では主食を摂らず、その分、肉や魚を摂取する

●エネルギー代謝に必要な補酵素の不足が考えられる。ビタミンB1、B2はピルビン酸の代謝、クエン酸は回路内の代謝の補酵素として必須。B6はタンパク質の代謝過程で必要。ビタミンCは鉄の吸収を良くする働きがあり、不足すると疲労感を伴う

●体内での酸素運搬に必要なFeの不足による酸素不足が起きている。Feは鉄化合物となり、体内のエネルギー算出に必要な酸素の供給を担当する

●糖代謝、筋肉での熱量生産、血液の製造に亜鉛、マグネシウム、銅が不可欠

アロマセラピー▶ 角質が多い肩こりには、一般的なキャリアオイルにヘンプやメドウスウィート等を10～20%程足してキャリアオイルだけで肩へトリートメントを行い、残ったオイルにマジョラムやローズマリー精油を加えて塗布する

その他おすすめしたいケア▶ 筋肉自体のほぐしが必要なので、指圧やオイルトリートメント、リンパドレナージュ等もおすすめです

ストレス

その原因と解消のために足を読む

ストレスの状態が足裏に明確に示されるかと言えば、そうではありません。足から集めたいくつかのサインが揃ってはじめてストレスの可能性を予測できるため、解析力、アセスメント力が要求されます。しかしながらストレスを持ち、解消したいとサロンを訪れているお客さまがほとんどですから、ストレスの内容や原因、解消へのアドバイス、効果的なケアを見出すために足を読むと言っても過言ではありません。

精神的なストレスは色や匂い、親指の大きさや硬さなどで、身体的なストレスは各反射区のアンバランスという形で表れます。足の色が真っ赤、もしくは指だけが赤い時は、忙しさでストレスを感じているケース。これに焼け焦げたような匂いが加わると、イライラも予測されます。

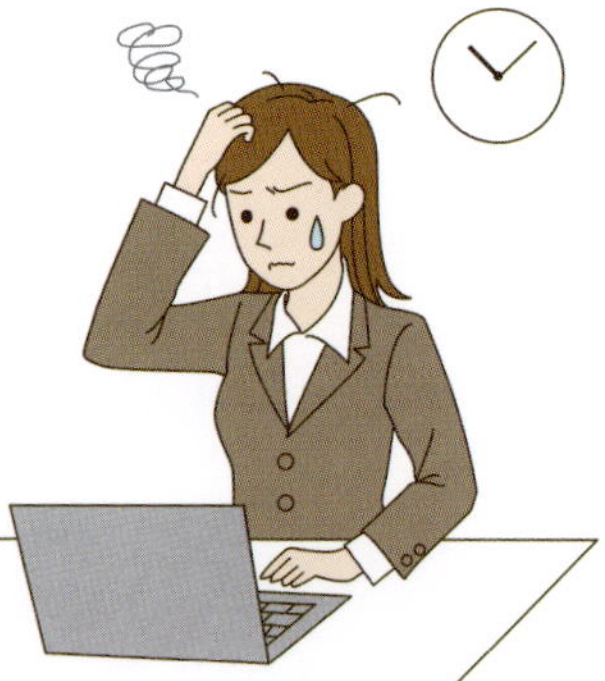

部位では親指が最も関連する反射区になります。親指が大きくなっている時はやることが多く、スケジュールもいっぱいになっている可能性が。更に赤さ、硬さが加わると、イライラ感が持続して不眠になる場合もあります。親指の指腹の付け根に角質を伴って硬くなっている時は、時間・金銭・スケジュールなど物理的なやりくりに関してのストレスがかかっている状態。親指の下の膨らみにあたる甲状腺の反射区の下縁に沿って角質があるのは、逆にストレスの対

象が人である場合で、人の目が気になる、気を遣いすぎる人に多く見られます。

親指の腹に小さな皮むけがいくつかできている時は焦りや隠し事を抱えているが故のストレス。またペコペコとした紙風船のような感触の指腹は、少し前まで大きなストレスがかかっていて、それと闘った後に現在はバーンアウト（燃え尽き）してしまっている状態にあると教えてくれます。

身体的ストレスには2通りの考え方があります。身体に変調が生じてストレスになっている場合と、精神的ストレスを感じているうちに身体に症状が出てしまった場合。前者ではシワや色の変化、凹みなど、反射区に臓器のアンバランスを知らせるサインが出ています。このサインに一致する症状をクライアントが自覚しているか？の確認がとても重要です。少しでも心当たりがある場合はその反射区に集中して施術を行うのが有効です。本来の原因が足に出ている可能性は高いのです。

左右の足裏の比較も大切です。現在の環境や状況が本来求めるものと合っていないとストレスを強く感じます。指の向きや指先の形で現在と元来を比較し、質問を重ねていくうちに何らかの気づきがもたらされます。ストレスを一掃してあげることは出来ませんが、お客さま自身が足に表れている違和感を知ることで光が見え、そこから自己治癒力が活性化していくこともあります。

ストレス状況

色は身体サインで「血液の状態」として読んできましたが、ここでは「血液の状態が醸し出す心理状態」という考え方をします。ニオイにも気質の変化が表れたり、バランスを崩している臓器からも感情を予測できます。力の抜けなさ、その人のこだわりなども角質ができる場所から読み取ることが可能です。

角　質

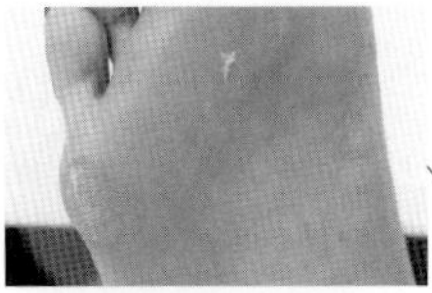

小指の膨らみの下
我慢強く、肩の力が抜けない頑張り屋。リラックスが必要

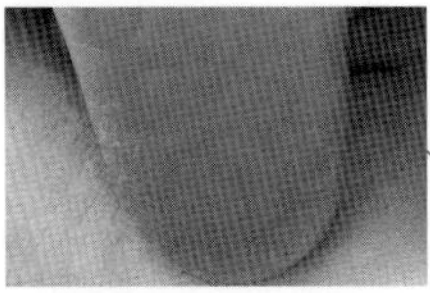

かかと
自分に甘く、身体がだるくてやる気が出ずについつい後回しにしてしまうようなのんびりさ、やや怠け癖がある

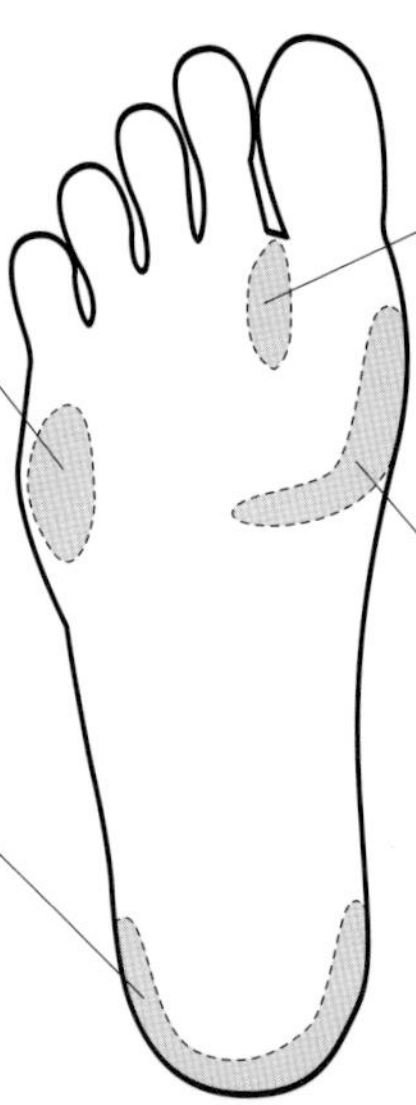

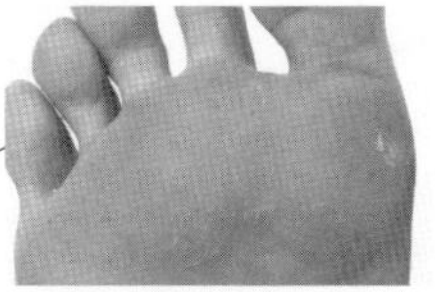

人差し指の下
人に見せない足よりも、人から見られる顔やファッションを優先する、少し見栄っ張りな一面が

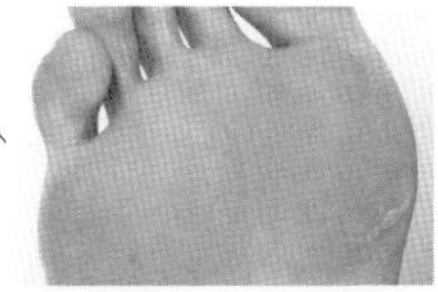

親指側のふくらみの下
人に対してストレスを感じやすいタイプ。気を遣いすぎたり、顔色をうかがいがち

ニオイ

タイヤなどが焼焦げたニオイ	イライラと欲求不満、表情や態度にも出ていることがある
ゴムのニオイ	表面上は笑顔でも、内心、怒っていたり、苛ついている
納豆やチーズなどの発酵臭	だるくて、やる気がない、自己中心的
甘い砂糖のようなニオイ	早口、せかせかしている

ストレスへの抵抗

現状のストレスに対し、自分では大丈夫だと思っていても足が不調を訴えていることも。湧泉の弾力性や親指の硬さに表れます。左右の足を比較してみると、元来と現状のズレ＝ストレスの有無が見えてきます。

湧　泉

※しっかりと弾力感があり、押してすぐに戻ってくるのが良い状態です。

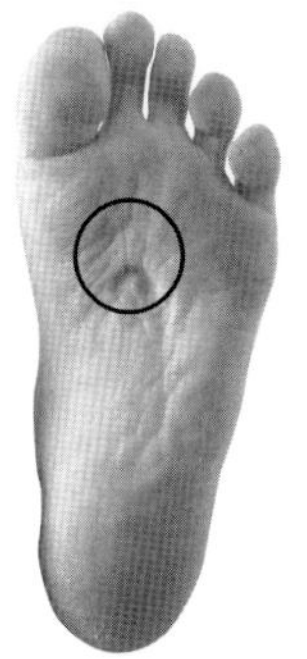

湧泉周辺のブカブカした感じ
エネルギーを取り込んだり排泄したり、貯めておく力もない状況。心身のコントロールが上手くできていない。物事に対し投げやりで、もうどうでもいいと、あきらめ感も持ちやすい

湧泉が硬く押せない
気のうっ滞、ストレスや不満を溜め込みやすい
自己のこだわりが捨てられない

押しても戻りが遅い
一見元気そうだが、実は疲れがたまっている。人前で疲れや弱みを見せず、何かショックを受けてもその時は平常を振るまうが、後から反応が出るタイプ

親指の硬さと大きさ、色

※忙しい時、考え事を沢山抱え込んでいる時に、親指は大きくなります

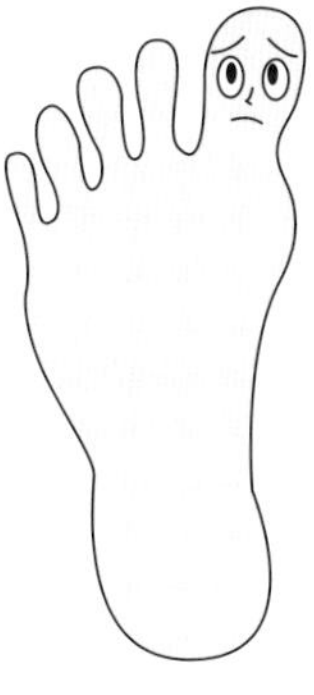

親指が赤く大きく硬い時
忙しく、イライラしがち、作業の効率も悪く多忙感を強く感じている。
不安感も強くなったり、大きな声を出したりします、不眠になることも

親指が大きくブヨブヨでたるみがある時
燃え尽きた後の印象。イベントが終わりホッとしているような時の指だが、もし本来なら忙しくしていなければいけない時であれば、あきらめ感が強くなっている

大きさはそれほどでもないが硬い時
許容力が低下している時に親指は硬い。他人を許せなかったり、文句が多かったりする。硬いままを長く続けると、表情がきつくなってしまうことも

親指が白っぽく、かかとの方が赤い時
気力が無くなり、身体を動かしているのがやっとで日々を過ごしている状態。
休養が必要ですが、まずは自分の存在価値をしっかりと持つことが大切

カルテ その12

T さん	スタイリスト　26歳・女性

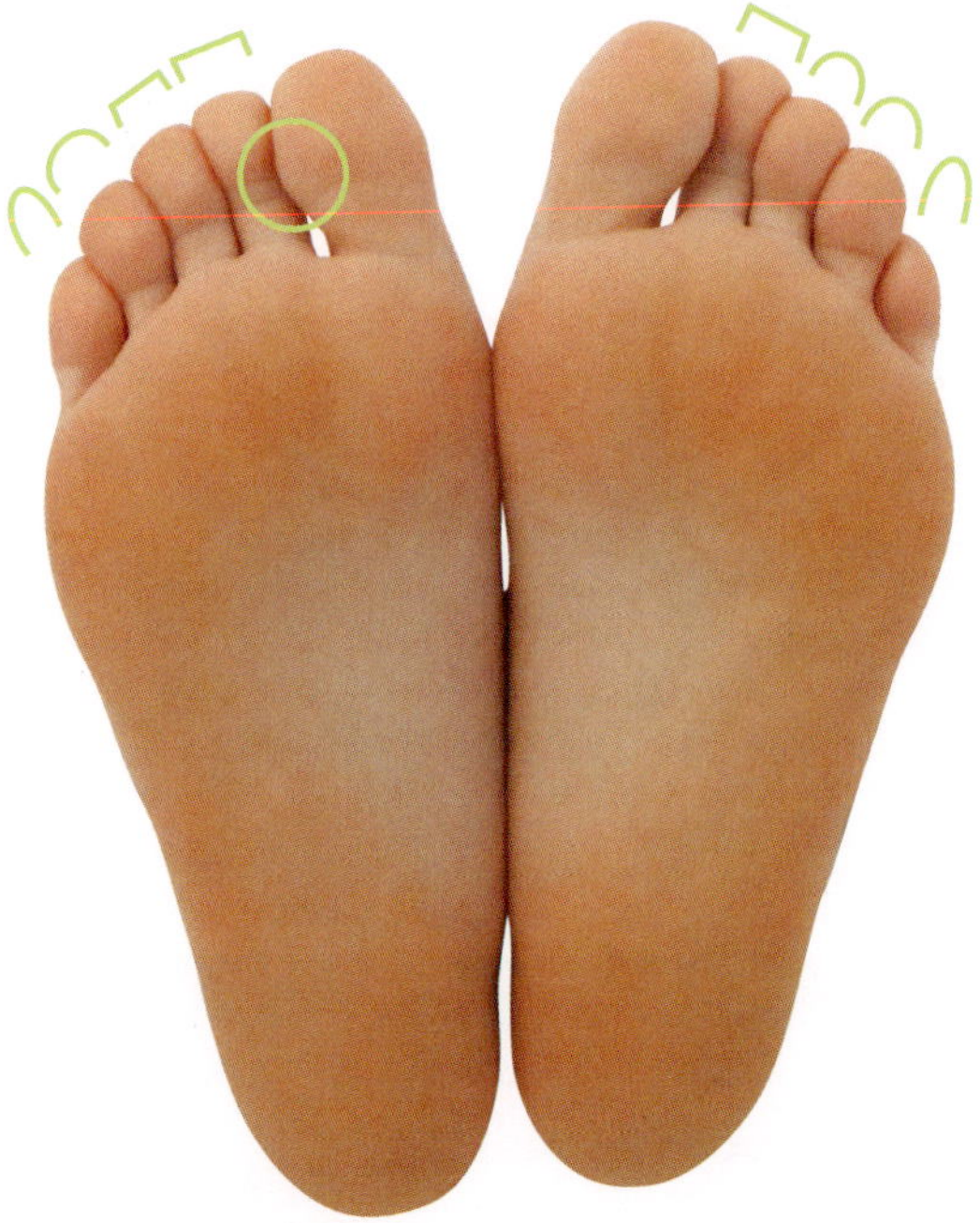

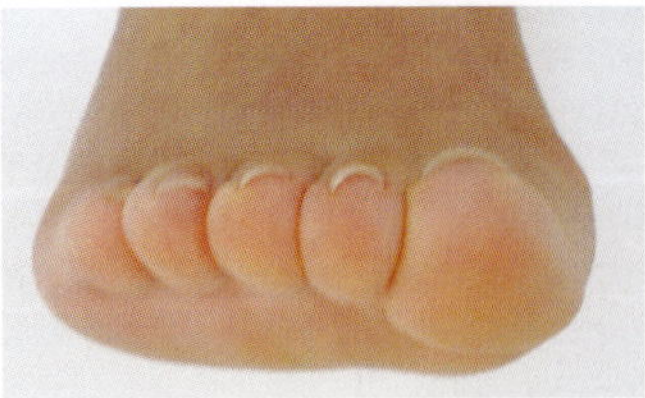

右足（元来）：きちんと指が揃っている

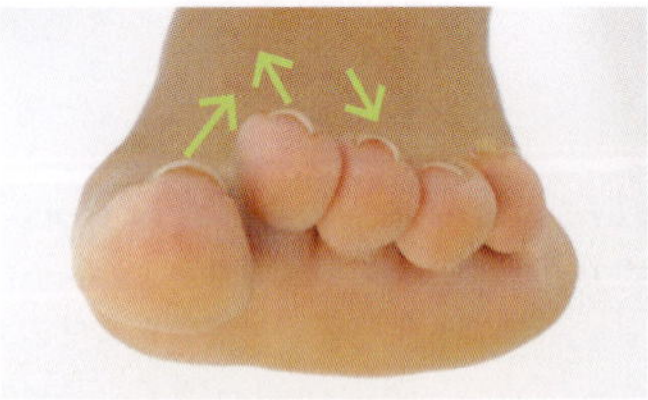

左足（現在）：親指とその他の４本が離れ、指の向きもバラバラ

●観察

右足（元来）では指がきちんと揃っているが、左足（現在）では親指とその他４本の指が離れ、かつその４本もバラバラの方向に向いている→現在「迷い」が感じられる

足指が四角い・やや短め→直感力や発想の豊かさもありながら真面目である

右足の親指が人差し指側に出っ張っている→出っ張りがある人には芸術的な才能が豊かとも言われているので、スタイリストという職業は合っているといえる

●アドバイス

足裏全体の黄色さが身体の疲労を表していることと、「NO」を言えない性格でもあるだろうと伝えると、「好きで入ったスタイリスト業界であったが、上司と馬が合わず、何でも押しつけられて休みも取れずに疲れてしまっている」とのこと。

現在は上司の下に付いて指示通りの仕事なので、自分の能力を発揮できずにストレスが溜まっているよう。全体的に、やや外側に指が倒れている感じがあり、これは気持ちがもっと外へ、もっと大きな物を求めている状態。常に現状には満足できないかもしれない。焼焦げた臭いがあり、ストレスフルな感じが強く出ている。

●アドバイスによって

「もう会社を辞めて海外に行こうと思っていたんです。大学の頃から決めていて、少し日本で経験を積んでからと思っていましたが、背中を押された気がします」。決して退職を促したわけではありませんし、海外で成功する保証もありませんが、彼女の決意は固まり、まずは貯金するのでと親元に帰って行きました。

後日メールにて、「スッキリしました！　足裏もピンクになりましたよ！」とのことでした。

カルテ その13

K さん	ヘアメイク　31 歳・女性

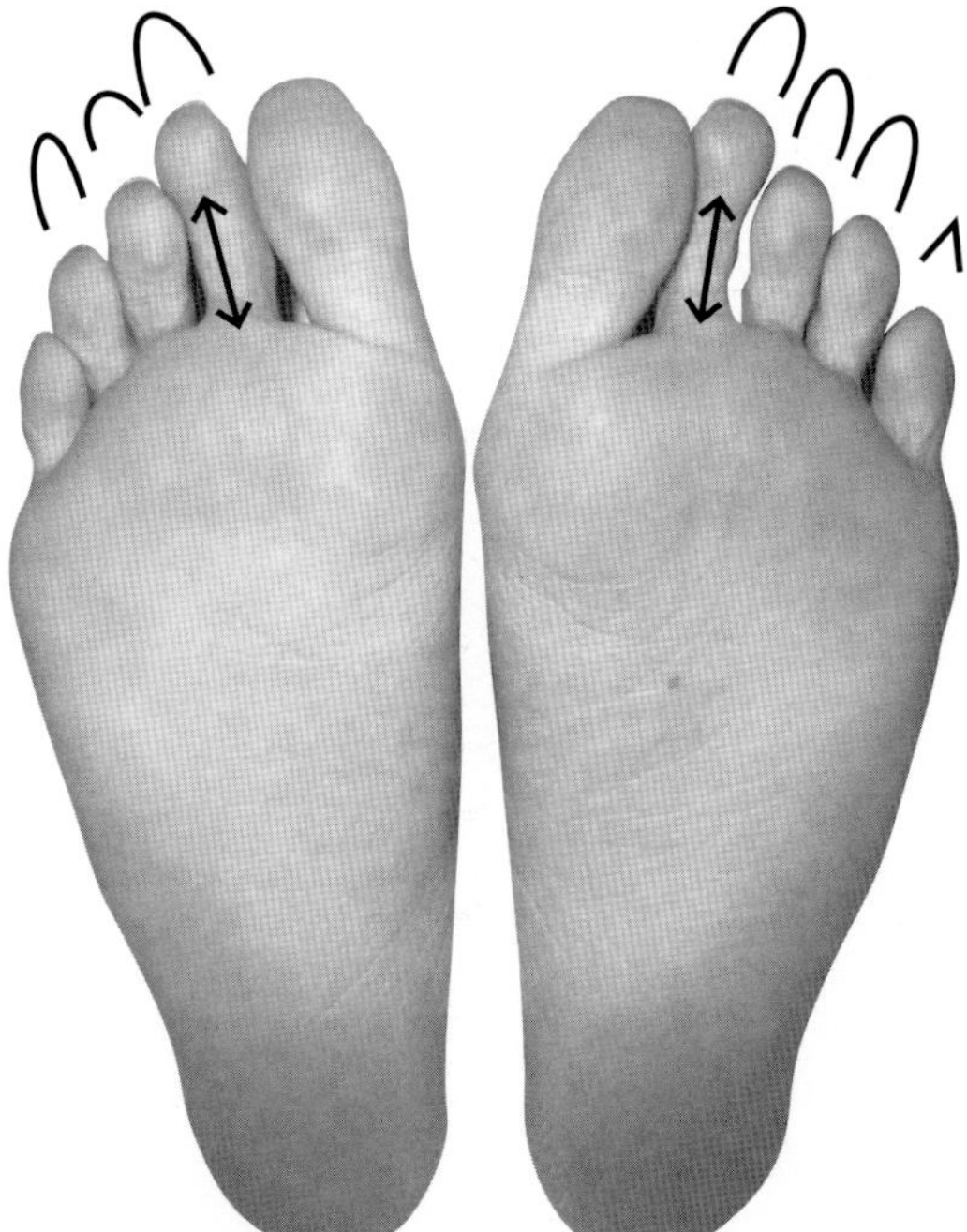

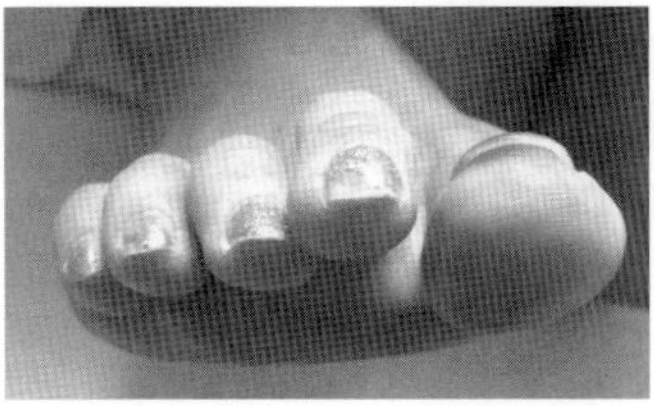

指先に力が入り、ギュッと折り曲げている状態

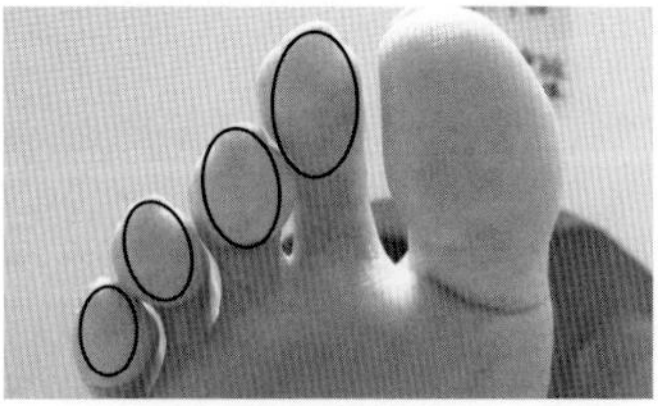

指の形は楕円で付け根が長い。向きは真っ直ぐで前後にズレている

●観察

Kさんは雑誌等でヘアメイクの仕事をしている無口な方。指先と足先から覗き込むと、足指をギュッと曲げている状態。その後、観察をしながら話を聞いていくうちに徐々に足指が伸びてきた。一緒に来院したご主人曰く、「妻は自主性がない。だから施療メニューも僕が決めます」とのこと。ご主人は起業し、交流関係も派手な様子。

足指は楕円・付け根は長く、指の向きはやや真っすぐで、前後にズレている→目立つ事は好まないが、自分の好きな分野に対しては好奇心旺盛にスキルアップをしようと情報を仕入れ、発信していくタイプ。適職に就いているといえる。しかしご主人は自主性がないと決めつけ、亭主関白的なスタイルをとっている。

●アドバイス

ご主人が席を外してから足裏を読み、「適職に就かれていますね」と伝えると表情が一変、「主人が自分の性格を決め付け過ぎていて、最近少し苦しくなってきている」と明かしてくれた。そこで、「指を曲げる癖をやめ、『自分の気持ちや、やりたいことを口にできる自分になりたい』と思いながら毎晩お風呂上りにマッサージしてみて下さい」とアドバイス。

●アドバイスによって

３週間後、足指は完全に伸びていませんでしたが、彼女はどんどん明るくなり、自然に仕事も増えていったといいます。ご主人も「大人しい子なので家庭に入ってもらおうと思っていたけど、仕事が楽しそうなので僕はサポート側に回ります」。自分の状況を変えようとイメージしながらの足指マッサージが、先に気持ちの変化を招いたのだと思います。

プチうつ

少し痛いくらいの施術でアドレナリン分泌を

足裏の特徴だけでは断言できませんが、足裏が紫色、足裏が硬い、湧泉が硬くて押せない場合は、気持ちにメリハリが持てずやる気が出せない状態であることが多いようです。血液の色が反映する足裏の色から考えると、紫色の足は循環不良、酸化（血液の酸素不足、赤血球の変形、血漿の酸性化・粘性化↓（※写真参照）が予測できます。こういった血液が脳や臓器を構成するのですから、身体が動くわけがありません。まずは循環改善に向けて、末梢血管をポンプアップさせるための施療を行い、ホームケアとして抗酸化食品などの摂取をお勧めします。

もう一つ気にしてほしいのが白い足裏。もともと貧血ということであれば身体も慣れていて、細くて色白の可憐な女性でもとても元気だったりします。ところが足裏が白い男性は、働き過ぎていたり、食事をとる時間もない状態、寝ていない状態だったりします。色は血液の反映ですから、身体が求める栄養素や休養が取れていないとすぐに変化します。そして、その栄養状態の悪さ、休養不足は自然とうつ傾向に繋がっていき、更に元気になるための良い行動さえもしたくなくなる負のスパイラルへと進んでいくのです。一時的にサプリメントを使う方法や、簡単に摂取できて血液になりやすい食品などをアドバイスするといいでしょう。

リフレクソロジーの手技は必ずしも痛いことを良しとしている訳ではありませんが、初期のうつ傾向の場合、少し強めで、はっきりとした圧をかけ、クライアントが「痛い！」というくらいの施術が効果的な場合があります。

うつの原因はセロトニンの分泌低下です。セロトニンはリラックスしている時や、規則正しい生活をしていることで出る物質。なのになぜ痛いリフレクソロジーを行うのかというと、うつ傾向にある方は初期に自律神経失調症状となっていることが多いため、脳と身体にメリハリを思い出させることが効果的だからです。アドレナリンの分

位相差顕微鏡による、血液像

●粘性化した血液像

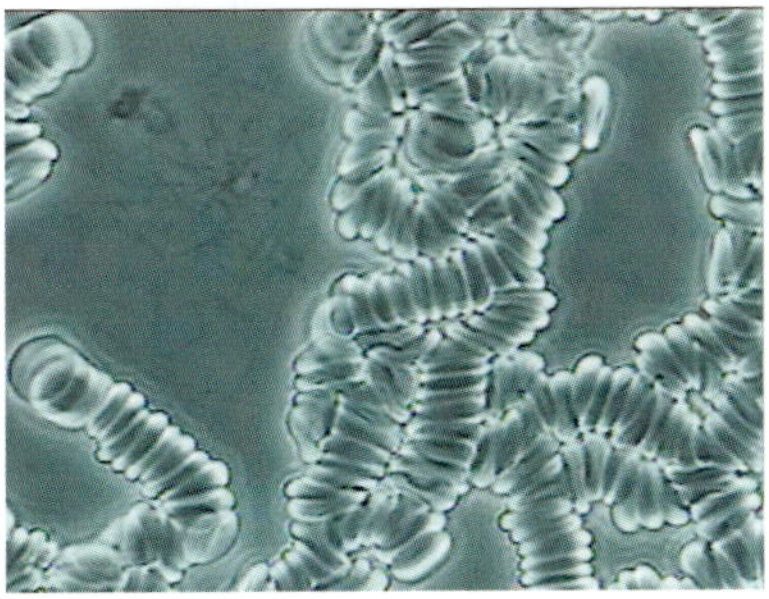

赤血球が連なっている状態。及び、空間にあたる血漿成分にフィブリン繊維が見られる。血液の流れが悪く、疲労感だるさを感じていることが多い。黄色や赤い足裏の方に多い。肝臓の疲れ、腎機能の低下、食生活の乱れなどが原因。

●正常な血液像

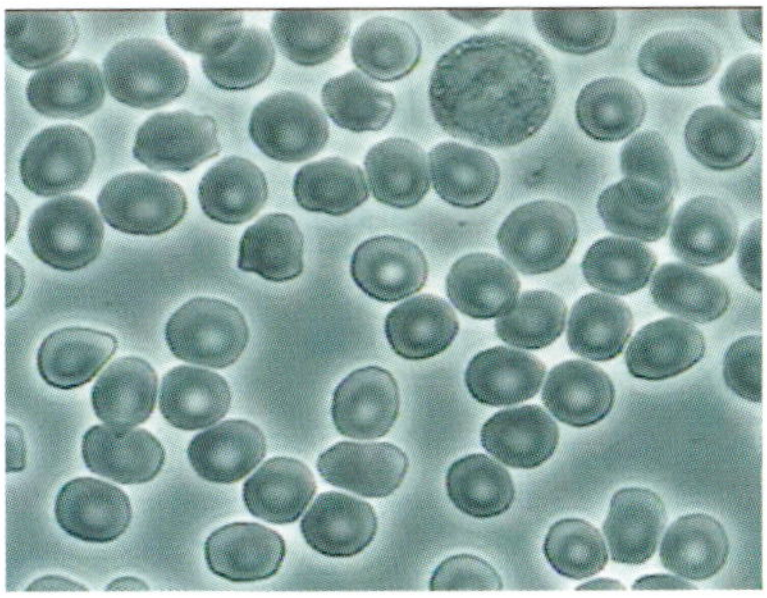

視野に対し、多く見られるのが赤血球。血球の中央が白くドーナッツ状に見えるのが正常。その他、大きい円状のモノは白血球。視野に対し、1～２個見られる。また、空間にあたるのが、血漿、異物が無く、透明感が感じられる。

泌を引き起こし、一時的にでも交感神経優位の状態を思い出させてくれます。大切なポイントでしっかりとメリハリをつけて一連の施術を行うことで、身体が真のリラックスへと向かおうとするはずです。

慢性期に入ったうつに対してもこの方法が効果的な場合もありますが、時に痛みによって過去の嫌な記憶や体験を思い出したり、追い立てられるような気持ちになる方も少なくありません。病気休暇などを取っている方には、リフレクソロジストが「味方」であることが相手に伝わるような、優しく気持ちの良い施術の方が効果的です。

また、投薬中はリフレクソロジーによって代謝・排泄機能が活発になり、本来の薬の半減期を早く迎えてしまうこともあります。短く緩やかなリフレを提供し、その代わりにあまり間隔を空けずにお越しいただくようにお勧めしましょう。

施術のポイントは、頸椎の環椎（第1頸椎）と軸椎（第2頸椎）の間の環軸関節をターゲットに親指を揉むことです。少しテクニックが要りますが簡単にご紹介します。

この環軸関節が固まってしまうことで「うつ傾向」になるというのは、ボディーワーカーの中ではよく知られており、実際にカイロプラクターなどは頸椎にアプローチするようです。私たちリフレクソロジストはあくまで反射区を用いて遠隔で安全にアプローチすることを考え、このテクニックを行ってみて下さい。

お客さまの反応も「そこに関節があるんだ！」「孫悟空の輪が外れたみたい」「目が開いた！」と評価は上々です。

●環軸関節の反射区

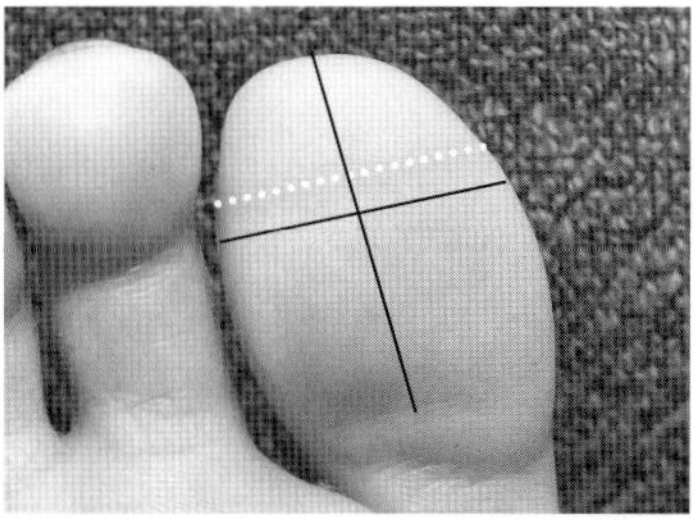

親指の腹の上1／3のあたりに、（表側はちょうど爪の生え際）横に線を引くイメージ。ここが環軸関節の反射区です（白点線）。

●ほぐす

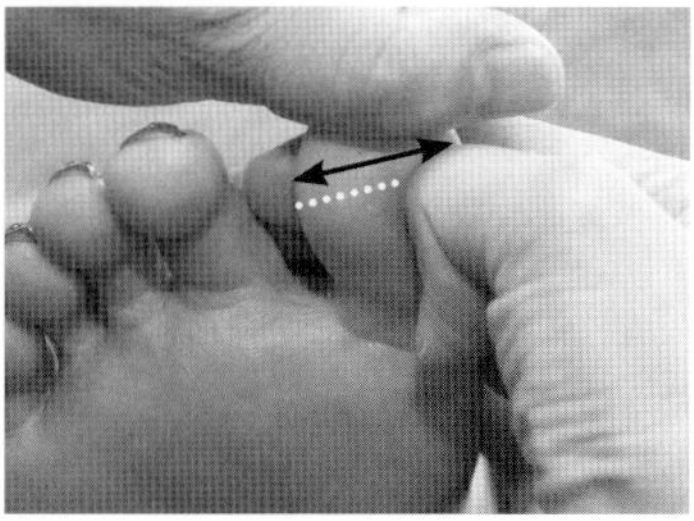

手の親指を折り曲げその関節を使ってここをしっかりと刺激していきます。やる気の停滞している方、だるさのある方などはとても痛みを訴えることがあります。

●親指の第1関節を回す

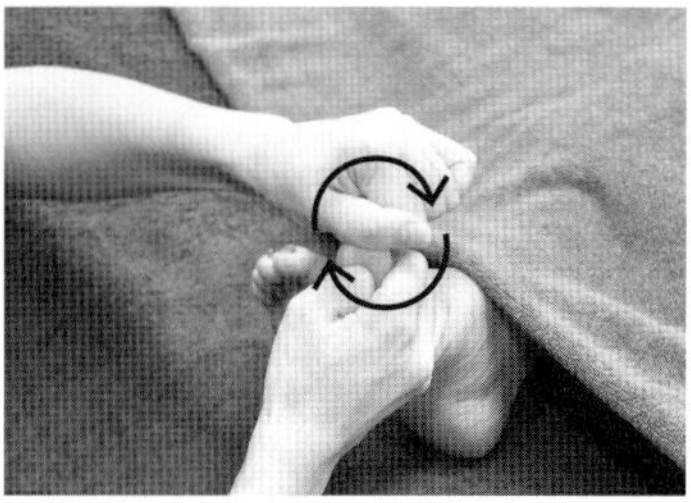

親指の先1／3と親指の腹の下2／3を分離させるようなイメージで第１関節にアプローチします。ここがまったく回らない方がとても多いのですが、回るようになると頭のスッキリ感が実感できます。

Column

反射区用語解説②
ホルモン

●下垂体
脳の一部。成長ホルモン、性腺刺激ホルモン、黄体刺激ホルモン、副腎皮質刺激ホルモン、甲状腺ホルモンなどが分泌される。各々の内分泌機関のホルモン分泌を支配する大切な内分泌腺の司令塔。

●視床下部
脳の一部。自律神経、内臓機能、内分泌機能など生命維持に関わる最高中枢。感情行動や情動行動など、本能と深い関係を持っている。

●松果体
脳の一部。睡眠に深く関与するメラトニンを分泌する。不眠の場合、この部分が腫れたようになる。また、アートの感性が優れている場合もこの部分が大きく出っ張っていることがある。

●胸腺
小児期は存在し、思春期以降に退化してしまう免疫機能に関与する内分泌器官。胸骨の後方、心臓の前方に位置する。大人になるとなくなるが、免疫へのアプローチの際には重要。

●甲状腺
喉の前に存在する、代謝を司るホルモンを分泌する内分泌臓器。バランスが乱れると角質や赤みが強く出る。

●副腎
生命維持に極めて重要な内分泌機関の一つ。腎臓の上に存在する小さな臓器。免疫力、気力、身体臓器のバランス維持に関与している。ストレス耐性ホルモンを分泌する。

●横行結腸
大腸の一部。ほぼ中間で、ウエストあたりを右から左に移動している。

●腎臓
背中のウエストよりやや高めに位置し、左右にある臓器。主な機能は、尿生成と老廃物のろ過・排出、血圧の調節。機能が低下すると反射区で痛みを感じたり、へこんでいたりする。

●生殖器
骨盤腔内に存在する、生殖器全般を意味する。女性では子宮、卵巣、卵管、膣など。固く色が悪いかかとの場合、生殖器全体の循環が良くない可能性がある。

Foot Analysis **REFLEXOLOGY**
足裏分析
リフレクソロジー

第
3
章

妊活
リフレクソロジー

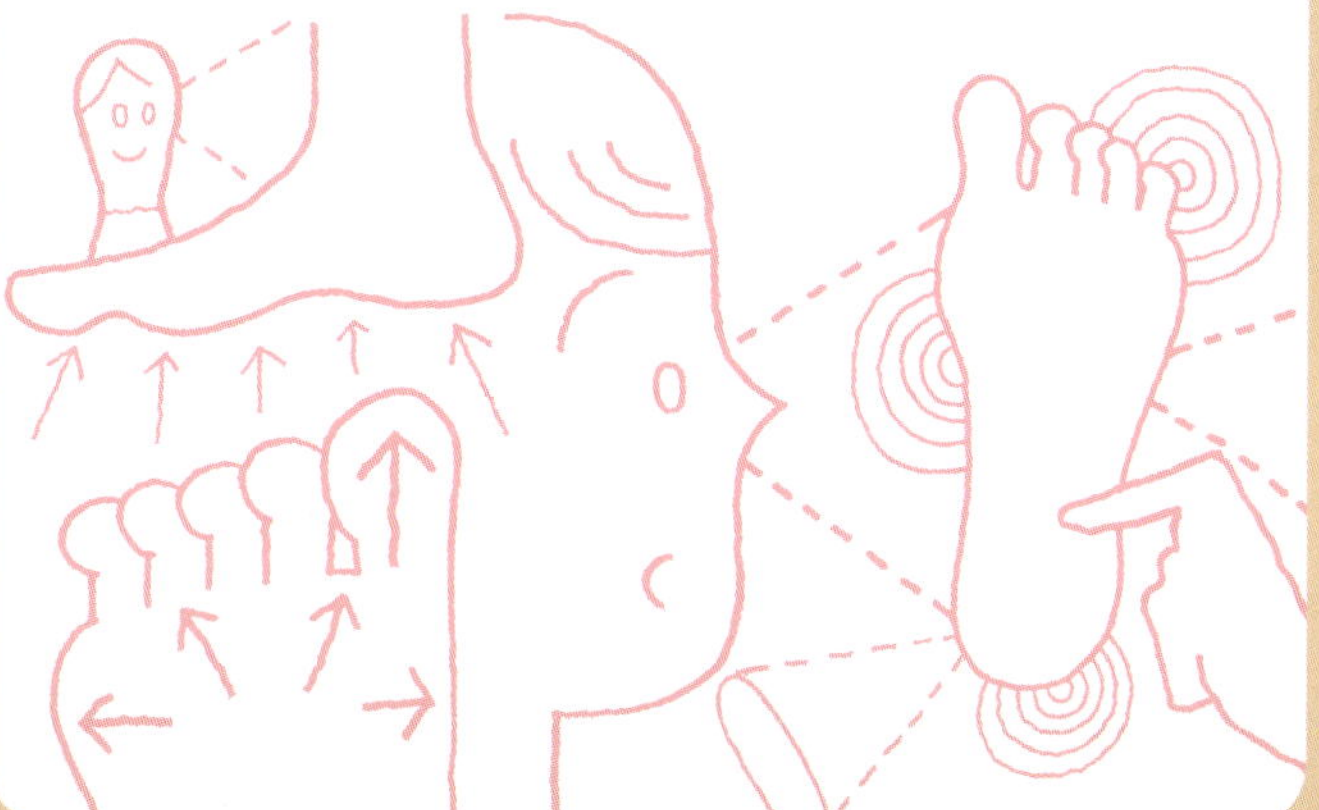

リフレクソロジーで妊娠力UP

リフレクソロジーで「妊活」をサポート

最近、「不妊」という言葉の代わりに、「妊娠に向けての活動」略して「妊活」という言葉を耳にするようになってきました。「不妊」から「妊活」へ。言葉の力から意識は大きく変化し、妊娠に向けてのイメージが大きく変わってきています。この「妊活」の分野で、リフレクソロジストが出来ることは何でしょうか？

●妊娠に向けての活動をサポート

リフレクソロジーが周知されてきたこともあり、リラクゼーション目的のリフレより、治療に近い目的で来院するクライアントが増えてきていると感じています。

中でも多いのが、「望児《ぼうじ》」。つまり、なかなか子供が授からないので、〝妊娠しやすい身体に〟という依頼です。リフレで妊娠する、なんてことは絶対に言いきれません。しかし、足に出ているサインから身体の状態把握、その問題への介入、変化の観察などから、病院での治療の補完行為として、一端を担うことは可能だと考えています。

つまり、リフレクソロジストとクライアントの二人三脚による、「妊娠に向けての活動」となるのです。そこで、私たちセラピストには、協力できる範囲内での「正しい知識と情報」、そして技術が望まれます。

●クライアントの状態を把握

「妊活」に際し、まずはクライアントが、現在どういう状態にあるかを知ることが必要です。

多くの方は、既に婦人科での受診を終え、原因を知っています。まだ受診をされていない場合には、まずは病院での検査をおすすめして下さい。検査を受け、自身の身体を知ることから「妊活」がスタートするのです。

各種ホルモンバランスの乱れであったり、卵管の狭さであったり、排卵障害、男性側の問題など、もしくは検査では何も出ないという方もいます。プライバシーに関する内容となりますので、クライアントがご承諾いただければ、この原因や現在の主治医の治療方針なども把握しておくことがベストです。

検査結果、状態を把握できていると、リフレやその他の介入のアドバイスはより的確なものが提供できるようになります。

●原因となり得る知識を知ろう

リフレを妊活に活用するには、リフレクソロジスト自身も、「不妊の原因」にもいろいろあるということを知っておく必要があります。その代表的なものをあげてみましょう。

○排卵障害（卵巣不全で排卵が起きない、もしくは卵が無い、視床下部や脳下垂体からのホルモン

分泌低下、高プロラクチン血症、多のう胞性卵巣など）
○卵管機能障害（卵管采が機能しない場合、卵管狭窄、癒着など）
○ホルモン分泌量の乱れ（黄体機能不全など）
○免疫異常（精子に対しての抗体が出来てしまい、進入を阻止する）
○子宮頸管因子（着床障害など）
○受精障害、男性側因子
○不育症（胚の発育障害、流産を繰り返すなど）
○子宮の疾患（子宮内膜症など）
○糖代謝障害（隠れ糖尿病が、多のう胞性卵巣やホルモン分泌障害に関与している可能性）
※これらの原因以外もあり、また病院で検査しても原因が分からない場合もあります。

これらを知っておくことで、ホルモン分泌の乱れであれば、内分泌系反射区へのアプローチ強化を。卵管機能であれば、卵管へのアプローチ。原因不明であれば、全体の情報から考えられる因子に対しアプローチしたり、冷えの改善やむくみの除去に努めたり、食事指導を行ったりと、セラピストとしての介入が大きく変わってきます。

そして、問診時に上記のチェック項目の内容が該当するようであれば、何らかの原因が考えられるので、受診をすすめるきっかけにもなります。また、近年既に、体外受精を始めとしたＡＲＴ（生殖補助医療技術）を受けている方も多くなりましたが、リフレクソロジーはその補完療法としても有効です。

足の不良なサインを一つひとつ除去し、キレイな足裏にしておくことで、喜ばしい結果を生むことは多いです。いずれにしても、クライアントとの信頼関係が何よりも大切となりますので、セラピスト側は広く知識を豊かにしておきたいですね。

●妊娠はゴールでなくスタート

妊活も大切ですが、妊娠はゴールではなく、その後、子供を育てていくためのスタートです。最近では、苦難の妊活後にやっと出産したという方の中に、次は育児やおっぱい、母乳の問題でとても悩む方が増えてきています。

少し驚かれるかもしれませんが、この悩みにはご自身が「どう育ててもらったか」が大きく影響していると言われています。そして、この問題を見ていく上で、母乳の授乳歴はとても大切。ご自身の母乳の期間がどれくらいだったか、断乳はいつ頃か、おんぶだったのか、抱っこだったのかetc……。これらを本能が覚え、記憶していると言われています。ぜひ一度、ご自身の母乳歴をお母さまに聞いてみて下さい。

残念ながら、いま出産している世代は、母親が働く家庭も多くなってきているため、早期の断乳、人工乳の率が高いようです。不妊との関係性としても見逃せない情報なのかもしれません。

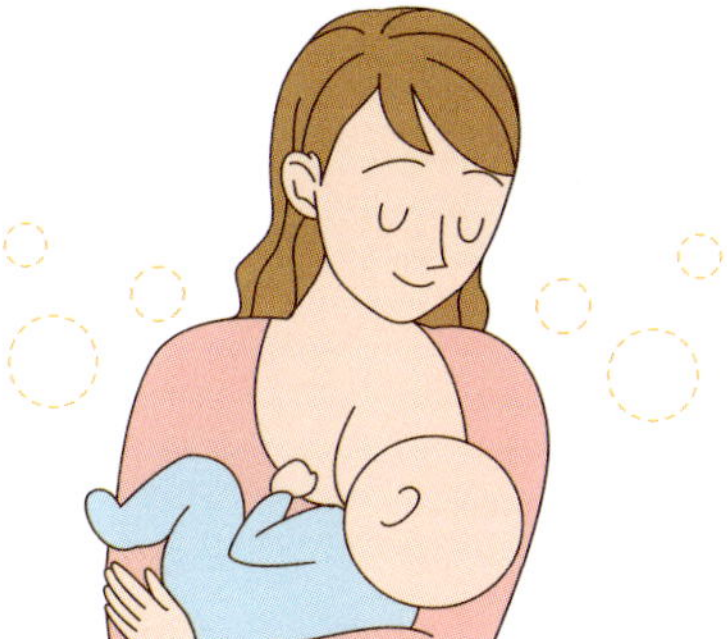

問診時チェック項目

□月経が不規則、生理痛が強い
□過去に開腹手術の経験がある
□性感染症になったことがある
□内科の疾患がある
□胃潰瘍や、抗うつ剤の内服の既往がある
□子宮内膜症や卵管炎になったことがある

以下は、足裏の確認も行ってみましょう！

□月経が不規則、生理痛が強い（子宮の反射点、子宮筋の反射区の確認）
□過去に開腹手術の経験がある（骨盤腔内の癒着の可能性。ヒップラインの上昇やデトックスエリアの硬化）
□性感染症になったことがある（子宮筋の反射区の硬化、生殖機能。骨盤腔内機能の低下→かかとの角質や皮むけ、足色の紫色化）
□内科の疾患がある（内分泌ホルモン乱れ→各内分泌点での反応を確認（こ））
□胃潰瘍や、抗うつ剤の内服の既往がある（高プロラクチン血症の原因にもなりかねる→下垂体反

射区での反応（二）視床下部の角質化、硬化）

□子宮内膜症や卵管炎になったことがある（骨盤腔内の癒着や、卵管トラブルの可能性→かかとの皮下のしこり→卵管と卵巣の位置の相違）

足裏（正面）の観察ポイントは全体とかかと！

足裏（正面）の観察ポイントは、大きく分けて2つ。全体とかかとで、それぞれに色や角質、硬さ、弾力性等を見ていきます。全体では、身体全体の状態、循環の悪さ、貧血やエネルギーの無さ、疲労度や自律神経の状態などを予測します。

かかとは骨盤腔内に見たてて、骨盤腔内自体の冷えや循環の悪さ、老廃物の蓄積、子宮の状態等を予測します。また、各内分泌の反射点と湧泉の弾力性も忘れずにチェックしましょう。妊活の第一歩は柔らかくてキレイなかかとづくりと、弾力性のある湧泉作りから始まります。

足裏

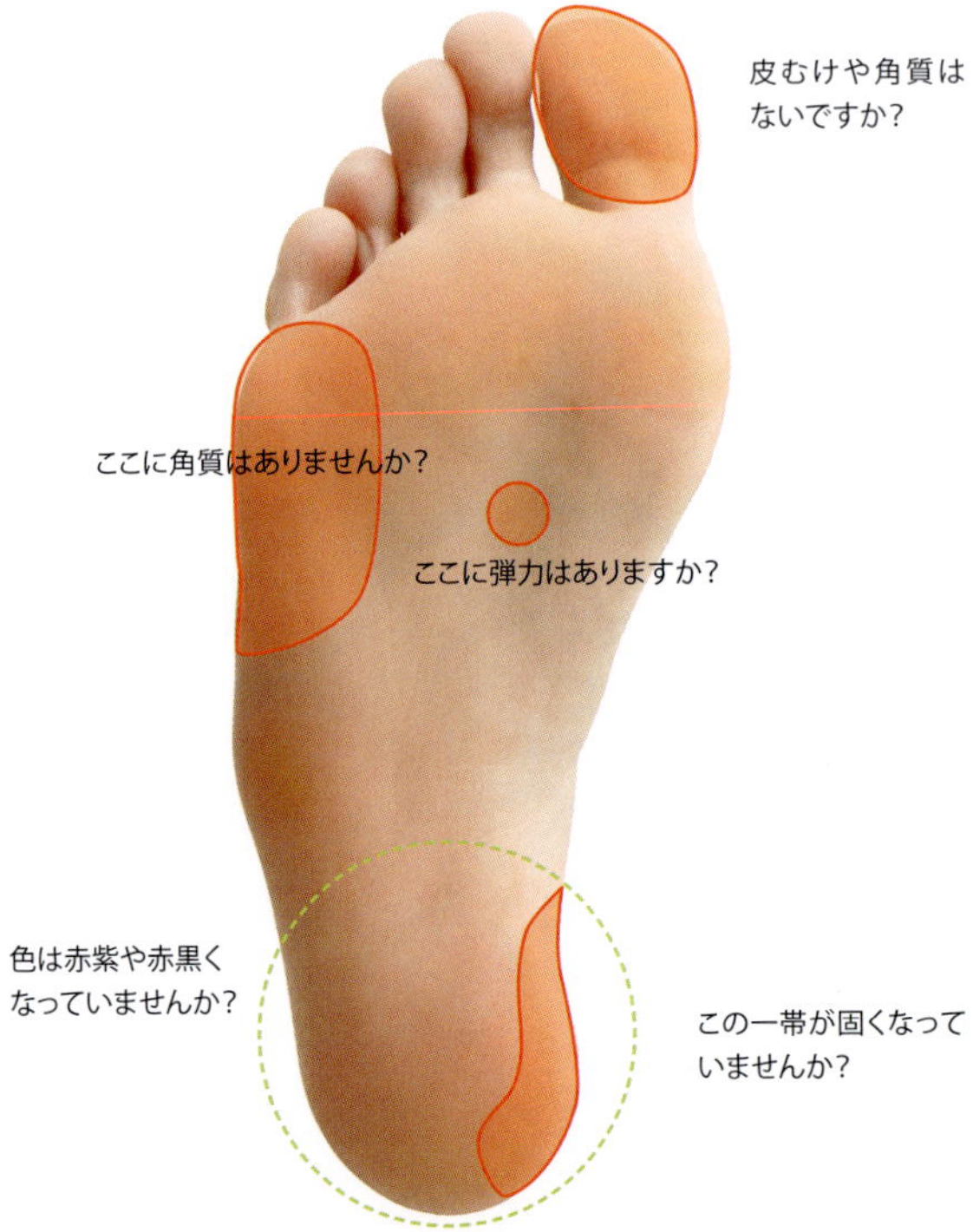
皮むけや角質は
ないですか?
ここに角質はありませんか?
ここに弾力はありますか?
色は赤紫や赤黒く
なっていませんか?
この一帯が固くなって
いませんか?

	観察色・状態	アセスメント
全体	白	血液やエネルギーの不足の可能性
	紫	血液が酸化気味。循環の悪さを示します。マイナス思考気味
	赤	精神的に焦りや怒りが多く、ストレスフル。糖質摂取過剰の可能性
	全体が一色	自律神経の乱れが予測されます
	乾燥	腎機能の疲弊、機能のアンバランス
	湧泉	弾力性が無い場合や、押して戻りの悪い場合は気の流れの停滞を考えます
	たるみ	水分代謝の乱れ、冷えの原因となり、血液を薄めてしまいます

角質

	観察色・状態	アセスメント
かかと	白	骨盤腔内、生殖器系のエネルギーの不足の可能性
	赤紫	骨盤腔内の循環の悪さを示します。冷えや内膜症などを予測します
	赤茶	骨盤腔内に内臓脂肪や便、水分など老廃物の蓄積を予測します
	乾燥、角質、ひび割れ	骨盤腔内の状態が全体的に機能低下
	内側のみ硬い	子宮の柔軟性が低下している可能性

施術POINT▶ 状態観察後、角質のある部位は別途角質ケアを。硬い部位への施療手技を重点的に行う。その他の部位は、主訴や問題点に応じて変化させるが、かかとエリアの柔軟化と内分泌点のチェックと施療、湧泉への施療は必須。

セルフケアアドバイス

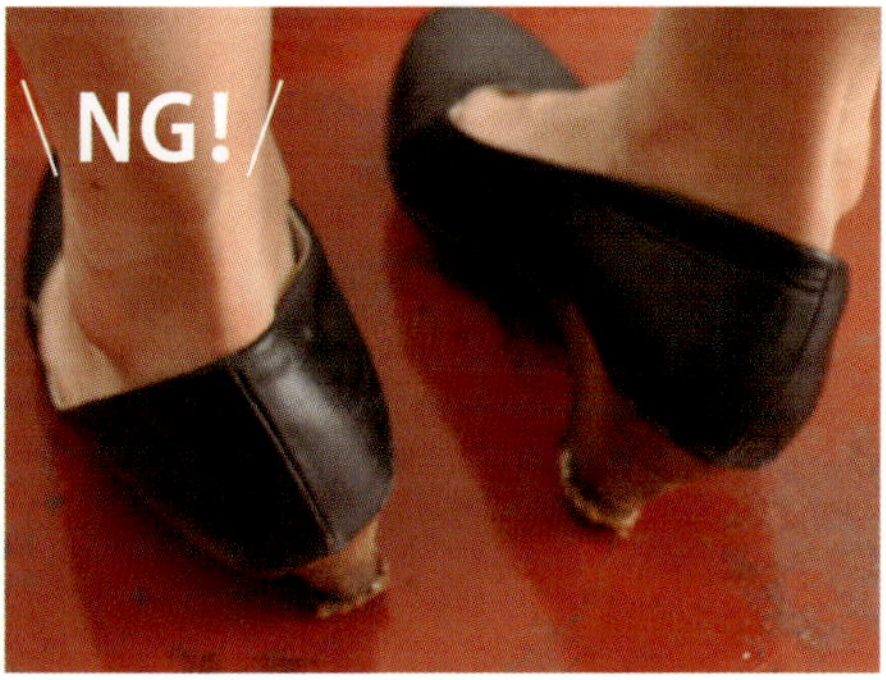

靴のヒール部分が片側だけすり減っている、外側体重のNG例

出来る限り、毎日足裏を観察しましょう。このことで、意識が末端まで届き、循環が促されます。

角質が外側（小指側）に多い方は、体重が外側にかかっている証拠。骨盤が開いてしまい、循環不良の原因になります。土踏まずを地面につけるような感覚で内側体重を心がけてください。角質の多い足、乾燥、たるみなど異常なサインを除去するようセルフケアを念入りに行って下さい。

両側面

足側面は両側を！

側面は、内外側両方で行います。外側では、卵巣の反射点。内側では子宮の反射点を確認。卵巣では、この反射点に、小豆大のしこりのようなモノが一点ぷっくりと触れてくることを理想とします。楕円状や、多数触れるのは、何らかのトラブルを示しています。また、適切な位置を触っても何も凸感が無い場合、卵巣機能を推測します。子宮の反射点は内くるぶしの下方前方となりますが、この反射区にゲル状のモノを感じたり、板のような平面的な硬さを感じる、軽く押しただけでも痛みを訴える等は子宮機能の乱れを予測します。子宮のポイントは、妊娠して週数が進むにつれ、だんだん盛り上がって来ます。臨月の頃には、1円玉大まで膨らみます。出産後、子宮底の収縮と共に小さくなるのもポイントです。

施術POINT▶ 両部位の確認は内外同時に両手で行います。その際使用するのは、手の指3本、内外くるぶしとかかとの角に人差し指と薬指を各々当て、すっと中指を伸ばし、その指腹が当たる場所が該当部位です。両反射点は、本人の中指の長さにより、微妙に位置がずれますので施術者が位置を取るより、クライアントに3本の指をあててもらい、正確に反射点を把握し観察することが重要です。

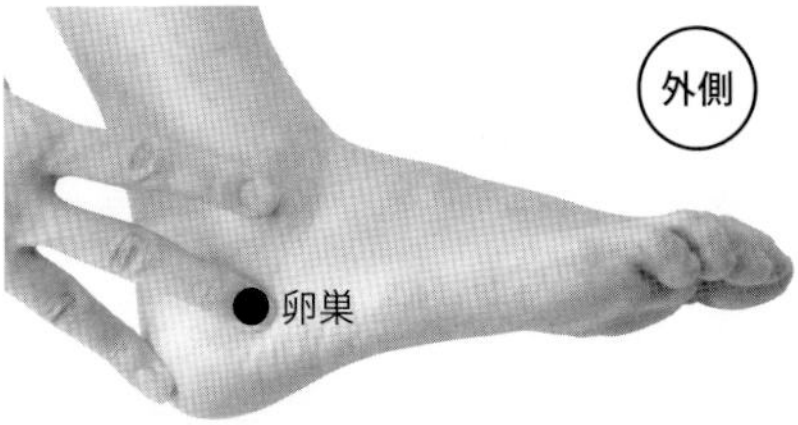

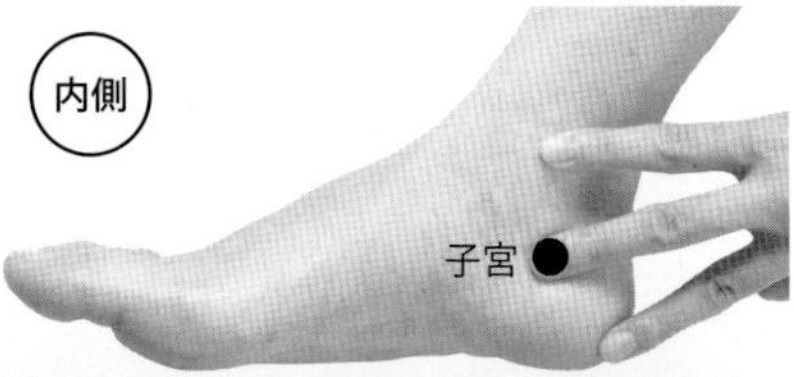

※いずれも本人の指で、場所を示してください

セラピスト（他者）が行う時は→ p45 へ

セルフケアアドバイス

卵巣や子宮の触知に問題があった場合、または正常な触知は確認できるが実際に排卵障害や、ホルモンバランスの乱れなどがある方のセルフケア。クライアント自身が、1日１回３本の指を使って、位置を確認し、手の両中指で内外同時に5〜10秒間、優しく押す。

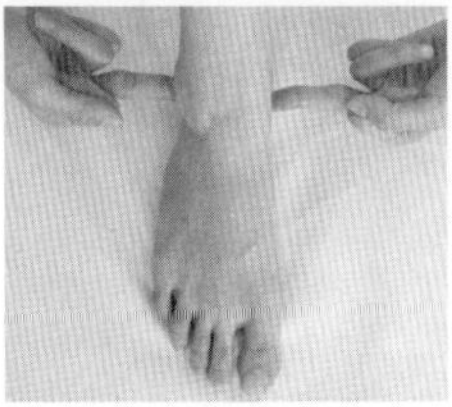

足の甲は、卵管反射区と足首のむくみに着目

甲

足の甲では、足首のつけ根の部分に相当する卵管の反射区と、足首のむくみに着目します。足首のむくみが取れない方は、生殖器系全般の冷えや循環不良による機能低下を考えます。卵管の反射区は外側の卵巣の反射区から、内側の子宮の反射点を繋ぐライン。このラインを外（卵巣）から内（子宮）を繋ぐように手の指を滑らせてみると、途中障害物にあたり、キレイなラインが描けない方がいます。歩き方や、過去の怪我などにより、足根骨にズレがあるのですが、この場合卵管の狭窄が推測されます。また、始点である卵巣から卵管ラインを描くのに不自然な角度で進入する場合、卵管采の機能不全などを予測します。いずれも一度婦人科でのチェック、通気をおすすめします。軽度であれば、歩き方の改善だけでも、自然に結果を得られることがあります。

施術POINT▶ 上記で卵管ラインを上手く滑らせることが出来なかった場合、一度、立位で一歩踏み込んでもらい、その足首のラインを再チェックします。また、足裏の角質などからも歩き方の癖を予測し、これらの情報を併せてどう改善すると、ラインがスムースに描けるのかを検討します。むくみは、前からだけでなく後ろ姿からの観察。アキレス腱周りのむくみ具合、アキレス腱とかかとの位置関係にも注目します。

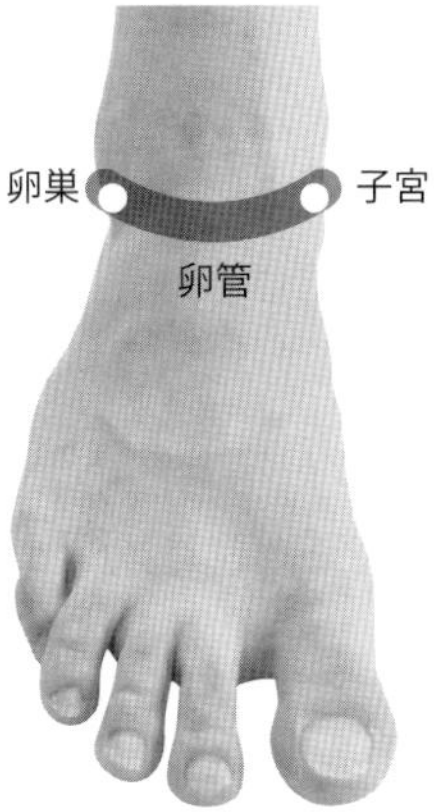

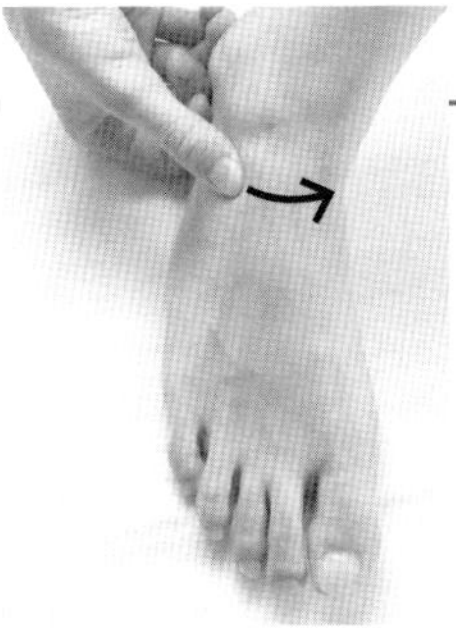

セルフケアアドバイス

卵管の反射区の施療方向は必ず、外から内に向けて流すように刺激し、障害の少ない道を作るように親指をサムウォーキング。外側体重の方は、内側体重で歩くようにします。O脚の場合は、足裏全体で土踏まずを意識して歩くようにします。土踏まずや、各足指を全部使って歩いているという意識を。

内分
泌系

内分泌点チェック

その他の内分泌点としては、視床下部・甲状腺・副甲状腺・副腎・膵臓の反射区を確認します。反射区に角質、湿疹、皮むけ、硬さ、シワなどが無いことを理想とし、ホルモン分泌の恒常性の維持のため、これらの反射区を確認します。各内分泌点、それぞれに刺激方法が違います。ホルモンの総司令塔である視床下部は親指の真横にありますが、ここは垂直に刺激すること、角質を取り除くことが必須です。副腎の反射区については、奥に入っている反射区であるために、指が深く届くような手技で触知を確認。その際小豆大のしこりを触知し、適度な痛みを感じることが、良しとします。何も触れない、痛くないという場合は、自律神経の失調、免疫機構のバランス崩壊等を推測。甲状腺では赤過ぎたり、角質があること、膵臓の反射区がへこんでいたりすることは、女性ホルモン及び卵の形成を邪魔することになりかねないので、異常なサインはすぐに対処しておくことが大切です。

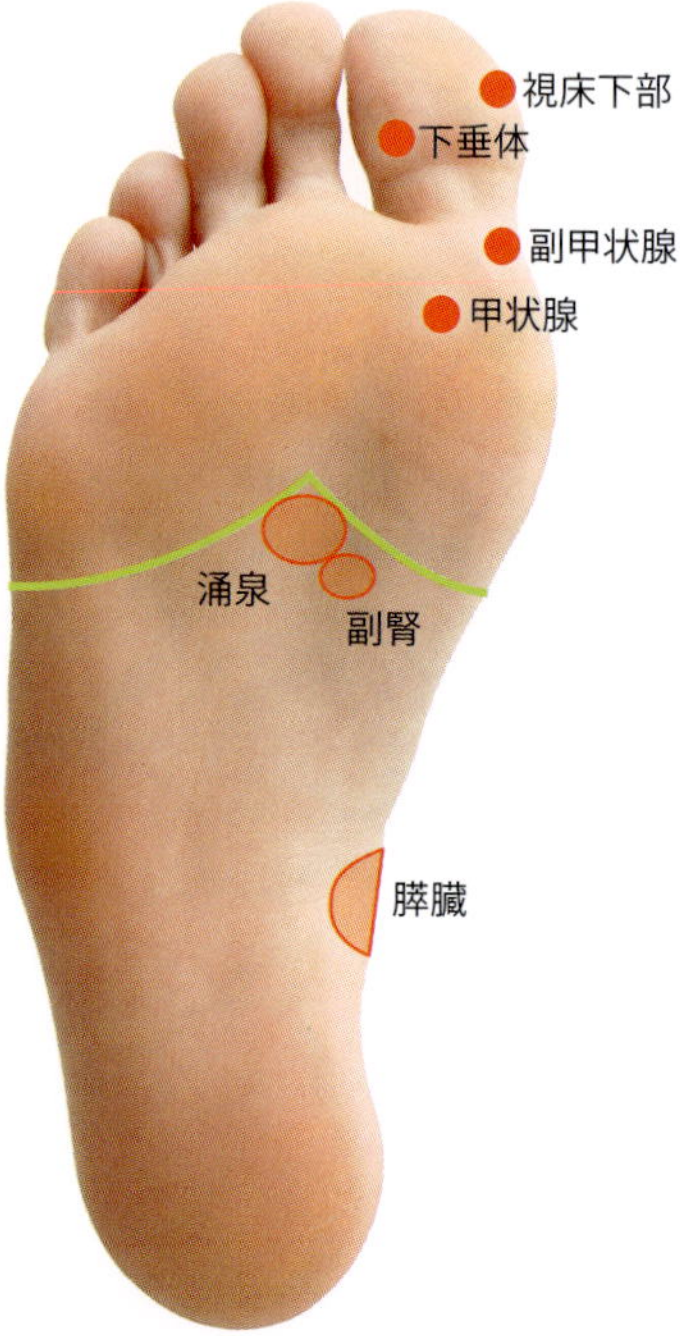

視床下部
下垂体
副甲状腺
甲状腺
涌泉
副腎
膵臓

セルフケアアドバイス　※両足とも行ってください

直接女性ホルモンに関与しなくても、身体全体、その個人の機能アップをさせる内分泌点の反射区は全て刺激。見た目もキレイに維持しましょう。見た目ケア（軽石ややすりでのケア等）をすること＝刺激を送ることにもなります。毎日５～10秒ほど刺激を送ります。

下垂体

下垂体チェック

親指の指紋の中央にある、下垂体の反射点をチェックします。指紋の中央がとがって突起のようになっている時や、指腹に湿疹が多い時、また、反射点を刺激しても痛くない時などは、下垂体からのホルモンバランスの乱れを予測します。

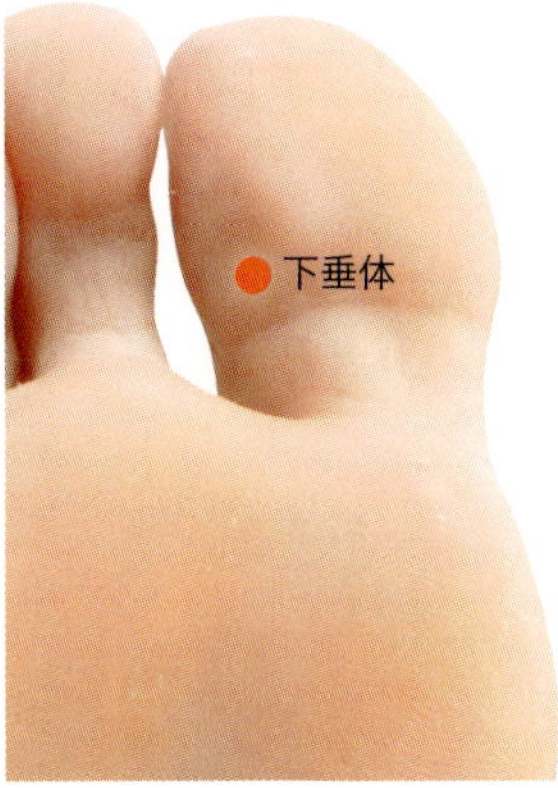

セルフケアアドバイス

親指の指紋の中央に手の指の関節を当て、垂直に刺激を入れます。この際、親指が倒れないように爪側に反対側の手の平を当てておきますが、この手の親指と人差し指は指紋の中心を刺激するために使います（写真参照）。当てている手の力は抜き、反対の手の親指と人差し指で挟みこむように５秒ほど刺激します。

１日１回、約5～10秒。両足の下垂体の反射区に自分で刺激を入れるようお伝えしてください。軽い痛みを感じることが大切です。長い秒数で、より痛く、何回も刺激を与えることは却ってダメージになります。１日１回を厳守してもらいましょう。

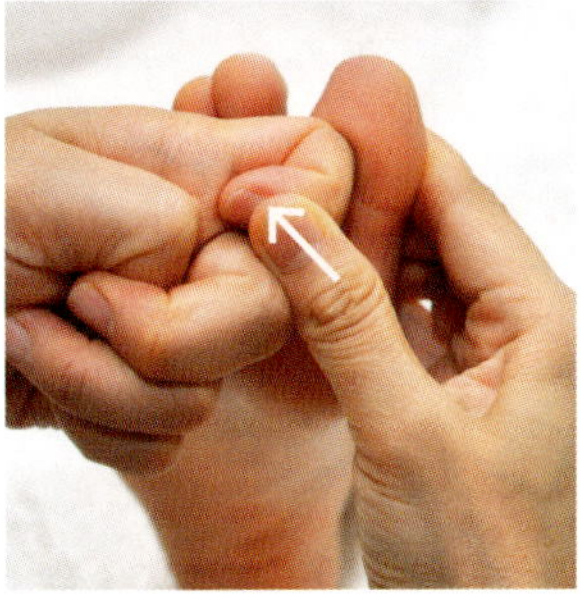

アロマやハーブ、足浴からのアプローチで妊活をサポート

リフレクソロジーの施術以外でも、「妊活」に有効な方法が多数あります。とっておきのアプローチ方法を紹介します。

ハーブ「妊娠中のからだ作り」も意識

女性ホルモンの安定や、造血、ストレスの緩和、抗酸化作用などのため、直接身体の中に取り入れることの出来るハーブティーなどはとても有効です。ただし、妊娠を望む際に、女性ホルモン作用だけに着目しすぎて、「妊娠するからだ作り」という目標をないがしろにしてしまいがちです。ブレンドをする際は、補助目標も検討しながらセレクトすることをおすすめします。

例えば、女性ホルモン作用を持つローズに、浄血・造血作用を持つネトル、子宮の強壮温め作用を持つラズベリーリーフというように。ママになることを意識し、妊娠してから次のブレンドを考えるのではなく、妊活中から妊娠後の身体作りも意識することが重要です。貧血は妊娠初期の脳の形成期に、胎児へ影響を及ぼすことがあるので何よりも先に解決しておきたい項目です。

また、ホルモン期に合わせ、ホルモンサポートのハーブを飲み替えるテクニックも有効です。ローズ、チェストツリー、ラズベリーリーフを入れ替えたり、精神的に不安定になりやすい時期には、リラック

ス効果の高い物を選び、やや血糖値が高い方は、糖の上昇抑制作用を持つマルベリーなどの併用も検討するのも良いかもしれません。

足浴　朝・昼・夜の足浴がおすすめ！

「足浴100時間で身体は変わる！」と言った方がいます。100時間という数字に最初は驚きませんが、1回に5~10分しか行わない足浴を100時間行うにはかなりの日数を要します。しかしながら、経験上、足浴をしっかりやればやる程「妊娠力」はアップしています。喜びの結果を出した方々の多くが、毎日1~2回の足浴を（入浴とは別に時間を設けて）実施していました。

その際、入浴剤となる物に塩やハーブ、精油などがあります。塩は冷え・むくみの強い方におすすめ。ハーブはティーで飲んだ後の葉を、使い捨てのお茶パックに入れて再利用したりして、皮膚からの作用も楽しめます。また、緑茶やウーロン茶なども香りが良く、温まり感を感じることが出来ます。精油については効能を考えセレクトしますが、直接滴下ではなくエタノール5mlに3~5滴を目安に使用して下さい。

ホルモン期に併せ使用することも可能ですが、ホルモンサポート力のある精油は足浴後の直接塗布で使用する方が有効な場合も。楽しめたり、リラックス効果のあるものをセレクトする方が長続きする習慣になると思います。

精油 アロマはツボや反射点への塗布も

アロマセラピー精油の中には、ホルモン作用を持つ精油が多くあります。その効能を考慮してホルモン期別に使い分け、下肢やボディに広く塗布するのではなく、ツボや生殖器系の反射点に塗布することもおすすめです。

三陰交、湧泉、卵巣と子宮の反射区、卵管の反射区などへ足浴後10％に希釈したオイルを局所塗布しながら、ツボや反射区をトリートメント。最近は、漢方アロマなどもあるので、それらを利用することも有効です。

エストロゲン期⬇ローズ、クラリセージ、ゼラニウム、当帰、ニンジン

プロゲステロン期⬇チェストベリー（バイテックス）、ローズ、フェンネル、ザクロ、川芎

生理中⬇ネロリ、クラリセージ、真正ラベンダー、スウィートオレンジなど

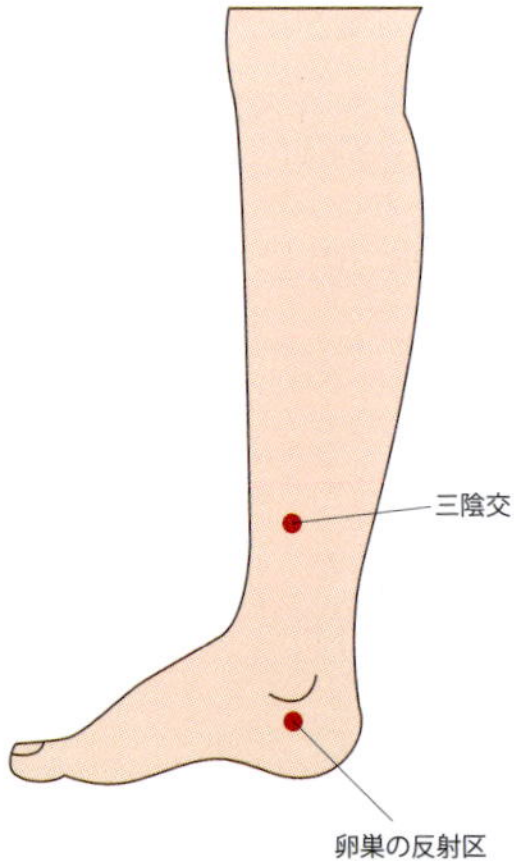

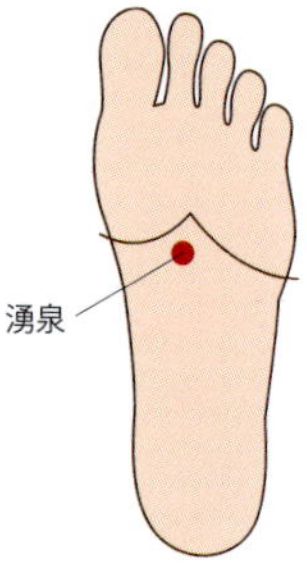

おすすめ妊活LIFE

朝…足浴（＋セルフリフレ＋精油の局所塗布）

日中…ハーブティーの飲用

夜…足浴＋セルフリフレ＋精油の局所塗布

足のケアで妊活成功!

妊活（妊娠活動）成功エピソードをご紹介。「不妊治療」というネガティブな言葉を使わないのもポイントです！

●Rさん（37歳）

ホルモンチェックをしたところ、FSH（卵胞刺激ホルモン）が37と高値。観察すると、卵巣部分にしっかりとしたものが触れず、かかとは赤紫で内側がとても硬い状態。「焦ってはいないけれど、自然療法で改善したい」とのこと。課題は骨盤腔内の血流改善、抗酸化、冷えをとる。FSHの降下。

＊ホルモン変動期に併せたブレンドハーブティーをアドバイス。ローズ、ラズベリーリーフ、チェストツリー、ハニーブッシュなど。飲み終わったハーブはガーゼに包んで足浴に使用
＊かかと（骨盤腔内）、子宮、卵巣の反射区にはローズやチェストツリー精油での塗布とお灸を交互に3カ月毎日頑張ってもらい、足裏も定期的にチェックに来てもらいました。医師と相談の結果、体外受精を選択されましたが、採卵→受精→分割が１回でスムーズに行き、今は大きなお腹を抱えて腰痛が悩みと言っています。

●Mさん（39歳）

卵巣で卵子が詰まりやすいことと、血液検査上エストラジオール(女性ホルモンの分泌）がやや低いと医師より指摘を受けていました。足を観察すると、右の卵巣に本来は１つであるはずのしこり様のものをいくつか感じました。また右卵管のエリアも関節の隙間があまりなく、変型が目立ちました。

また、親指の指紋の真ん中・下垂体の反射区チェックテストを行ったところ反応がありません。課題はホルモンバランスの正常化と卵管のスムーズな開通です。

＊ハーブティーが苦手ということなので、イソフラボン摂取のために大豆を焙煎した「おから茶」を飲んでもらう
＊ローズとチェストツリー精油に、アプリコットカーネルとザクロを混ぜたキャリアオイルでトリートメントオイルを作成。足のツボ「三陰交」に毎日塗布し、手に残った分で卵管エリアを卵巣から子宮へとセルフリフレクロソジーを行う。卵巣の反射区にハッキリと１つの大きなしこりを感じるようになり、「もう一度検査を！」と言っていたところで妊娠発覚！　もうじき出産です。

Column

反射区用語解説③
部位

●頭頂部
頭のてっぺんにあたる表面の部位と、頭蓋の中にある大脳の前頭〜上部にあたる部位が該当。

●副鼻腔
鼻の奥にある空洞。壁面は粘膜に覆われ、バランスが乱れると細菌やウイルスが感染して炎症を起こし、鼻水や鼻づまりを引き起こす。アレルギー性鼻炎などの場合、慢性的にストレスを感じる。

●眼球の動き
視力以外の目の働き全般。眼球自体を動かす、瞳孔調整、まぶたの開閉などに関与する神経や筋肉の疲労が現れる反射区。

●視力
視力のほか、かすみ、メガネやコンタクトが合わない、目の酷使などによる疲労として現れる反射区。

●三半規管
めまい、平衡感覚等を司る器官。体内時計のリズムの影響が出やすいので、不摂生が続くと変調が出やすい反射区。

● 坐骨神経
腰から臀部を通過して、骨盤の後壁から下肢に向かう、人体で最も長くて太い神経。下肢の運動と皮膚感覚を司る。

●聴力
音の聞こえ方に関与する反射区。聴力の影響のほか、騒音からのストレスでも変化が現れる反射区。

● 後頸部
首の後ろ側。頭蓋骨と首の境目から肩までの間の首。

●乳様突起
耳の後方にある骨の突起。肩こりに関与する、胸鎖乳突筋の付着部でもある。この部分が硬くなると、肩こり、頭痛、めまい、不安感が強くなる。

●肩
一般的な肩の部分。親指を頭部に見立て左右それぞれの肩をイメージすると、こりの場所に相当する部位が硬くなっていることがある。

●肩甲骨部
背中から腕の付け根に存在する、三角形様の大きな骨。足の反射区では肩コリなどが反映し、ゴリゴリと皮下に小石のようなものを確認することが多い。

Foot Analysis REFLEXOLOGY
足裏分析
リフレクソロジー

第4章
対策

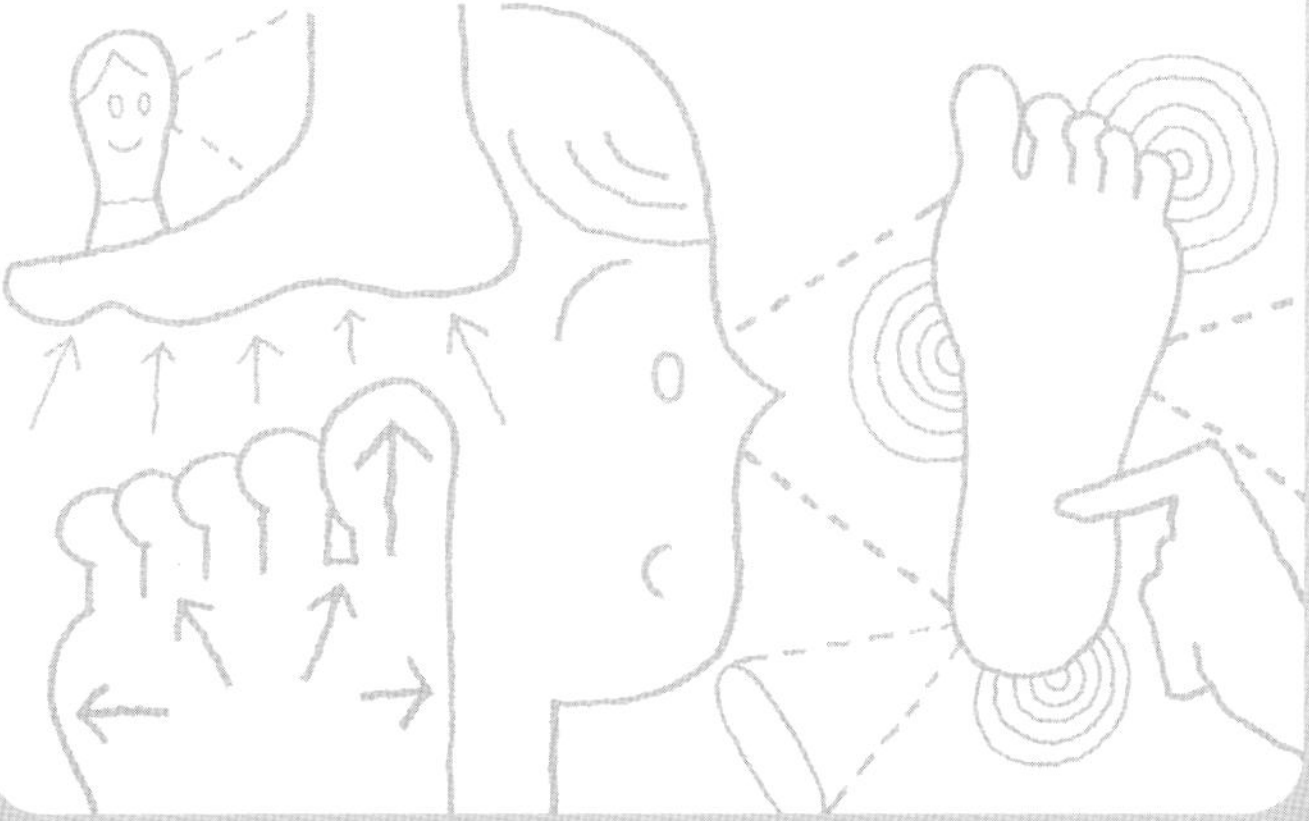

足裏から選ぶ精油とハーブ

コンサルティングに加えて足のサインを見よう！

「リフレクソロジー＝主訴の改善を目的に足裏を揉む」のが一般的な施術ですが、追加でオイルトリートメントをしたり、ハーブティーを提供するセラピストは少なくないはず。お客さまから、リフレ以外のホームケアアドバイスを求められることも多いと思います。

そんな時、主訴に準じて精油やハーブをセレクトしていくだけで本当にいいのでしょうか？　せっかく足裏が本人も気づいていないような多くの身体情報を伝えてくれているのですから、それを利用しない訳にはいきません。なぜこの症状がなくならないのか？　症状を作った原因はコチラかもしれない……と多くのサインが語っています。今回は精油とハーブのセレクトに着目してみましょう。

足裏は体調の他、気質なども現わします。身体への直接的なアプローチはもちろんですが、身体の問題をクリアすることよりも、メンタル面でのエネルギーの充実を図れた方が効果的な場合もあります。まずは、どの部分への介入がその方にとって最善のサポートとなるかを考えましょう。

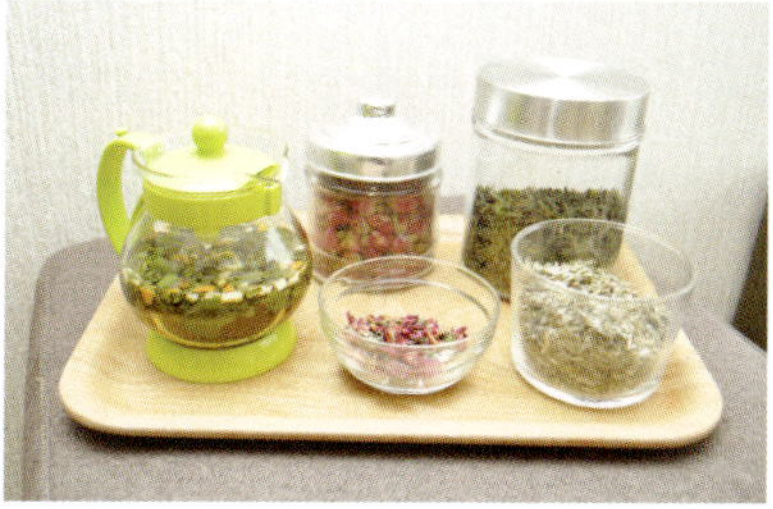

精油とは

アロマセラピー精油は、植物のホルモンともいわれる香りをもつ液体です。その1滴の中に含まれる芳香成分には多くの薬効があり、皮膚に塗布したり、施術中に部屋に香らせておくことで、皮膚や鼻粘膜から香気が浸透し、身体に大きな変化をもたらします。皮膚に塗布する際は植物オイルなどでの希釈が必要です。それぞれの成分と内容をきちんと理解し正しく使いましょう。

リフレクソロジーでは、主にむくみや筋肉痛、乾燥防止、静脈瘤のケアの際にマッサージオイルとして使用します。また、施術前後の鎮静効果を期待して、足浴のお湯に基材と合わせて混ぜ、足からの皮膚吸収と香りの鼻粘膜吸収のアプローチを行うことも。他にも、各精油の効能を期待してツボへ塗り込んで用いる場合もあります。

ハーブティーも精油も、植物の持つ自然の力で効果が期待できます。主訴だけで決めるのではなく足のサインも見てセレクトしましょう。(次ページ参照)

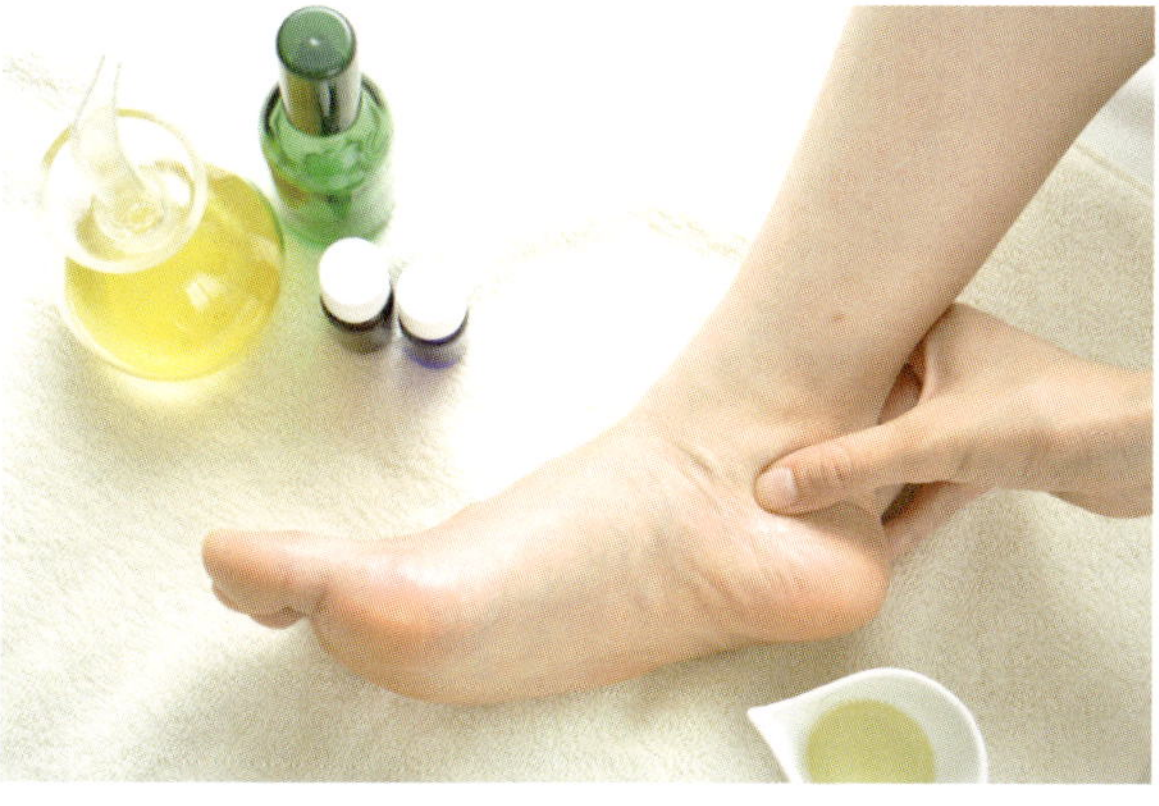

精油やハーブによるサポートがオススメ！ 足裏の代表的なサイン

※以下はほんの一部です。精油やハーブのセレクトは人によって違うものを
選ぶこともありますので、ご自身の経験のもとご使用ください。

足裏のサイン	意　味	サポートイメージ	オススメ精油	オススメハーブ
湧泉のツボが硬く押しづらい	捨て下手（老廃物よりも、感情や執着などが捨てられない人）	心の整理、浄化	真性ラベンダー・カシミール、スパイクナード、沙羅双樹	ラベンダー、バレリアン、レモンバーム
湧泉がブカブカして空虚	エネルギーを溜めておくことが出来ない状態	心臓サポート、強壮力のサポート	ベチバー、檜、ブラックスプルース、セージ	ネトル、ニンジン系各種
湧泉に皮むけ その他の部位での皮むけや白癬	免疫力低下 解毒力低下	免疫力サポート、粘膜強化	檜、ブラックスプルース、ティトゥリー、タイム	エキナセア、エルダーフラワー、ダンデライオン
足裏全体がブヨブヨ 酸っぱいニオイ	水分代謝の低下 （古い水が出ていかない状態）	利尿、腎機能サポート	サイプレス、ジュニパー、月桂樹	スギナ、ブラックカラント
足の裏、 かかと方面だけがブヨブヨ	冷えからくる腹部、骨盤腔内の循環の停滞の可能性	腹部の温め	ブラックペッパー、ガーリック、ジンジャー	ジンジャー、ブラックカラント
親指がブヨブヨ	バーンアウト、頭脳疲労困憊、思考力の低下	頭部の循環改善、解放感の提供	マグノリア（辛夷、こぶし）、ホーリーバジル、フランキンセンス	ジンジャー、アンジェリカ（当帰）
4番（薬指）が大きい、 もしくは角質がたくさんついている	体内時計の乱れ	体内時計リセット	メリッサ、レモングラス	セントジョンズワート、霊芝、エゾウコギ
腹部エリアのちりめんジワ 腹部エリアの色が白すぎる	胃腸虚弱	胃粘膜保護、消化サポート	カモミール、フェンネル、柑橘系	レモンバーム、パッションフラワー
足裏の色が著明な紫	血液の酸化、酸素不足	呼吸サポート、抗酸化	ユーカリ系、ロックローズ	マシューマロウ、ベルベーヌ
足裏の色が著明な赤	エネルギー過剰、糖質過多	クールダウン、血液解毒、浄化、糖質代謝促進	ベルガモットミント、スペアミント、ゼラニウム、ラベンダー	マルベリー、グァバ、シナモン、ベルベーヌ、カモミール
足裏の色が著明な白	血液量の不足、貧血	造血	シャクナゲ、当帰	ネトル、ローズ、黒豆
足裏の色が著明な黄色	肉体疲労、消化器の疲れ	乳酸分解	ゼラニウム、ローズウッド、柑橘系、フェンネル、ラベンダー	ハイビスカス
肺エリアの硬さ 横隔膜の挙上	横隔膜の緊張、酸素飽和濃度の低下、 肺機能のアンバランス	呼吸器系サポート	ユーカリ系、ミント系	ペパーミント、白茶、緑茶、リコリス（甘草）、オレンジピール

効果を高めるキャリアオイルを選ぼう

植物は太陽のエネルギーを集め、光合成によって植物オイルを生成します。オイルをエネルギー源として蓄え、燃料として使っていくのです。アロマセラピーでは精油の効能ばかりに目が行きがちですが、実はキャリアオイル（植物油・ベースオイル）の機能性に着目することで思いがけない効果を得ることも可能です。

施術においては、その名の通り“精油の運び役”として、テクスチャーによってトリートメントの強弱をコントロールしたり、皮膚再生目的で使い分けをしていることと思います。ところが最近、精油以上の効能を発揮するキャリアオイルが多く登場してきました。大げさにいえばキャリアオイルのブレンド次第では、精油要らずで不調の緩和につなげることができるのです。

痛みの緩和には、炎症を抑える他に、血流を促進させる、皮膚や筋膜を軟化させることでもアプローチが可能です。筋肉のコリ等におすすめのオイルを紹介します（表参照）。

この４種類でブレンドしたり、いつものオイルに10～20%混ぜて使用したり、局所的に不調箇所に塗り込んだりすることで効果が期待できます。身体を畑と考えると、精油は種で、キャリアオイルは肥料です。やせた土地では種は育ちません。まずは畑作りをしっかりしないと、全ての効果が台無しになってしまいますね。

コリの緩和に役立つキャリアオイル

オイル	特　徴
ヘンプ（大麻）	必須脂肪酸が多く、酸化しやすいのが欠点 血行促進、抗炎症。
メドウスウィート	アスピリンの原料となるサリチル酸塩を含む。 抗炎症、鎮痛
セントジョンズワート	浸出油。抗菌、抗炎症、ホルモンへの働きかけ
デビルズクロウ	古くから関節炎結合組織の炎症に使われてきたオイル。 抗炎症、鎮痛

足浴で身体が変わる!

症状ごとに効果的な材料を

施術前の足浴でも塩や精油を目的別に工夫することでその後が大きく違ってきます。材料は塩、ハーブ、精油、茶、生薬、重層、アルコールなど。塩ひとつをとっても「海塩」と「岩塩」の使い分けが重要です。

状態に合わせた材料を選んだら、選択の意図をクライアントにもお伝えしましょう。足浴の時から不調の改善に向けて目的を持つことで施術の参加意識が高まり、良い結果へと繋がるはずです。

むくみ改善であれば海塩。保湿&温めにはミネラル豊富な岩塩。リラックス及び消臭・殺菌効果を兼ねたい場合は精油やハーブ、お茶を使用することもあります。皆さんもよく利用しているであろう精油は、エタノールと一緒に使うことをおすすめします。エタノール5ml+精油5滴を混ぜてからお湯に入れることで、エタノールが界面活性剤となり、オイルが浮かずにお湯の中にまでしっかりと広がるからです。柑橘系精油には末梢血管拡張作用の他にタンパク質分解効果もあるので、お手入れ不足の足にも最適ですよ。

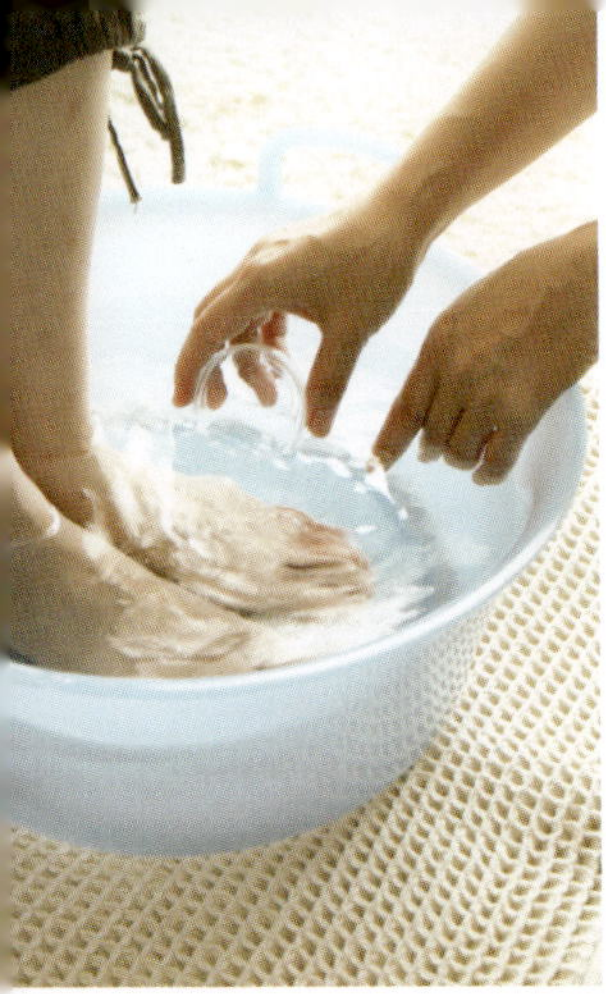

他にも、漢方生薬を焼酎に漬け込んで「冷えとり用」「ホルモンサポート用」などのエキス剤を作り、不調に対して選別することで、足浴から介入が始まっている感じを高めるのも効果的です。

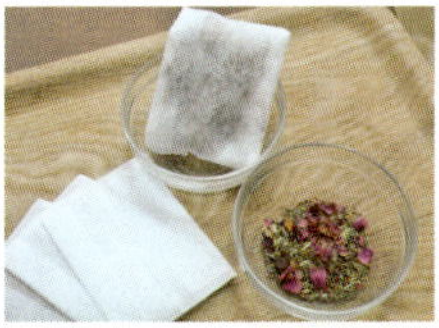

足浴の材料いろいろ

基材		特　徴
塩	岩塩（ピンクソルト・ブラウンソルト）	ナトリウムの他、ミネラルが豊富で冷えた足や乾燥している足に。湧泉の弾力性が弱い場合、デトックスエリアの硬さが目立つ場合にもおすすめ
	海塩（海洋深層水の塩・あら塩 etc）	ナトリウム含有量が豊富なので、むくみが気になる足、膀胱エリアが大きく膨らんでしまっている足、腎臓のエリアがへこんでいる足に。量は足浴バケツに大さじ山盛り１杯
	死海の塩	冷たくむくんでいる足、皮膚のたるみが多い足に最適。ナトリウム含有量が非常に多く、むくみに抜群の効果を発揮し、あたたまる
茶	緑茶・茎茶 ウーロン茶 ジャスミン茶 etc	カテキンによる消臭消毒、フラボノイドによる血行促進作用などで、べたついている足、ニオイのきつい場合に使用すると効果的。あらかじめティーパック等に入れておくと便利
ハーブ		皮膚の乾燥が目立つ足の保湿に。全体が赤く、イライラしているような足にもおすすめ。ハーブの効能を考えてさまざまなセレクトを
精油＋エタノール		足裏の状態に対し、精油の効能で選択。エタノール５ml に３～５滴と混ぜると GOOD。リラックス、末梢血管拡張、抗菌、ホルモンサポートなどさまざまな効果が期待できる
重　曹		発泡刺激も加わり、足裏が硬い方、筋肉の発達している足におすすめ。塩や精油と混ぜると効果的。１回に３～５g
ミョウバン		消臭効果作用があり、足のニオイに効果を発揮する。重曹や塩などと混ぜての使用を。ごく少量で OK

角質ケアについて

角質を取って症状を緩和

▼角質を取れば症状も無くなりますか？

絶対とは言い切れませんが、症状が緩和してくることは確かです。ケアやリフレクソロジーで、末梢血管の血流をよくすることから、複合的に健康が得られると思われます。また、角質が無くなり歩行が正しく行われると歪みなどが矯正され、自律神経の安定化につながります。

▼角質がない人は症状もないのですか？

角質がなくても、他のサインがあると思われます。シワや色、硬さや、乾燥具合、匂いなど多くのサインが出ているので、そちらをきちんと見ていきましょう。しかし、角質がない場合は、比較的改善に向けてのアプローチがしやすいと思われます。

▼角質は原則、乾いた状態で削りましょう！

足を濡らし、角質をふやかして削ってしまうことで、必要な皮膚まで削ってしまったり、傷つけてしまうことも多く、新たな角質が出来やすくなってしまいます。乾いた状態でケアする事は、古い皮膚と新しい皮膚の感覚で違いがあるので、削り過ぎを防ぐことができます。

▼その日の角質、その日のうちに！

足の角質を優しく削り取り、保湿剤で保護し、その部分はよく揉んであげましょう。そして、該当反射区がどこかを考えて、その器官に対するケアもしてあげて下さい。

角質ケアの手順

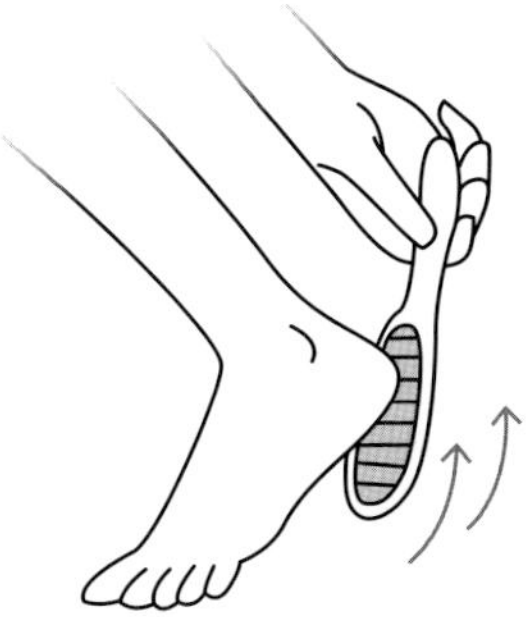

1 入浴や足浴など、お湯につけてしまう前にヤスリをかけましょう。ヤスリの削り面を軽く濡らし、乾いた足の角質が気になる部分に、皮膚線に合せて一方向に「シュッシュッ」と数回かけます。白い粉が出てきて、削っている部分が少し熱く感じます。完全に削り落とす前、皮膚が熱いと感じたところでやめます。

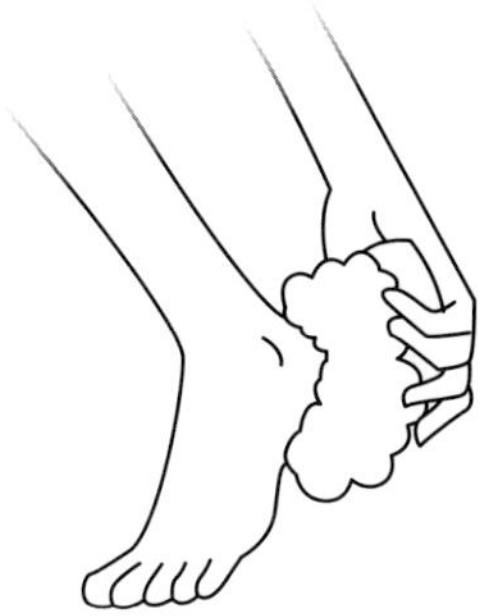

2 入浴（足浴）し、石けんを泡立てて足をよく洗います。
削り面が気になる方は、ここで軽石を使って皮膚面を整えます。この時も削りすぎないこと。

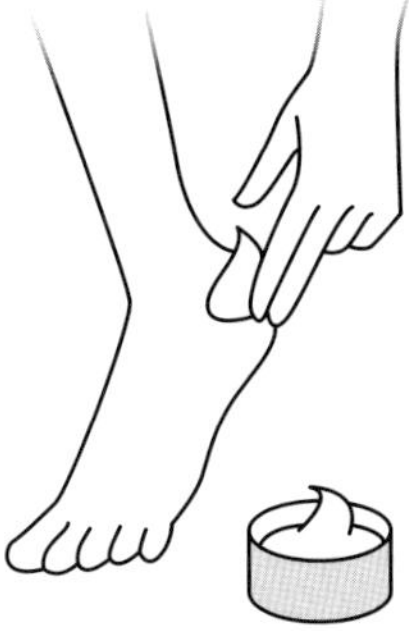

3 入浴（足浴）後、ごく少量の天然オイル（ホホバオイルやオリーブオイルなど）を削った部分に擦り込みます。
※天然オイル１滴に対し水１～２滴を手の平にとってよく混ぜるとよい。

10～30分間、オイルがなじむまで保湿靴下を履いて過ごしましょう。
※短い時間で一気に取ってしまうとまたすぐに角質がつき、深く削った時よりも厚くなってしまいます。年齢数の日数（30歳なら30日、45歳なら45日）を目安に、ゆっくり取っていくつもりでケアしてください

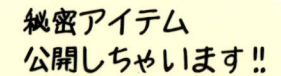

Column

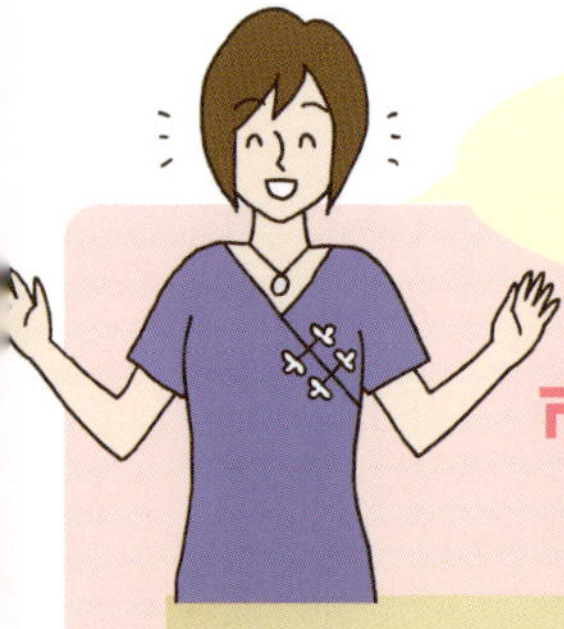

市野流セルフリフレの必須アイテム
綿棒＆れんげ

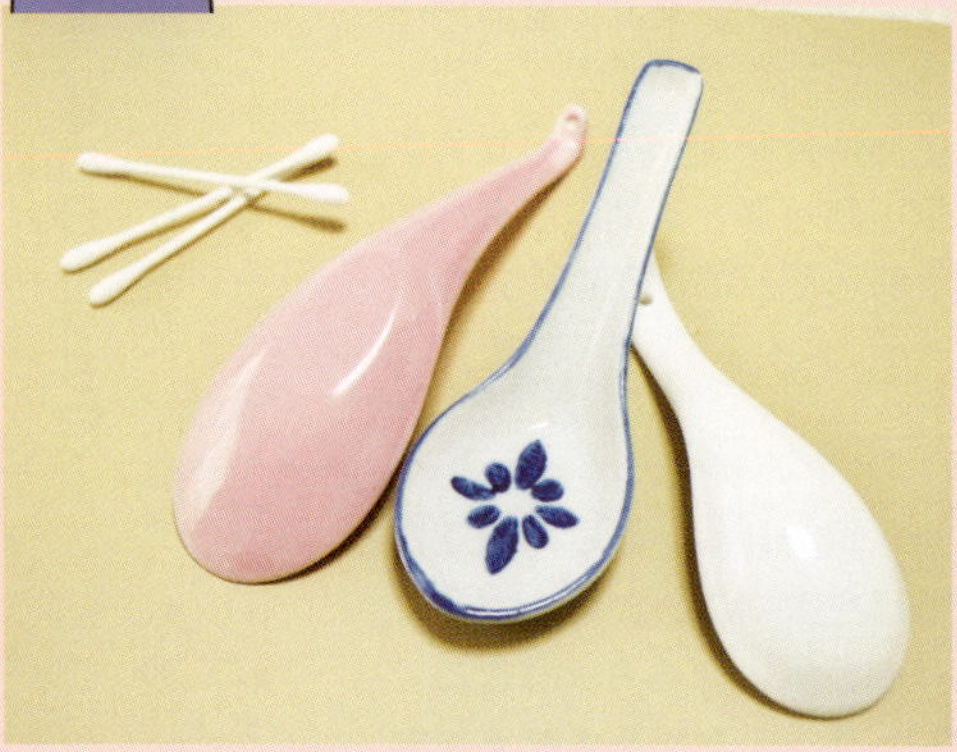

「市野さんはセルフケアをどうやっているんですか？」とよく聞かれます。実は私、リフレクソロジストでありながら指は使わず「綿棒」&「れんげ」を使用しています。

1日施療づくしで指が痛くて自分の足を揉めないことってありますよね。そんな時に試した綿棒とれんげに「なんて気持ちいい一品！」と気付いてから、もう手放せない状態なのです。

綿棒は綿が多めのものを使います。反射区の外縁をなぞり、その中を塗りつぶす“塗り絵技法”がおすすめ。足指の付け根や側面も綿棒刺激の右に出るものはありません！

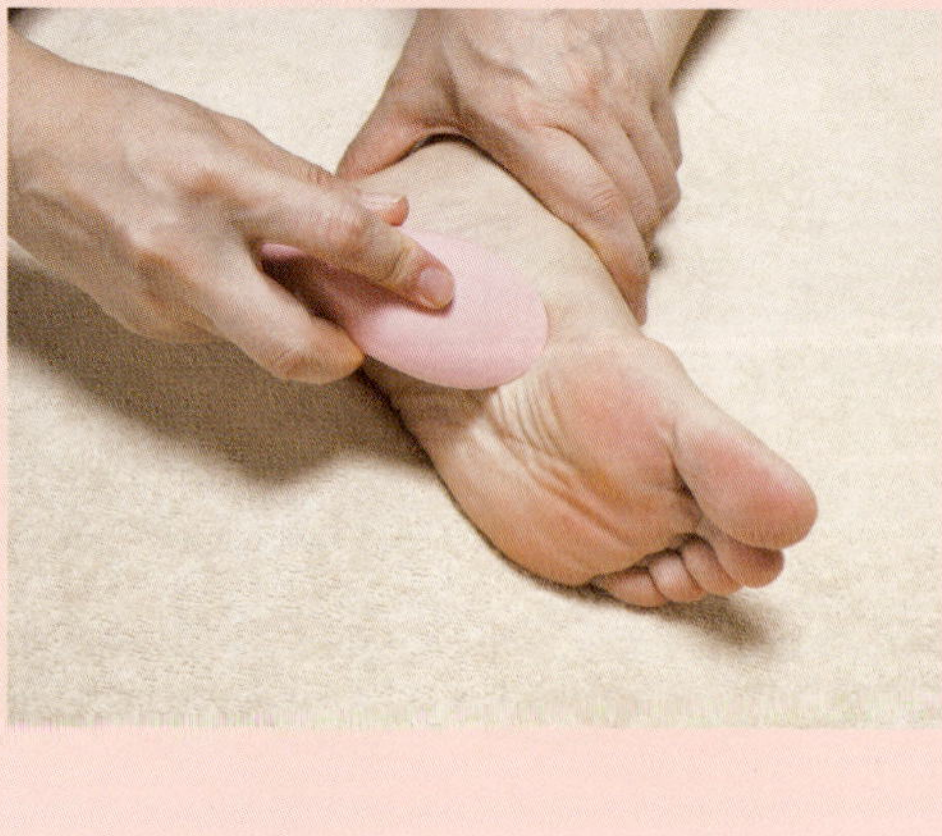

れんげは陶器タイプ。「れんげかっさ」としてどの面も使えるので、ふくらはぎ、そして顔までゴリゴリしています。

Foot Analysis REFLEXOLOGY
足裏分析
リフレクソロジー

第5章

実践

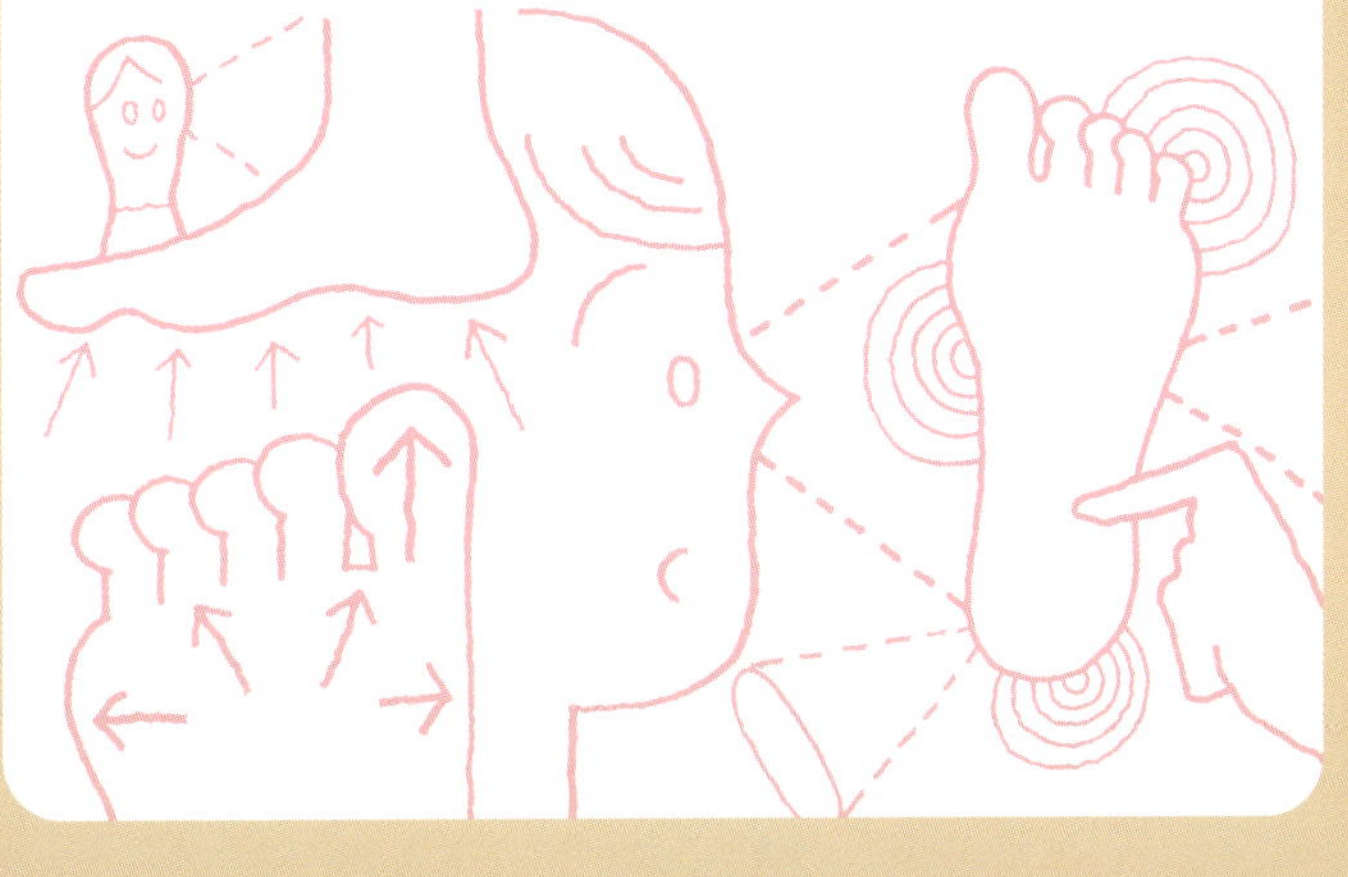

実際に足を読んでみよう

なぜ「足を診る」のか。分析を何に使うのか

「足を診る」のは占いをするためではありません。リフレクソロジーでは、足をみてわかったことから、クライアントの過去のイベント、各臓器や器官のバランス、身体の既往などの解釈ができます。またそのアセスメントの結果、特に重点を置く施術部位もわかり、その強さやスピードなどの内容を決めることができます。他にも、オイルマッサージで使うアロマ精油のセレクトにも足の観察は役に立ちます。足が、クライアント自身も気付いていない心身の状況を語っているからです。客観的に足を診ることで私たちは問診表に書かれた内容以上の情報を受け取ることができるのです。

また、気質面の情報も収集することで、その方へのストレス対策プランの立案にも繋がります。その傾向によって施術中の言葉がけや環境（香りや音、光など）、施術の説明、ケアアドバイスの仕方などに大きく影響します。

「足裏分析」は観察が当たったかどうかを試すものでもありません。ですから観察の前に必ず主訴や既往歴を聴いてください。その情報があるからこそ、なぜその症状が出ているのか？関連臓器に影響が出ていないか？など観察の際の着眼点を絞ることが可能なのです。

足の観察時間は、スケッチをする場合で10分以内が適切でしょう。慣れてくれば2～3分、

スケッチをしない場合は1分ほどで情報をつかめるようになります。そこまではひたすら症例数を多くこなすこと。経験年数が多くても、観察の基本事項を知って足を診るのと、知らずに診ているのでは観察眼の成長は違ってきます。基本事項を何度も確認し、主訴の病態についての知識が足りない時は必ず正確に調べ、どこが関連臓器となるのかなどの予測を立てた上で診ていくことが大切です。

足裏分析を行う際の心得

クライアントなど他人の足を触ったときに、〝バランスが崩れていること〟と〝病気であること〟の違いを理解できないリフレクソロジストも少なくありません。その場合は「このエリアが悪い」とはっきり言わずに、慎重に言葉を選び、相手へ伝えることが必要です。リフレクソロジストは医師ではなく、リフレクソロジー・足裏分析は病気の診断ではないからです。

そして足を診る際に最も重要なのは、「健康な足はたくさんある」ということ。足裏分析をしていると悪いところばかり探してしまうのですが、皆が皆、そこまで不健康ではありません。何の問題もない足の方も多いのです。無理にトラブルを探し出し、悪い内容にこじつけてはいけません。

足裏ドリルにチャレンジ！

足裏分析＆施術プランを立てよう

これまで学んだことを活かして、足裏分析と施術プランを立てる練習をしてみましょう。足を観察して、46ページで紹介した「フットスケッチ」を取ってください。そして足裏にあらわれているサインを読み取り、施術プランを考えてください。あらかじめ書き込みやすいシートを作成しておくと便利です。

足裏分析は経験あるのみ！　たくさんの足を見て練習しましょう。

〈フットスケッチの順番〉

①第一印象
②色を見る
③角質

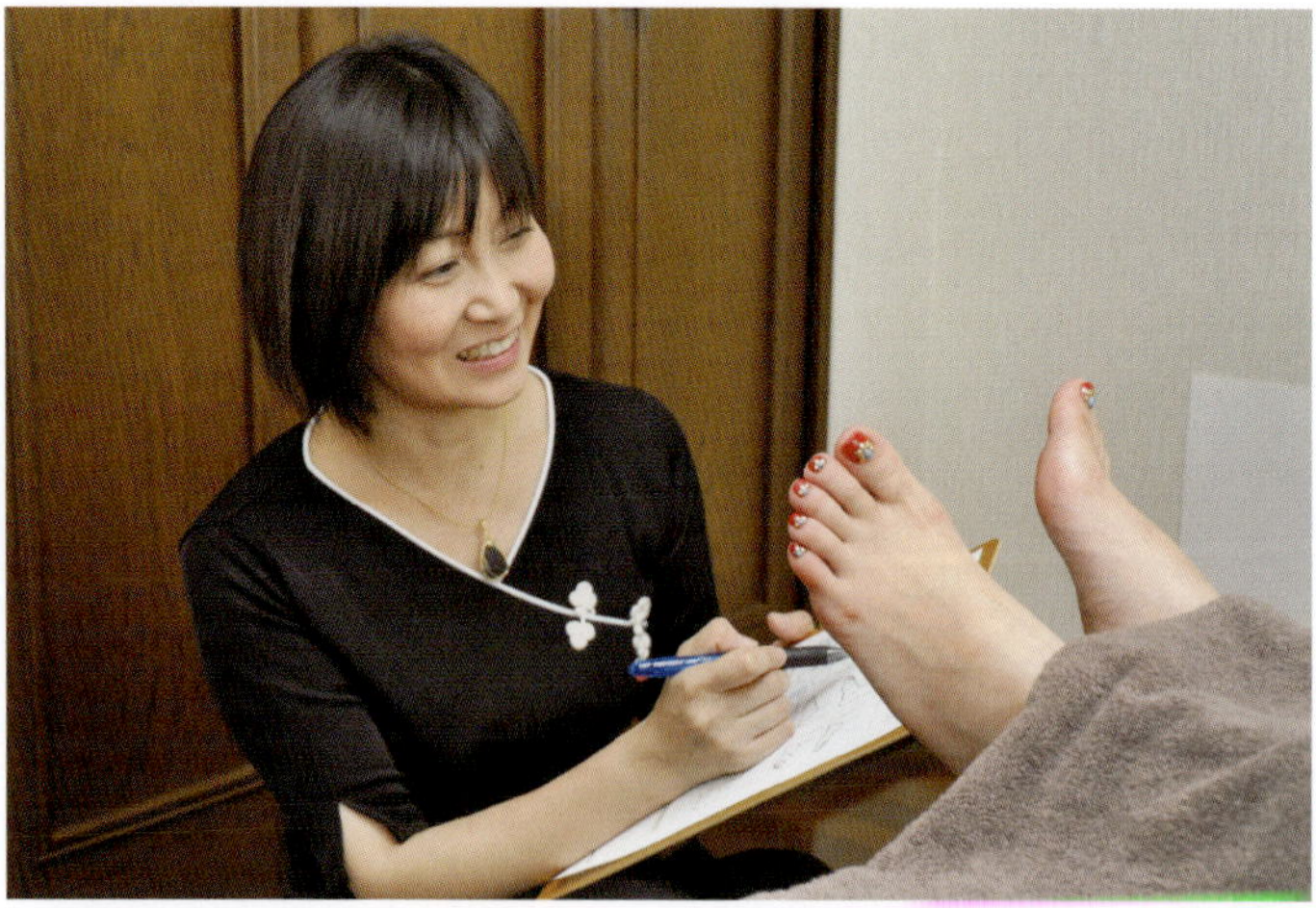

④シワ
⑤皮膚のたるみなど
⑥その他のサイン
⑦内側アーチ
⑧親指の状態
⑨皮膚の温冷感や湿・乾燥感の確認
⑩匂いのチェック
⑪皮下のしこり、痛い所など
⑫湧泉チェック
⑬内分泌チェック
⑭各指の大きさや形（特に2番の指）
⑮指の付け根の長さと、指先の向いている方向

フットスケッチに用いる記号

△皮下のクリスタル
★痛みを訴える場所
▼ウオノメ、タコ
///角質
○皮むけ
～たるみ

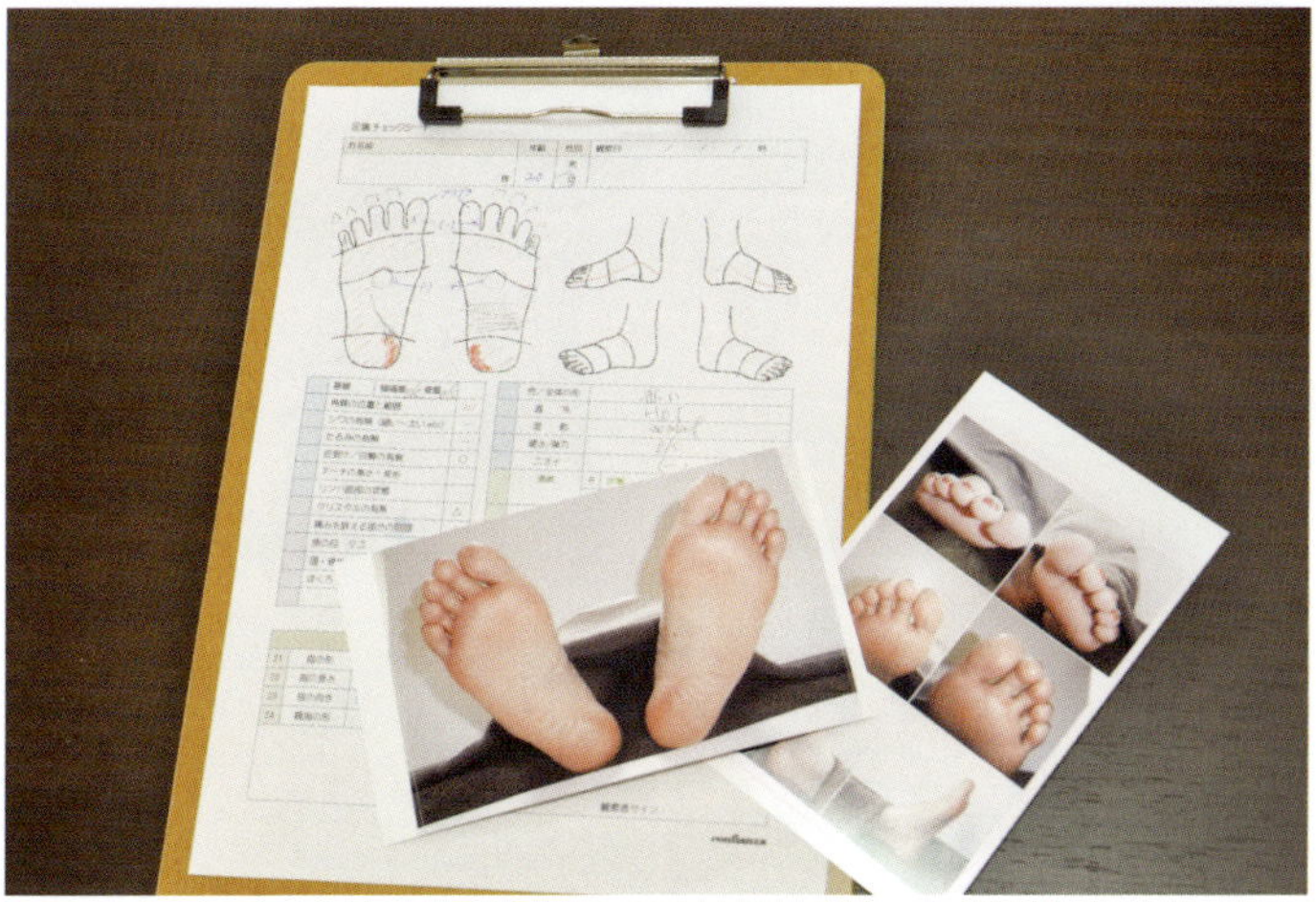

足裏ドリル

クライアントデータ	50代 女性　職業●パート勤務　主訴●肩こり、食欲不振、下痢気味。最近お酒に酔いやすい。忙しくて気が休まらない。

ヒント

★匂い……酸っぱく、焼け焦げたような匂い
★色、温度、湿度……問題なし
★硬さ……ぶよぶよ
★下垂体チェック→痛くない
★湧泉チェック→やや鈍い

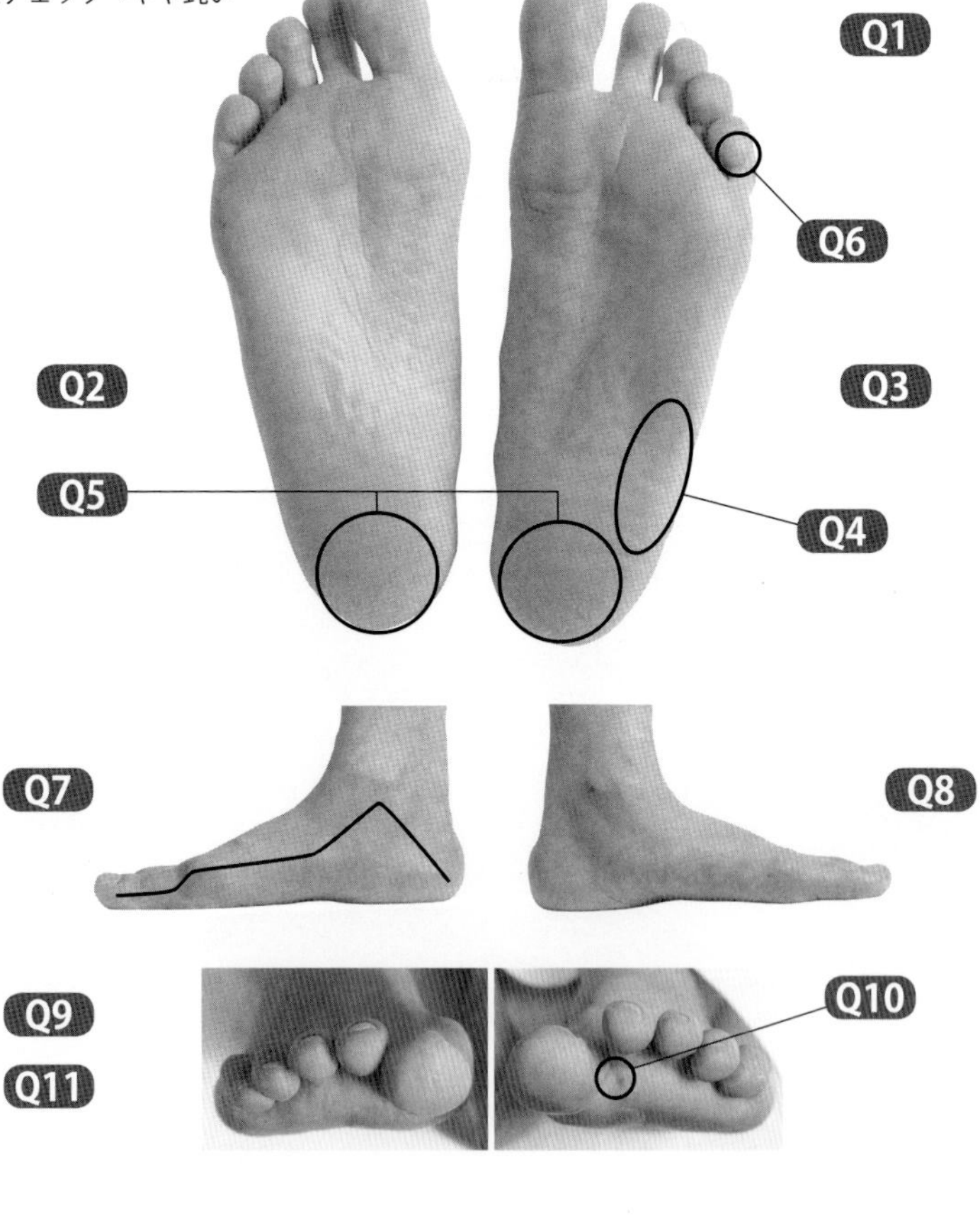

Q1
Q6
Q2
Q3
Q5
Q4
Q7
Q8
Q9
Q11
Q10

Q1 指の形や長さを書き出してみましょう

Q2 基線の高さは普通より高いですか？ 低いですか？ それはどういう状態でしょうか？

Q3 腹部エリアのシワは何を表しているでしょうか？

Q4 皮膚が波打っている感じのたるみがあります。何が予測されますか？

Q5 かかとの角質はどうでしょうか？ どんな不調が予測されますか？

Q6 小指の甲にタコがあります。
何を表していますか？

Q7 アーチの高さはどうでしょうか？

Q8 腰痛線はありますか？

Q9 上から見た指の向きはどうなっていますか？ 指の間の開き具合も見てみましょう

Q10 ここは何の反射区でしょうか？ 圧迫を受けて赤くなっていることから何が予測できますか？

Q11 指先の角質の意味は？

足裏ドリル【解答と解説】

△皮下のクリスタル
★痛みを訴える場所
▼ウオノメ、タコ
///角質
○皮むけ
～たるみ

フットスケッチ

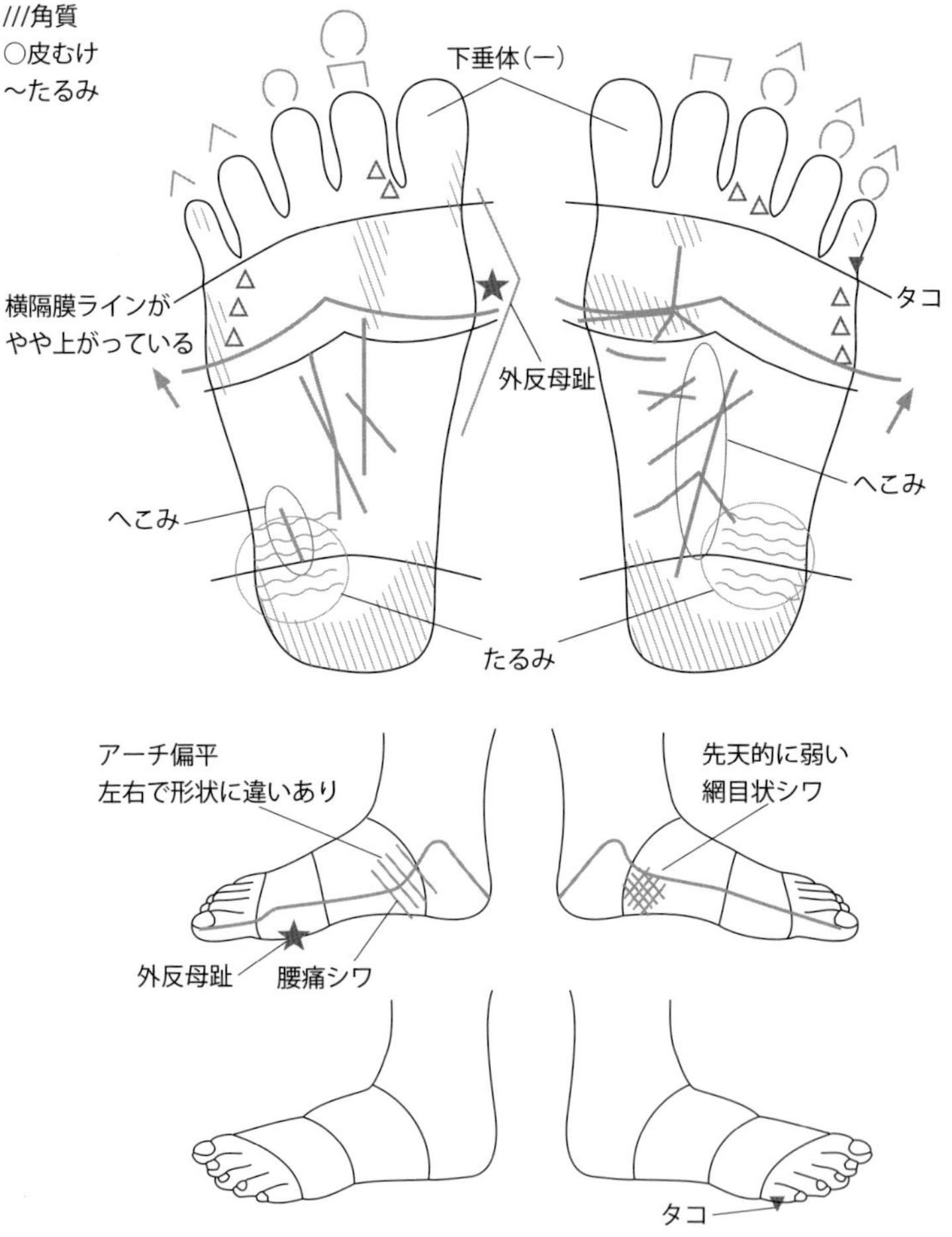

下垂体(ー)
横隔膜ラインが
やや上がっている
タコ
外反母趾
へこみ
へこみ
たるみ
アーチ偏平
左右で形状に違いあり
先天的に弱い
網目状シワ
外反母趾
腰痛シワ
タコ

【A1】指の形や長さ
丸い指で、長さは普通、ほぼ真っすぐに伸びています。元来を示す右足では第2、３指が丸指。第４、５指が少し△の因子もありつつもやはり○なので、優しく陽気な性格がうかがえます。現在を示す左足では2番が□、３～５がやはり先端は少しとがっていますが本来は丸です。
一時的に△になっている場合、靴の影響もありますが、3本とも△なので、現在人前でお話をする機会が増え、トークの楽しさによって仕事が活性化されているのではないでしょうか。

【A2】基線の高さ
横隔膜のラインが上に上がっています。ヒップラインは問題ありません。深呼吸が出来にくく、呼吸が短かったりします。ストレスや緊張がある時に見られる現象ですが、痩せて筋力のない方にも確認できます。
アドバイス●腹式呼吸と胸式呼吸の２種の正しい方法を指導し、毎日ホームケア等で行ってもらいます。このラインが下がることで、肺での酸素の取り入れがスムーズになり、心身のストレスに対して強くなります。

【A3】腹部エリアのシワ
右足に何本か縦シワがあります。左足では、中央に縦長の大きなくぼみがあります。全体的に腹部エリアには細かなシワが多いのでお腹が冷えていたり、胃腸があまり強くないと予測されます。

【A4】皮膚が波打っている感じ、たるみ
「たるみ」「ぶよぶよ感」が、足の中央からかかとにかけて確認できます。過剰な水分の表れと言われ、その範囲は反射区に相応します。むくみには出なくて足裏にたるみが出る場合は、腹部の強い冷えが予測されます。
アドバイス●A3、A4と匂い（酸っぱい匂い＝水分出納のアンバランス）の３つの情報から、汗っかきなのに芯は冷えていて、身体の深部にも余分な水分が多いように思われます。スムーズな排泄に向けて湯たんぽやカイロでお腹を温めましょう。足浴もオススメです。

【A5】かかとの角質

両足とも外縁にあり、内側に集中しています。かかとの内側の反射区は子宮のバランスの乱れをあらわしますが、閉経後の更年期であることから、変換期のバランスの乱れとも考えられます。

アドバイス●かかとの角質をきちんとケア（角質取りと保湿、セルフマッサージ）することで骨盤腔内の循環が良くなり、更年期諸症状を緩和できます。

【A6】小指の甲にある大きなタコ

小指の甲は歯の親知らずの反射区。今回は左の親知らずに痛みや腫れを推測。また耳の反射区でもあり、めまいや耳鳴りの可能性も。更に聞きたくない声がある時などにストレスで指が大きくなり、靴の中で圧迫されてタコを作るという事もあります。耳に蓋をしているという捉え方です。

アドバイス●入浴時等にタコをよくマッサージ。血行を良くすることで、対応臓器の症状も改善します。またストレスに対し、穏やかな気持ちで受け止められるようになる可能性もあります。

【A7】アーチの高さ

アーチが低い方です。特に胸椎エリアがとても平坦になっていて、その後、腰椎エリアで急に上がっていますので、腰に負担がかかりやすい体形です。

アドバイス●内側のアーチのラインの下側から甲に向けて、押し上げたり、ねじるようなマッサージを日々行うと、少しずつ反射区への信号が送られると考えられています。

【A8】腰痛線

写真ではわかりづらいのですが、右足の腰椎エリアに数本の腰痛線を確認できます。腰痛線は脊椎のどの位置に出ているか、細かく見極めることが大切です。

アドバイス●腰痛線がある場合、現在、腰痛はなくとも、その部分に大きく負荷がかかっていると考えます。足のアーチ部分をしっかり施療すると共に腰部自体のマッサージを併用していくことをすすめます。

【A9】上から見た指の向き、指の間の開き具合

※176・178ページとも、向かって右が左足、向かって左が右足です。

元来の性格を表す右足は足指が八方に伸び、視野も行動範囲も広く、小さなことにはこだわらないおおらかな性格を表します。現在を表す左足は、人差し指から小指が真っすぐ伸び、また親指と２番の指の間が開き、真面目で時間の使い方が上手な方と見受けられます。

【A10】何の反射区？　圧迫を受け赤くなっている場合、何が予測されますか？

親指と人さし指の間は、カルシウム代謝を担う副甲状腺の反射区。クライアントの年齢から、更年期の代謝の変調を推測。高血圧、イライラ、不眠、骨粗しょう症などの症状が予測できます。

アドバイス●副甲状腺の反射区であること意識してケアしましょう。指の股からかかとに向かって押すように刺激を入れたり、第１指と第2指の間をよく揉みほぐすようにします。

【A11】指先の角質

小親指以外の4本の指先は副鼻腔の反射区。角質は鼻炎や花粉症になっている可能性があります。親指の先端は頭部に該当するので、頭痛や不眠、高血圧などが予測できます。

アドバイス●アレルギーや鼻炎症状がある方は、このエリアに角質を作らないよう、ケアします。指先を良く揉みほぐし、保湿クリームなどを使って日々マッサージしましょう。

足裏ドリルをがんばったあなたに
～知っているともっと面白くなる気質の見方のコツ～

33～35ページでも紹介した、気質をあらわす足の形。サインと併せて気質も読み取れるようになれば足裏分析上級者です！

気質を見るときの基本

1　「元来」と「現在」を見比べます

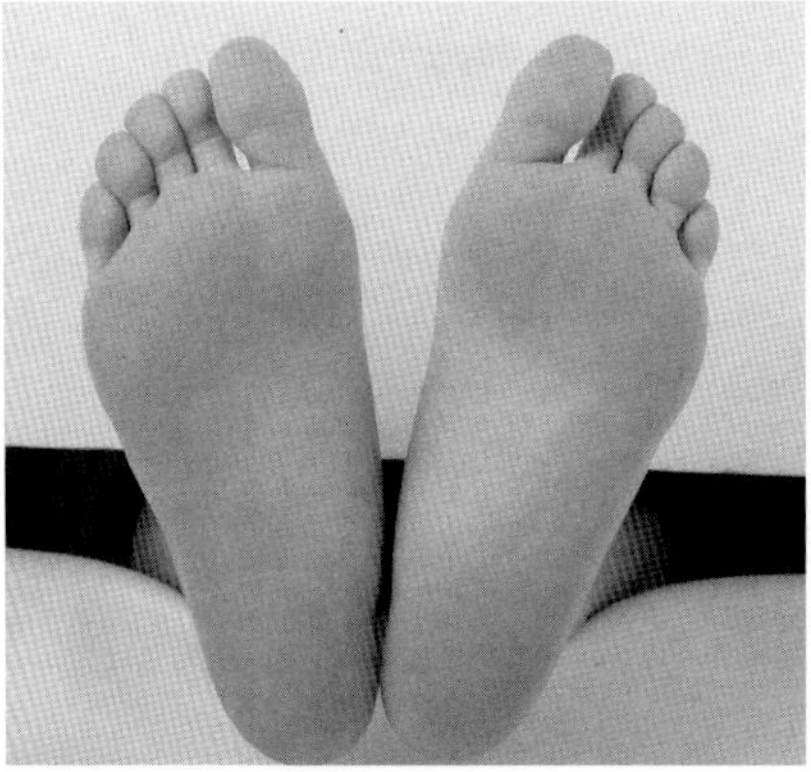

右利きの人の場合は右足裏が元来、左足裏が現在をあらわします。
左利きの人は逆に左足が元来、右足が現在になります。

2　指の形や長さを見ます

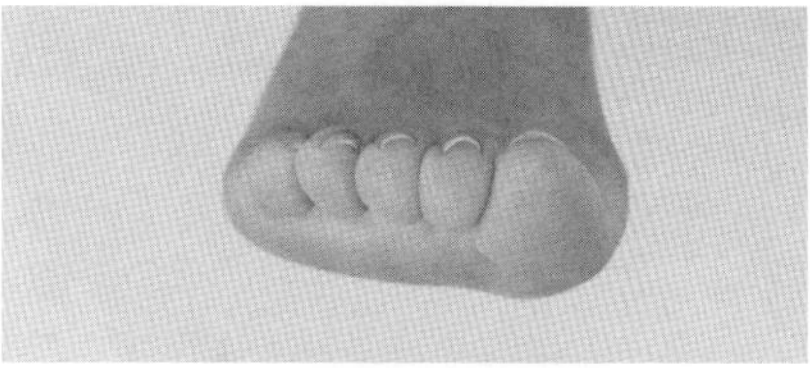

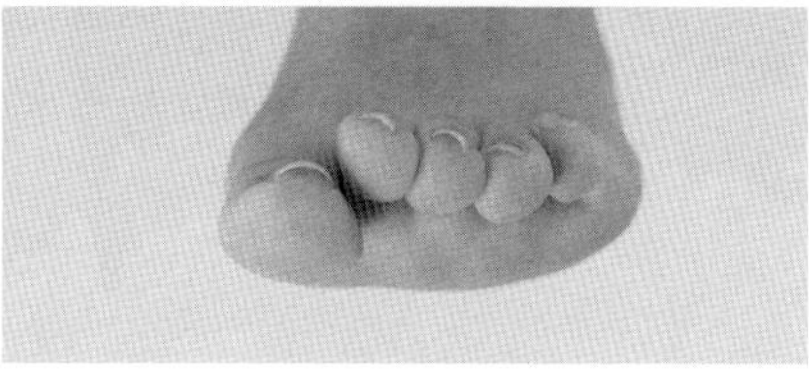

親指以外の４本の指の形、指の長さ（第一関節と第二関節の間の長さ）を見ます。

3　指先の方向を見ます

指先がどの方向を向いているかも貴重な情報です。足裏側から見る場合と、つま先側から見る場合の2方向から覗いてみましょう。

4　指と指の間隔や親指を見ます

４本の指と親指との関係性、親指自体の色や大きさ等も面白い情報源です。足浴もオススメです。

右の写真の場合は…

足指の形に四角が多く、指の長さは普通。元来（右）足では上からも横からも指が真っ直ぐ同じ方向へ向いています。しかし現在（左）足では、指の形はあまり変わりませんが、向いている方向がバラバラにずれています。指先の向きより、指が前後にずれている印象です。


注目すべきポイントは…

親指の色がピンク＝ストレスは高くないと推測。

親指と４本の指の間が右は狭く、左が広い＝公私の区分け、パーソナルスペースの必要性の有無。

四角い指、指の長さが普通＝施術内容に対してある程度の説明が必要なタイプ。


解釈は…

元来生真面目な性格の方。真面目すぎて家庭に仕事を持ち込んでしまうことがあるかもしれません。最近はスキルアップ欲が出てきたようです。また、以前に比べ公私混同することがなくなってきているようです。仕事、習い事、家庭の3つを上手く回して快適な状態にいるように見受けられます。

●損か得か？　4番目が菱形の人は天才気質の器用貧乏！

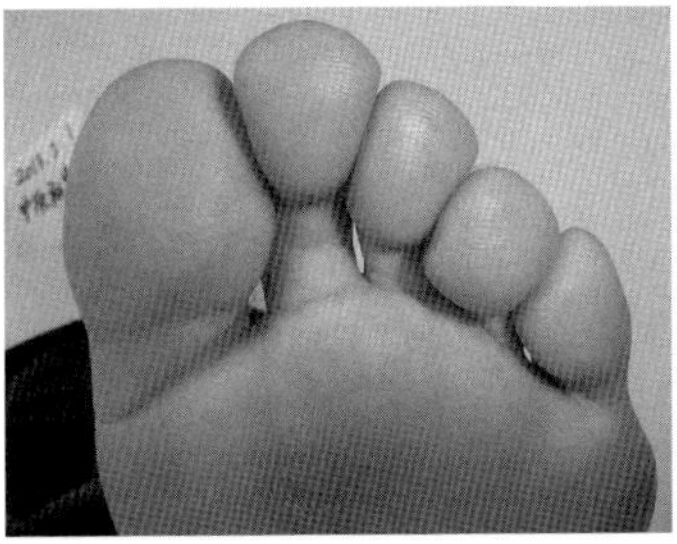

注目すべきポイント＆解釈
４番目の指が菱形＝天才気質の何でも器用にできるタイプ（左右どちらでも）だが、何でも背負い込む気質の持ち主でもある。足裏の色が赤や黄色で、せっかくの才能を自分より他人のために使ってしまう方に多く見られる。
3番～5番の指先がすべて三角＝お話が得意で話をすることを生業にすると財が生まれる。
何でも自分でやるのではなく、口で人を動かす立場になると何かが変わるかもしれません。

●親指と４本の指の関係性で公私混同の程度がわかる！

注目すべきポイント＆解釈

左右の指の形・長さ・向き＝元来と現在でほぼ変わらない。

親指の色にストレスがない。親指がとても大きい。指が立った時に上を向いている＝一人でいることが大好きな夢想家タイプ。

親指以外の４本の指に三角や角ばった形がない＝あまりおしゃべりが得意ではない。

足の色が白い＝エネルギーが少なくアクティブなことが苦手。

お部屋の中で読書や手芸などをする時間が大好きなのではないでしょうか？

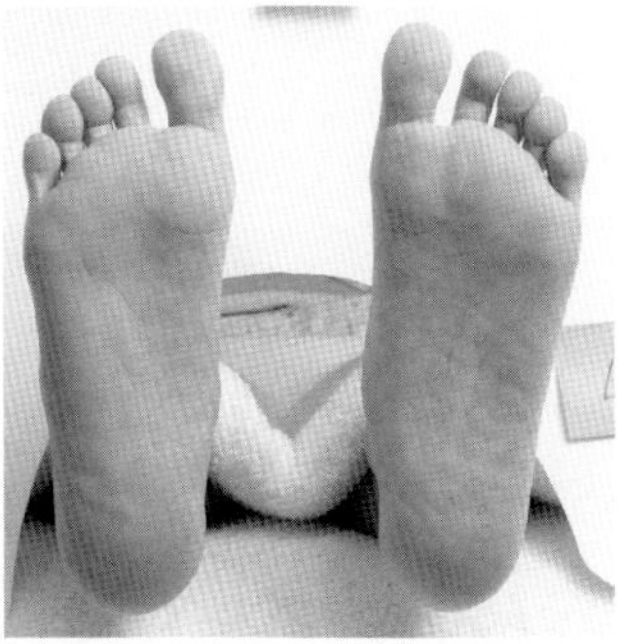

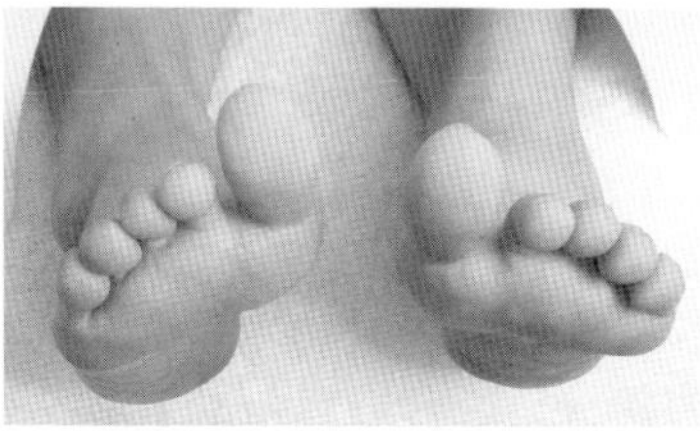

●四角と三角の組み合わせは教えるのが上手な先生タイプ！

注目すべきポイント＆解釈

元来（右）足の2番3番が四角、4番5番が三角＝人に物を伝えたり教えたりすることが得意。

短い指で元来足の指先があちこちを向いている＝直感力、発想力に優れていると同時に、好奇心旺盛だがすべてに熱しやすく冷めやすい。臨機応変でアドリブ上手なプレゼンター。

現在（左）指の中指の皮むけ＝最近忙しそう。

現在足の親指と4本がくっついている、元来と別の方向を向いている＝オンオフの切り替えが出来ていない、目指している方向と何かが違う。

自分は何がしたいのか、一度立ち止まってお休みする必要がありそうです。

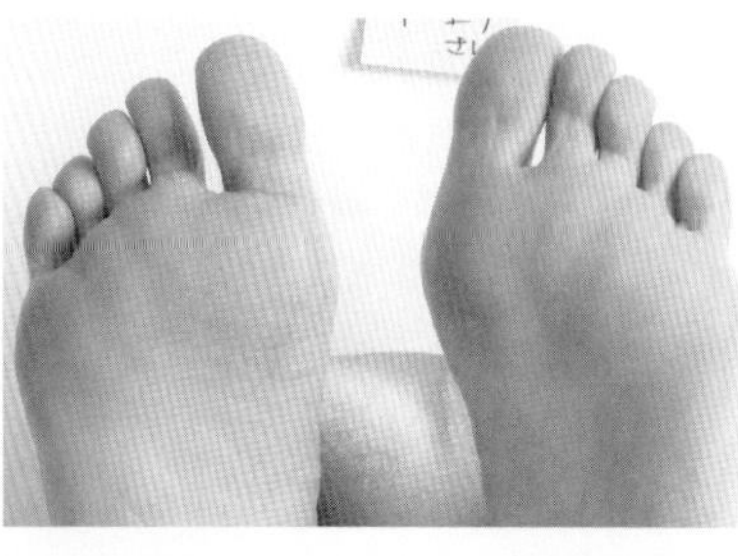

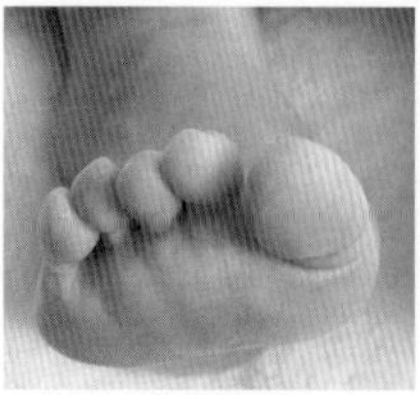

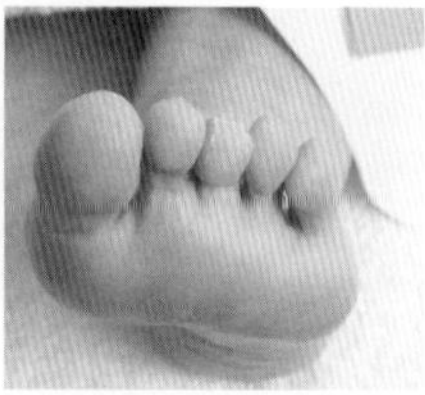

Foot Analysis REFLEXOLOGY
足裏分析
リフレクソロジー

第6章

サロン導入

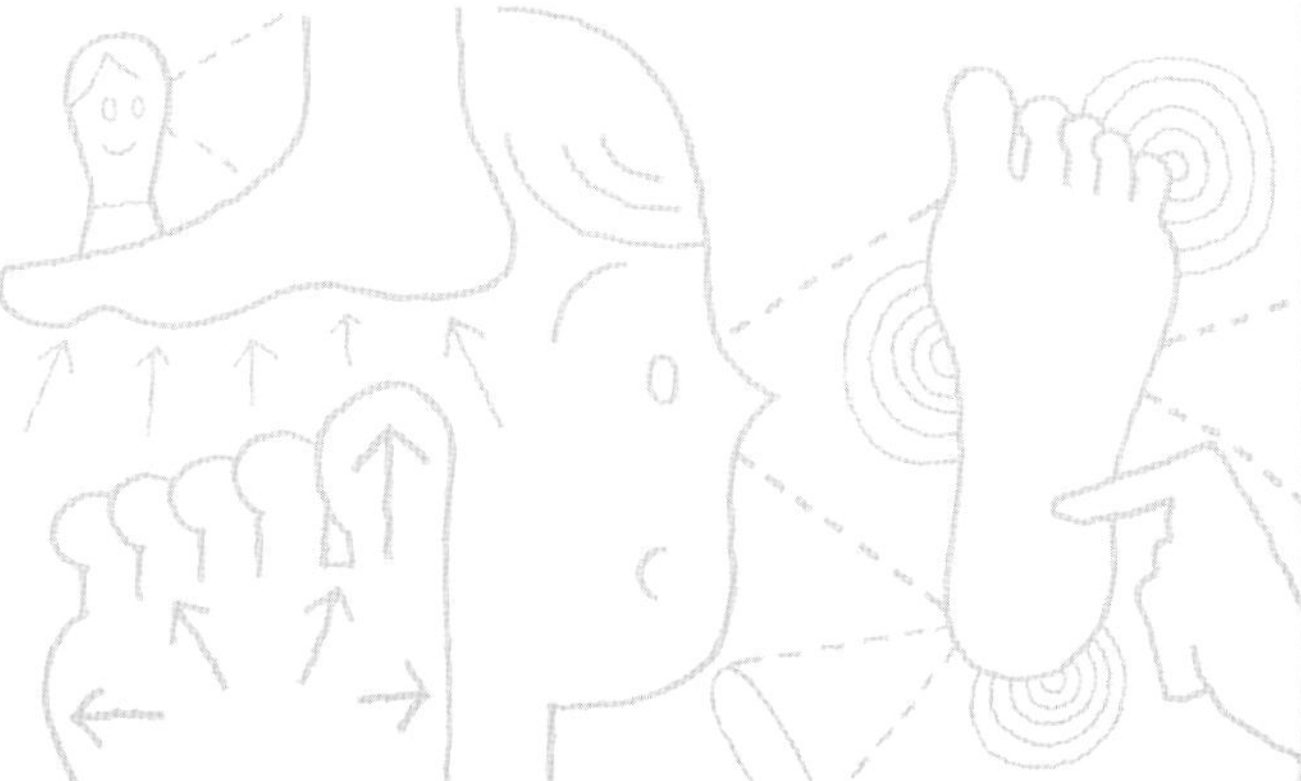

「足裏分析」メニュー化のススメ

足裏を読むことはプロの技術

「足裏分析」をここまでお読みいただき、かなり知識もついた頃だと思います。足を観察する眼は決して特殊な才能ではなく、リフレクソロジストであれば必ず持っているはず。また一つしか答えしかのないものではないので、自分なりに気になるサインを拾い、そこからアセスメントし、有効な施術プログラムへと展開していただければと思います。その後はどれだけ分析の目を持って足裏を見たかの経験値によって、自然に自信がついてくるでしょう。

そしてこの足裏分析を是非、メニューの一つにしていただければと思います。カウンセリングや栄養相談、コンサルティングなどその道のプロに助言を求めるとき、皆さんはその対価をお支払いするはずです。私たちはプロのリフレクソロジストです。反射区の観察を行い、そこから集めたデータを分析解析して、コメントを出すことは一つの技術なのです。

私も当初は、リフレクソロジーの基本中の基本として「足裏分析（Foot Analysis）」を習い、ルーティンワークとしてサービスで行っていました。しかしその結果をお客さまにお伝えすると、思いがけず反応され、質問が数倍になって返ってきます。皆さん今よりもっと良くなりたいし、家でも引き続き観察できる部分なのですから、当たり前ですよね。そうこうしているうちにたくさん説明してしまい、時間がどんどん経過していきます。30分以上、時には1時間以上というケースも多くなりました。そこで独立を期に「足裏分析」をメニュー化して

①足のサインの説明
②ホームケアアドバイス
③栄養指導

などと組み合わせてお値段を付けたのです。

足裏分析のメニューでは、観察時に写真とスケッチを取り（10分）、施術後に写真へサインやアドバイスを書き込みながら解説を行い（30分）、その写真をお持ち帰りいただくシステムにしています。今では「リフレクソロジーはいいので足裏分析だけお願い！」という方が多くなってしまいました（笑）。もちろん足裏分析を選ばれなかった場合でも足裏は読みます。

「今日は、足が○○のようですが、このような施術内容でいかがでしょうか？」というように、細かい内容はお伝えせず施術に入ります。

ただ、足裏分析の講座を受講しても、メニュー化には自信が持てない方が多いようです。メニューにはしていなくても、初回の問診として時間とお代をいただいたり、500円のトライアル価格で半年間修行してから、など導入方法はそれぞれですが、皆さん実はとても丁寧に実施されているのです。

どんな形でもいいと思いますが、この技術は決して恥じるものではありません。信頼されるリフレクソロジストになるために、自分が頑張って勉強した時間と経験に自信を持ってほしいと思います。

私のサロンでの施術の流れは、ほんの一例でしかありませんが次ページでご紹介いたします。

足裏分析施術の流れ

サロンで行っている足裏分析メニューの流れをご紹介します。ポイントは足浴前に写真撮影と観察を行うこと。施術後にはその方の体調に合ったお茶（飲み物）を提供すること。ご自身の足の写真を持ち帰っていただくことでセルフケアによる変化を実感できます。

1 ご来店・問診

問診票をご記入いただいた後、主訴や既往についての状態を聞き取ります。
※足裏を見てからすべてを読み当てていく訳ではありません

↓

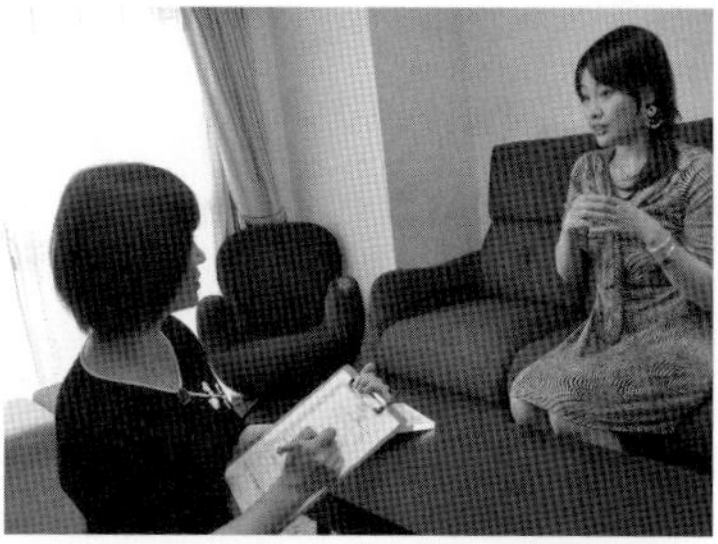

2 施療室へご案内

施療室にて横になっていただきます。クライアントが楽になっている状態での足裏を観察します。座位ではなく半坐位、もしくは臥位が好ましい

↓

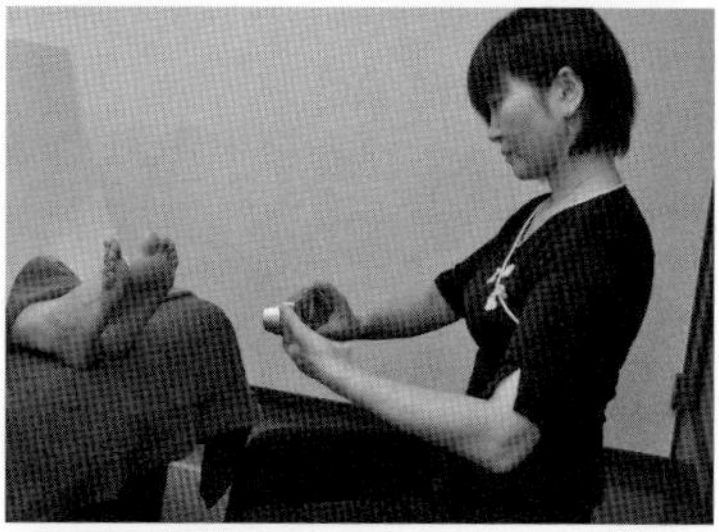

3 足裏の写真撮影

足裏全体、足先から（左右）、指の拡大（左右）、内側アーチ（左右）の計７枚を撮影しています。
最後にお持ち帰りいただくためですが、分析結果の説明の際にこの写真に目立つサインなどを記入していきます。
正しい色を写すため、また書き込みの余白用として手製の白いボードを使うと便利です。

↓

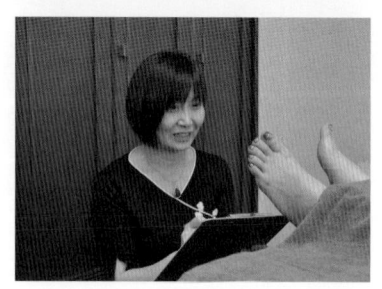

4 足裏観察

視診、触診、その他内分泌系の触診など、客観的な観察事項と足を見て感じた印象をカルテに記入していきます。

↓

5 アセスメント

多くのサインから全体像や今の状況を見出していきます。身体面、精神面と分けて考えることもあります。

6 プログラムのご提案

問診票に書かれていた主訴の改善に向けて、どこにフォーカスを当てて施術プランを練っていくべきかを考えます。所要時間、圧の強さ、スピード、方法、介入範囲、また必須の介入反射区を決めることも大切です。自分ではできないその他の施術（カイロプラクティックや整体など）との併用や、ホームケアでの指導内容、栄養指導なども立案します。
クライアントの希望を第一にしながら、不調の改善に向けてこのような方法で行いたいという旨を伝え、クライアントの了解が得られれば施術を行います。

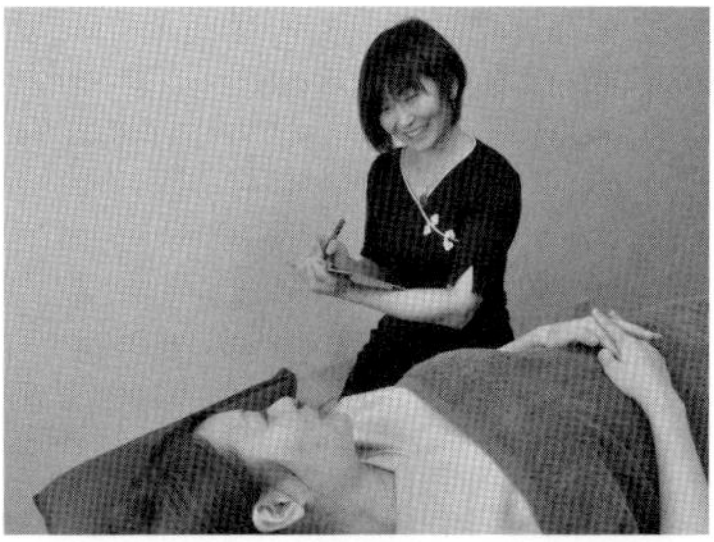

↓

7 施術

↓

8 お茶出し

出来る限りお客さまの状態にあった飲み物をセレクト。水分摂取の指導をしながら、症状改善のサポートとなるお茶をこの段階で試飲していただく。お茶の摂取を習慣にできるかどうか試してもらう意味も。商品の物販にもつながる。

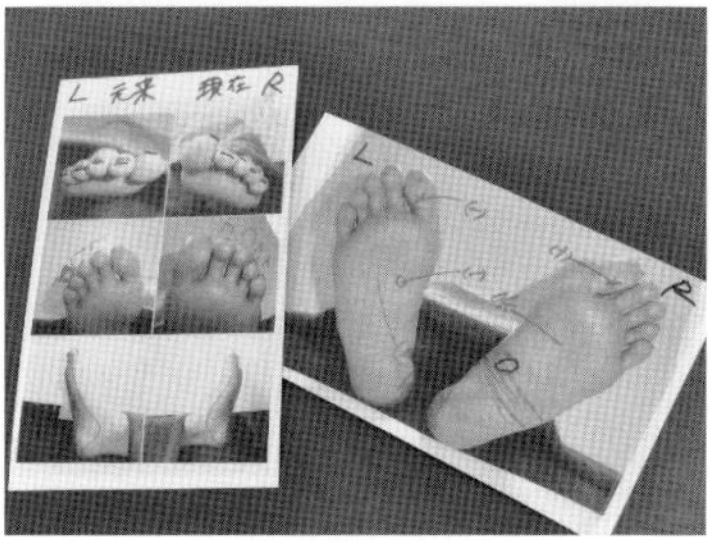

↓

9 足裏写真を見ながらご説明

足裏の写真を印刷（ポストカードなど）して、目立つサインやアドバイスを書き込みながら観察内容を説明します。

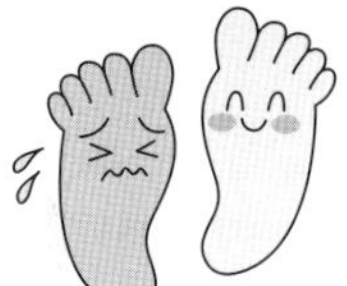

……施術中……

↓

10 ホームケアなどのアドバイスご提供

観察の結果、分析内容をお伝えし、セルフリフレクソロジーポイントとその目標となるサイン（この角質がなくなるまで、など）をお伝えします。また生活の中で出来るホームケアや食事指導なども行います。

↓

11 写真をお渡し

すべてが終わったら足裏の写真をそのままお渡しし、お会計を済ませます。

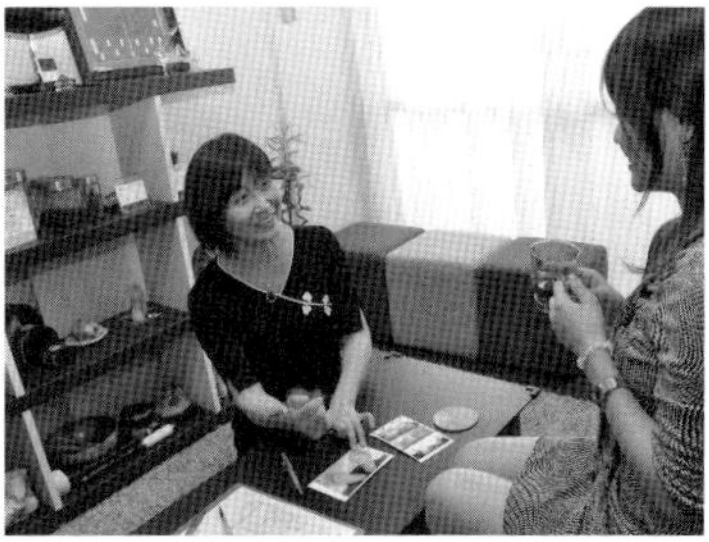

↓

12 お見送り

どうして足裏に心身の状況が出るの？

「足裏分析」をメニューに取り入れると、お客さまから「どうして足裏に心身の状況が出るの？」と質問されることがあるでしょう。「たまたま皮むけしただけ」と思っていても、きちんと意味があるのです。

「足は身体の鏡」と言ってもおかしくないのは、人生を通じて、身体は足の上に乗っており、足があなた自身を「歩行」という行為で運んでくれているからです。足が、あなたの身体の状況を把握し、どんなイベントも覚えているといっても過言ではありません。また、身体の状況の反射は、足だけでなく手や顔、目、耳、背中など、さまざまな所に映し出されています。眼の下にクマが出ると腎臓が疲れているとか、唇が荒れると消化器系のトラブルが考えられるといった、常識的に普及したものもあれば、一部の専門家にしか伝えられなかったものがあったというわけです。

レントゲンやＭＲＩがなかった古代エジプトや中国では、医師は脈や舌などで身体に何が起きているかを知ったと言われています。実際、博物館には足を揉んでいたり、足を見ている画が残っています。健康指標ツールの一つとして足が使われてきたというのには、十分な歴史があるのです。これらは先人たちの経験統計値によるものが基盤となっていますが、現代においてもそれは引き継がれ、人々の健康に役立っているのがリフレクソロジーであり、足裏分析なのです。

足裏チェックシート

お名前	年齢	性別	観察日　　／　　／　　／　　時
様		男 女	

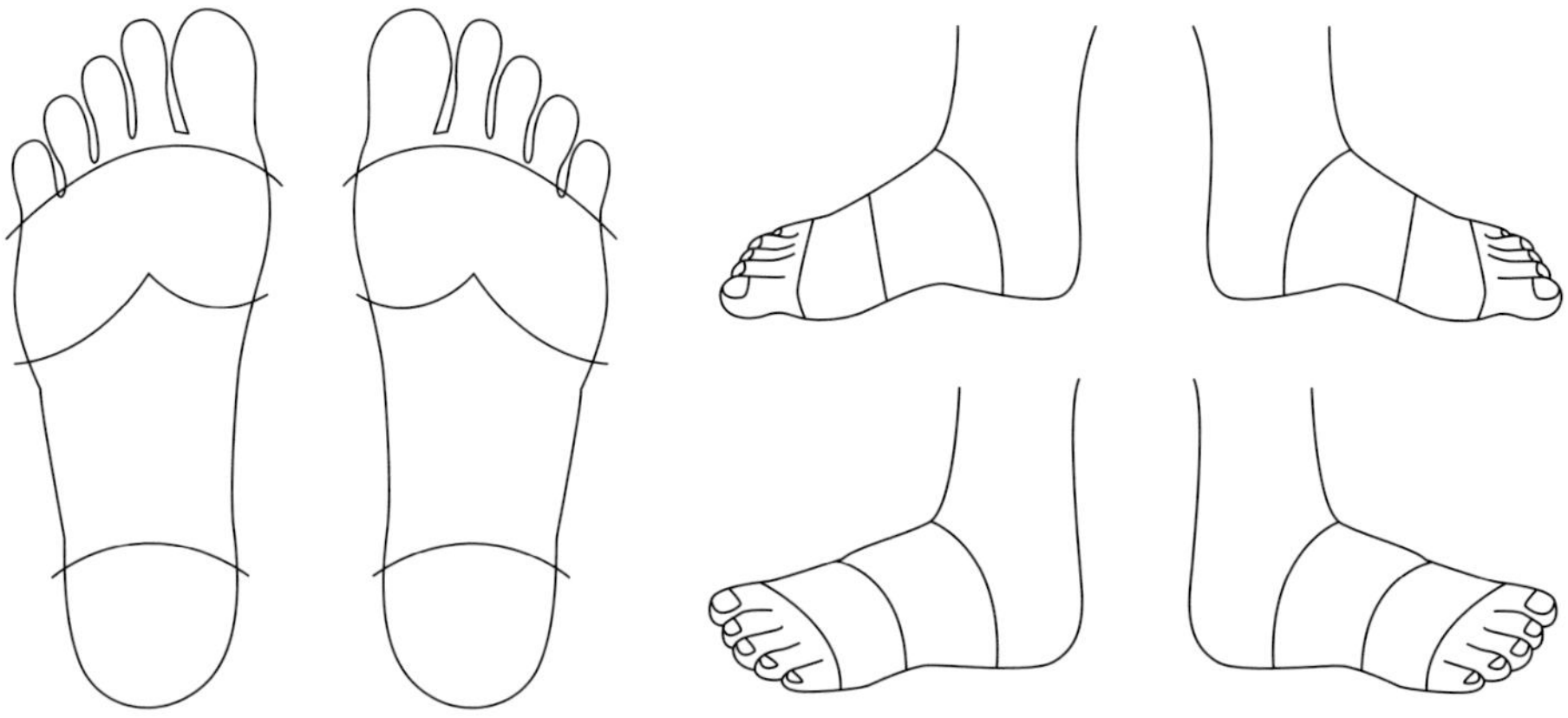

	基線	横隔膜・骨盤	
	角質の位置と範囲		///
	シワの有無（細い～太い etc）		—
	たるみの有無		～
	皮剥け／白癬の有無		○
	アーチの高さ・変形		
	リンパ節部の状態		
	クリスタルの有無		△
	痛みを訴える部分の有無		☆
	魚の目　タコ		▼
	傷・骨折の後など		
	ほくろ		●

	色／全体の形				
	温　冷				
	湿　乾				
	硬さ / 弾力				
	ニオイ				
	湧泉	R	状態　戻り：良　／遅		
		L	状態　戻り：良　／遅		
	下垂体	R	＋—	L	＋—
	副腎	R	有 無　＋—	L	有 無　＋—
	膀胱	R	戻り：良／遅	L	戻り：良／遅
	卵巣	R		L	
	子宮	R		L	
	卵管	R		L	

		右				左				リーディング
21	指の形	5	4	3	2	2	3	4	5	
22	指の長さ	5	4	3	2	2	3	4	5	
23	指の向き	5	4	3	2	2	3	4	5	
24	親指の形									

観察者サイン：

卒業生のメニュー導入例

中国式の足裏療法でも
大丈夫!!

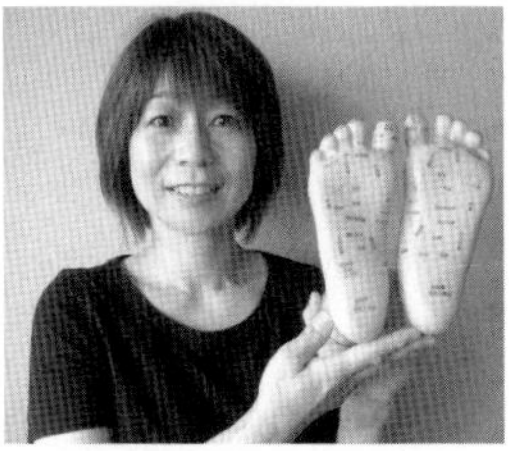

○新潟県　日中リフレクソロジー協会・足反射療法サロン
　リフレクソロジー歴 15 年　足裏分析歴 2 年

岩坂悦子さん

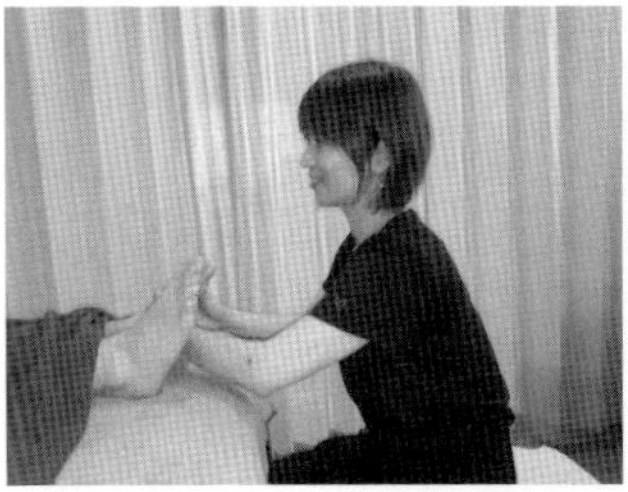

私が行っているのは中国式の足裏健康法。市野先生は英国式のリフレクソロジーですが、足裏分析はテクニックに関係なく使えるということなので受講しました。整体師の夫と経営しているサロンを訪れるお客さまは年齢層の高い男女性客がほとんど。それが足裏分析を始めてからは若い女性のお客さまがグンと増えました。特にクチコミで県外からいらしたり、カップルで来るなど気質を知りたいという方が多いですね。たくさんお話をしてスッキリした表情で帰られます。常連のお客さまの足にも新たな発見があって、なんとなく感じていたことにも自信を持ってアドバイスできるようになりました。日々お客さまの体調や性格までが変化していくのを目の当たりにし、この仕事はやめらない！と感じています。

今は月に100人前後の足を見させていただいています。足裏分析を通じて多くの人へ大好きな足裏の楽しさを伝えられるようになったこと、念願の講師デビューなどリフレクソロジストとしての活動の幅も広がり、とても幸せです！

＊サロン人気メニュー
性格や疲れている内臓が分かる
足裏反射療法
40分 3,500円

リラクゼーションゆらら
http://ameblo.jp/r-yurara/
TEL）0257-32-4223
〒945-0033 柏崎市東長浜町3-19八幡東ビル301

癒しを超えたフットセラピー

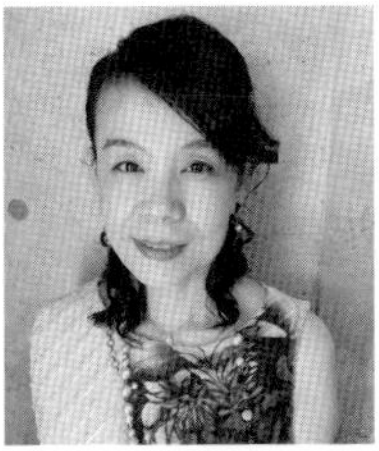

○沖縄県　フットセラピーサロン、スクール主催
フットセラピー歴６年足裏分析歴１年

伊佐あゆみさん

市野先生の書籍を読んで「いつも見ている足からこんなに情報を得ることができるなんて！　お客さまへのセルフケア指導の役に立ちそう」と感じ受講しました。気質までわかるなんてやっぱり足裏ってスゴイ！

サロンに取り入れると「急に知識が増えたね」と驚かれました。リラクゼーション目的だけでなく、癒しを超えて体調管理のために足裏分析を希望される方が増えたこと。さらに不調改善に向けてお客さま自身が前向きに取り組んでくれるようになったのも大きな変化です。施術中は聞き役に徹していた私も、お客さまとコミュニケーションを取りながら目的に沿ったアドバイスができる楽しさを感じています。

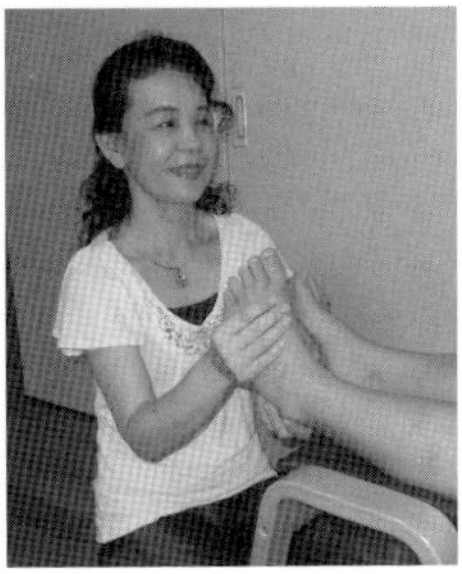

足裏分析はイベントで評判が良く、集客のきっかけにもなっています。足裏分析で興味を持った方がスクールに入られたのも嬉しい効果でした。イベントも含めると半年で100人以上の足裏分析を行い、足から見たタイプ別の接し方なども身につきました。お客さまと密な関係を築ける足裏分析で、これまで以上にやりがいを感じています。

＊サロン人気メニュー
足裏分析+フットセラピーコース
80分 5,500円

フットセラピー　エール
http://footyellshop.ti-da.net/
TEL）090-6860-5375
a-mi333@biscuit.ocn.ne.jp
〒901-2223 沖縄県宜野湾市大山2-15-30 1F左

おわりに

私がリフレを習ったアカデミーでは、授業の最初、技術の習得よりも先にFoot Analysis（足裏分析）を教わりました。足を読めなきゃ、どうやって足を触るの？という考えが根本にあるからです。数年間はそれに疑問を持つこともなかったのですが、ある時、「足裏分析」をしている人はあまりいないのでは？ということに気が付きました。これを知っていればリフレクソロジーがもっと楽しいのに！というのが最初の印象です。

私は看護師でもあるので、クライアントの情報を得てアセスメントして、介入を決めるという流れが身についていたのと同時に、その楽しさも知っていました。正しいアセスメントが良きプランを生み、それが笑顔という結果で戻ってくること、だから職業に対しての誇りを持っていられるのだということも。毎日、ただ目の前に出された足を揉んでいるだけのリフレクソロジストはいつかバーンアウトしてしまうのでは？という心配さえしてしまいました。そして、そんなお節介心が、足裏分析セミナー開講に繋がりました。

同じ頃、編集者の松浦さんに、『セラピスト』で連載を始めませんか？と声を掛けていただいたのも不思議なご縁です。ありがたくもカラーで4ページという誌面をいただきましたが、左脳派の私は、マニアックに文章を山のように書いて提出していました。足の写真以外は小さな文字だらけ……。「足がドーンとあるけど文字の多い4ページ」が定番の（？）連載が始まったのです。

でも、減らせなかったのです。お伝えしたいことがあり過ぎて……。毎回、苦しい編集作業をさせてしまいました松浦綾子様には、この場を借りてお詫び致します、併せてこのような光栄な機会を与えていただきましたことに心からの感謝を申し上げます。

また連載を機に、私の治療院には雑誌のコピーを綺麗にファイリングし、訪ねて来てくれたリフレクソロジストさんがたくさんいらっしゃいました。お一人お一人のお名前を挙げることはできませんが、皆様のお支えがあってこそ続けられたのだと思います。たくさんの応援、本当にありがとうございました。そして今回、ありがたくも書籍化のお話をいただきました。

連載をそのまま束ねれば本になるのが普通のところ、本になるのならこれも追加したい！と、私のわがままが炸裂しました。しまいには自分で言っておきながら、停滞するという始末。何度足の指を見つめ、揉みなおしたことか。私の足指は四角で短いんです。右足はバラバラの方向を向き、左足は一点集中型……。笑えるというか、情けなくもあり、溜め息さえ出ました。でも担当さんに誘導していただき、こうして無事に形を成すことが出来ました。改めてＢＡＢジャパン出版局の東口敏郎代表、書籍担当の佐藤友香様には、心からのお礼を申し上げます。

この書を通じ、「足裏分析（Foot Analysis）」が、リフレクソロジストだけでなく、健康に携わるすべての方に普及されたらと、そんな嬉しい日が来ることを切に願って止みません。

市野さおり

読んで学ぶ、リンパドレナージュ！オススメ書籍‼

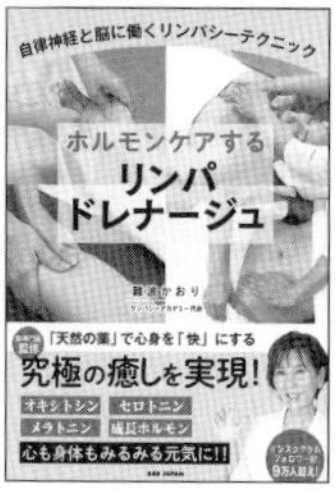

自律神経と脳に働くリンパシーテクニック

書籍　ホルモンケアするリンパドレナージュ

「天然の薬」で心身を「快」にする、究極の癒しを実現！著者のオリジナルメソッド「リンパシー®」は、自律神経・脳に作用する脳神経内科医監修メソッド。「疲れが完全にとれない」「すぐに疲労する」といった悩みを解消し、顧客満足度を一気に上げるメソッドを一挙公開します。

●難波かおり 著　● A5 判　● 144 頁　●本体 1,600 円＋税

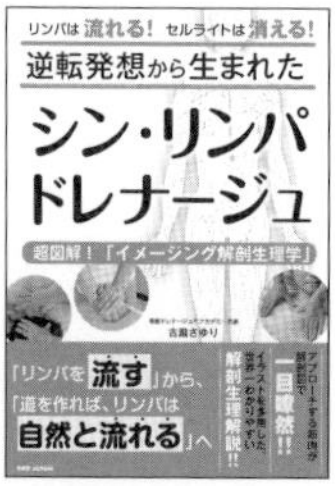

リンパは流れる！セルライトは消える！

書籍　逆転発想から生まれた シン・リンパドレナージュ

「リンパを流す」から、「道を作れば、リンパは自然と流れる」へ。アプローチする筋肉が解剖図で一目瞭然！「リンパの通り道を作る」施術は、皮下脂肪組織のセルライトと、筋肉層の新層リンパにアプローチ！セルライトを解消し、リンパが自然と流れる画期的なメソッド‼

●古瀧さゆり 著　● A5 判　● 144 頁　●本体 1,500 円＋税

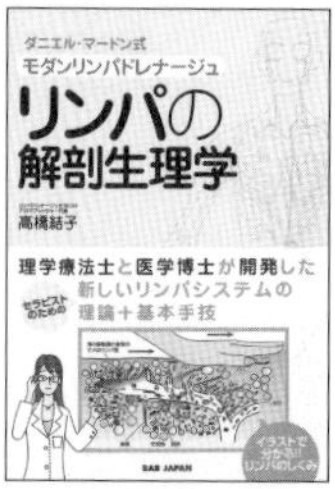

ダニエル・マードン式　モダンリンパドレナージュ

書籍　リンパの解剖生理学

リンパドレナージュは医学や解剖生理の裏付けを持った、科学的な技術です。正しい知識を持って行ってこそ安全に高い効果を発揮できるのです。リンパのしくみを分かりやすいイラストで紹介し、新しいリンパシステムの理論と基本手技を学ぶことができます。知識や技術に自信がつき現場で活かせるようになるでしょう。

●高橋結子 著　● A5 判　● 204 頁　●本体 1,600 円＋税

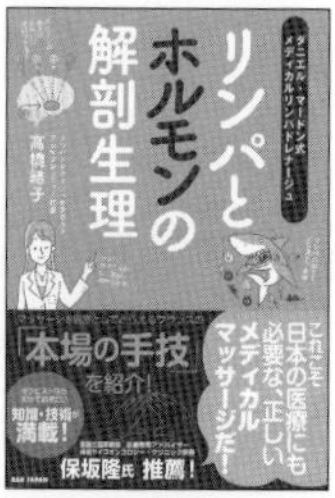

ダニエル・マードン式メディカルリンパドレナージュ

書籍　リンパとホルモンの解剖生理

アロマプレッシャーの基本となる、リンパ、ホルモンの解剖生理を丁寧に解説し、さらに実際の施術を詳しいプロセス写真つきで紹介します！本書を読めば、セラピストの「手」がクライアントをどれだけ癒やし、そしてセラピスト自身がクライアントにとって、どれだけ大切な存在となれるかを知ることができるでしょう。

●高橋結子 著　● A5 判　● 256 頁　●本体 1,800 円＋税

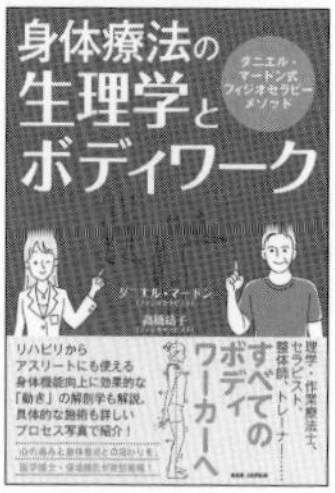

ダニエル・マードン式フィジオセラピーメソッド

書籍　身体療法の生理学とボディワーク

今作は、イラストをふんだんに入れ、解剖生理とメディカルマッサージを詳細に解説。リハビリからアスリートにも使える身体機能向上に効果的な「動き」の解剖学を解説し、具体的な施術も詳しいプロセス写真で紹介！

●ダニエル・マードン、高橋結子 著
● A5 判　● 264 頁　●本体 1,800 円＋税

女性の悩み、不調を解消！心身の美しさを引き出す！

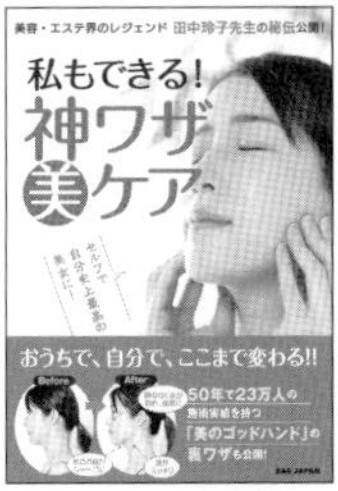

美容・エステ界のレジェンド　田中玲子先生の秘伝公開！

書籍　私もできる！神ワザ美ケア

数々の有名女優や、近年はインフルエンサーに支持され、業界のトップを走り続けている著者。50 年間現役を続けているからこそ、現代人ならではのツボ「美点」を発見することができました。本書は 50 年の集大成を自宅で再現できるように、セルフケアのかたちで紹介します！

●田中玲子 著　● A5 判　● 160 頁　●本体 1,600 円＋税

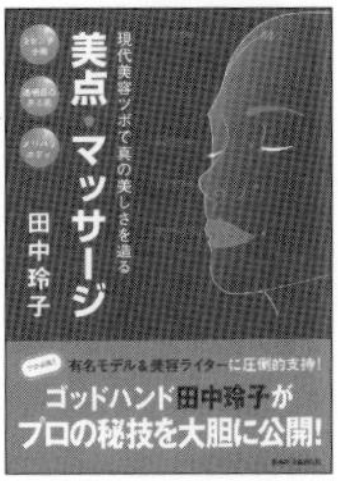

現代美容ツボで真の美しさを造る

書籍　美点マッサージ

美点とは、従来のツボより 1000 倍の美容効果がある、現代人のための現代美容ツボ。たった一回の施術で小顔・メリハリボディ・透明感のある肌が得られます。骨と骨の隙間や脂肪の奥深くに潜んでいる美点を、的確にとらえて、効果を出すための細かい作業をすべて掲載。さまざまな技術がこの本一冊で習得できます。

●田中玲子 著　● A5 判　● 158 頁　●本体 1,600 円＋税

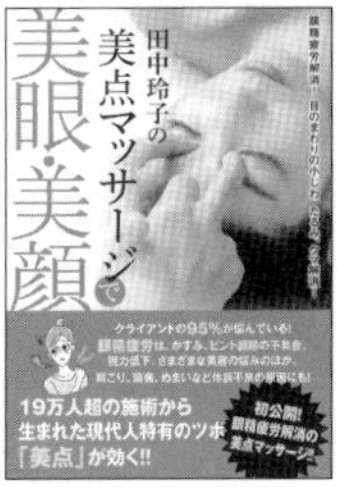

眼精疲労解消！目のまわりの小じわ、たるみ、クマ解消！

書籍　田中玲子の美点マッサージで 美眼・美顔

初公開！眼精疲労解消の美点マッサージ‼ 19 万人超の施術から生まれた現代人特有のツボ「美点」が効く‼ クライアントの 95%が悩んでいる！眼精疲労は、かすみ、ピント調節の不具合、視力低下、さまざまな美容の悩みのほか、肩こり、頭痛、めまいなど体調不良の原因にも！

●田中玲子 著　● A5 判　● 144 頁　●本体 1,500 円＋税

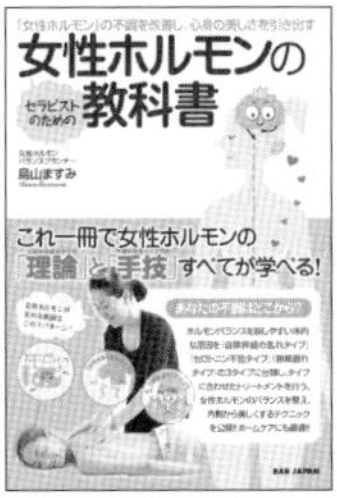

「女性ホルモン」の不調を改善し、心身の美しさを引き出す

書籍　セラピストのための 女性ホルモンの教科書

これ一冊で女性ホルモンの『理論』と『手技』すべてが学べる！『女性ホルモン』の心理学的観点からみた『理論』と不調の原因タイプ別の『ボディートリートメント』&『フェイシャルの手技』やセルフケアを解説します。女性ホルモンのバランスを整え、内側から美しくするテクニックを公開、ホームケアにも最適です。

●烏山ますみ 著　● A5 判　● 236 頁　●本体 1,500 円＋税

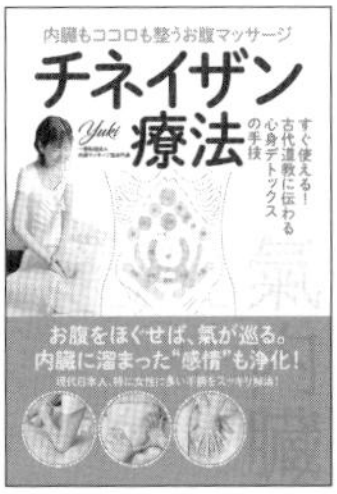

内臓もココロも整うお腹マッサージ

書籍　チネイザン療法

お腹をほぐせば、氣が巡る。内臓に溜まった " 感情 " も浄化！心身の癒しと免疫力アップが益々求められる時代、身体の内部にアプローチして絶大な効果を発揮する療術を伝授します。便秘・ダイエット・不妊・腰痛・抑うつ・不眠・眼精疲労・更年期ケア・生理痛・冷え性など、現代日本人、特に女性に多い不調をスッキリ解消！

● Yuki 著　● A5 判　● 152 頁　●本体 1,500 円＋税

リピート率を大幅 UP! 結果を出す解剖学 !!

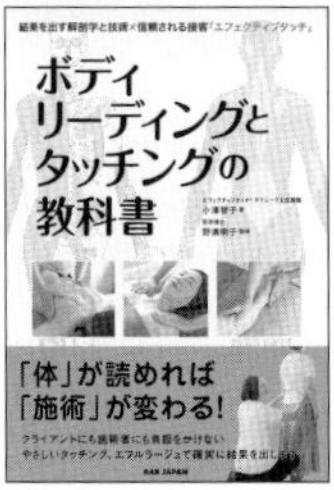

結果を出す解剖学と技術×信頼される接客「エフェクティブタッチ」

書籍　ボディリーディングとタッチングの教科書

クライアントの姿勢から不調やその原因を読み取るボディリーディングは、クライアントの歪んだ体軸を体の中心に戻す読み取り法。それを元に、著者のオリジナルメソッド「エフェクティブタッチ®」で、筋肉と筋膜にアプローチした施術を行います。

●小澤智子 著　野溝明子 監修
●四六判　● 244 頁　●本体 2,000 円＋税

解剖学に基づく柔らかい軽擦法で " 驚き " の効果

書籍　エフルラージュの教科書

筋肉の状態に合わせた、優しいタッチで結果を出す！解剖学的裏付けで説明もできるからリピート率大幅UP！エフェクティブタッチ・テクニークは、セラピスト自身が「楽しみながら」、クライアントに「幸せと感動」を与える技術です。

●小澤智子 著　野溝明子 監修
● A5 判　● 208 頁　●本体 1,600 円＋税

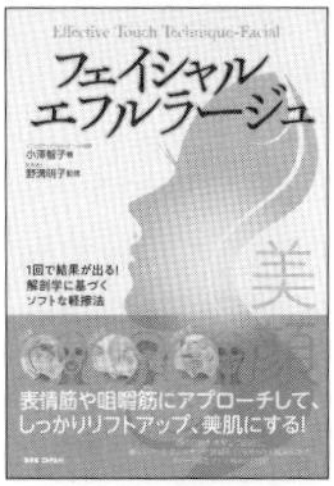

１回で結果が出る！解剖学に基づくソフトな軽擦法

書籍　フェイシャル・エフルラージュ

" 顔の解剖学 " の視点でクライアントに説明できるので、信頼感もアップします！顔の筋肉を理解して施術し、優しいタッチでホルモンや神経など内側からも効果を出します。リピート率をグンと高める技術です！

●小澤智子 著　野溝明子 監修
● A5 判　● 200 頁　●本体 1,600 円＋税

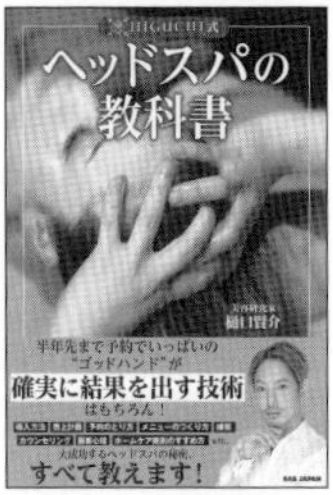

大成功するヘッドスパの秘密、すべて教えます！

書籍　HIGUCHI 式ヘッドスパの教科書

半年先まで予約でいっぱいの " ゴッドハンド " が確実に結果を出す技術はもちろん、導入方法、売上計画、予約のとり方、メニューのつくり方、接客、カウンセリング、顧客心理、ホームケア商剤のすすめ方…etc. まで、ヘッドスパだけで月に 400 ～ 500 万円の売上をつくる大成功の秘密をすべて教えます！

●樋口賢介 著　● B5 判　● 226 頁　●本体 2,500 円＋税

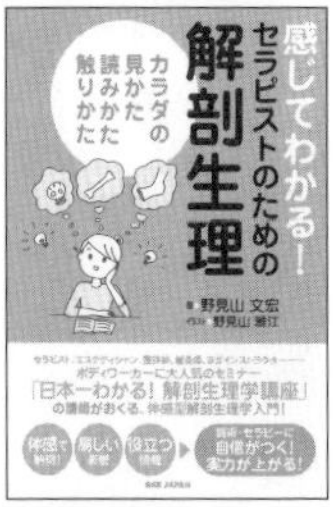

カラダの見かた、読みかた、触りかた

書籍　感じてわかる! セラピストのための 解剖生理

カラダという不思議と未知が溢れた世界。本書は、そんな世界を旅するためのサポート役であり方位磁石です。そして旅をするのはあなた自身！自らのカラダを動かしたり触ったりしながら、未知なるカラダワンダーランドを探究していきましょう！

●野見山文宏 著　●四六判　● 175 頁　●本体 1,500 円＋税

アロマテラピー＋カウンセリングと自然療法の専門誌

セラピスト

bi-monthly

- ●隔月刊〈奇数月7日発売〉
- ●定価 1,000円（税込）
- ●年間定期購読料 6,000円（税込・送料サービス）

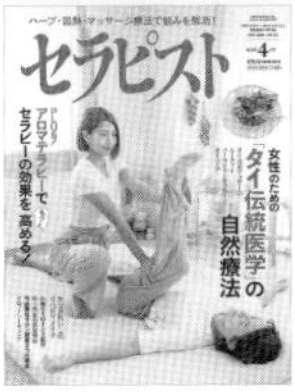
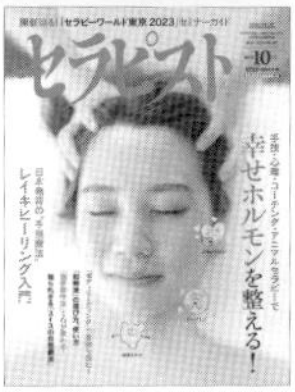
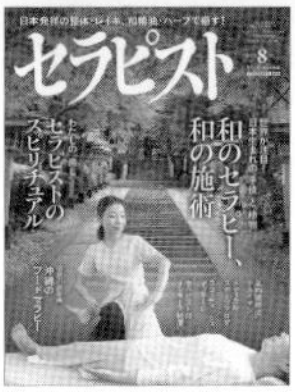

スキルを身につけキャリアアップを目指す方を対象とした、セラピストのための専門誌。セラピストになるための学校と資格、セラピーサロンで必要な知識・テクニック・マナー、そしてカウンセリング・テクニックも詳細に解説しています。

セラピスト誌オフィシャルサイト　WEB 限定の無料コンテンツも多数 !!

セラピストONLINE

www.therapylife.jp/

業界の最新ニュースをはじめ、様々なスキルアップ、キャリアアップのためのウェブ特集、連載、動画などのコンテンツや、全国のサロン、ショップ、スクール、イベント、求人情報などがご覧いただけるポータルサイトです。

オススメ

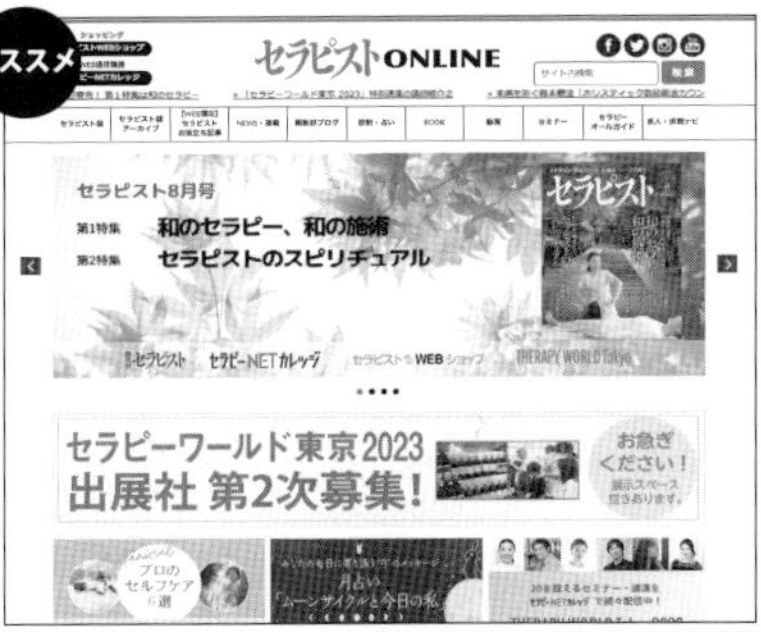

記事ダウンロード

セラピスト誌のバックナンバーから厳選した人気記事を無料でご覧いただけます。

サーチ&ガイド

全国のサロン、スクール、セミナー、イベント、求人などの情報掲載。

WEB『簡単診断テスト』

ココロとカラダのさまざまな診断テストを紹介します。

LIVE、WEB セミナー

一流講師達の、実際のライブでのセミナー情報や、WEB 通信講座をご紹介。

トップクラスのノウハウがオンラインでいつでもどこでも見放題！

THERAPY COLLEGE

セラピーNETカレッジ

WEB 動画講座

www.therapynetcollege.com/

セラピー 動画　検索

セラピー・ネット・カレッジ（TNCC）はセラピスト誌が運営する業界初のWEB動画サイト。現在、240名を超える一流講師の398のオンライン講座を配信中! すべての講座を受講できる「本科コース」、各カテゴリーごとに厳選された5つの講座を受講できる「専科コース」、学びたい講座だけを視聴する「単科コース」の3つのコースから選べます。さまざまな技術やノウハウが身につく当サイトをぜひご活用ください!

パソコンでじっくり学ぶ！

スマホで効率良く学ぶ！

タブレットで気軽に学ぶ！

月額 2,050円で見放題！　毎月新講座が登場！
一流講師240名以上の398講座以上を配信中！

足裏分析リフレクソロジー

Foot Analysis
REFLEXOLOGY

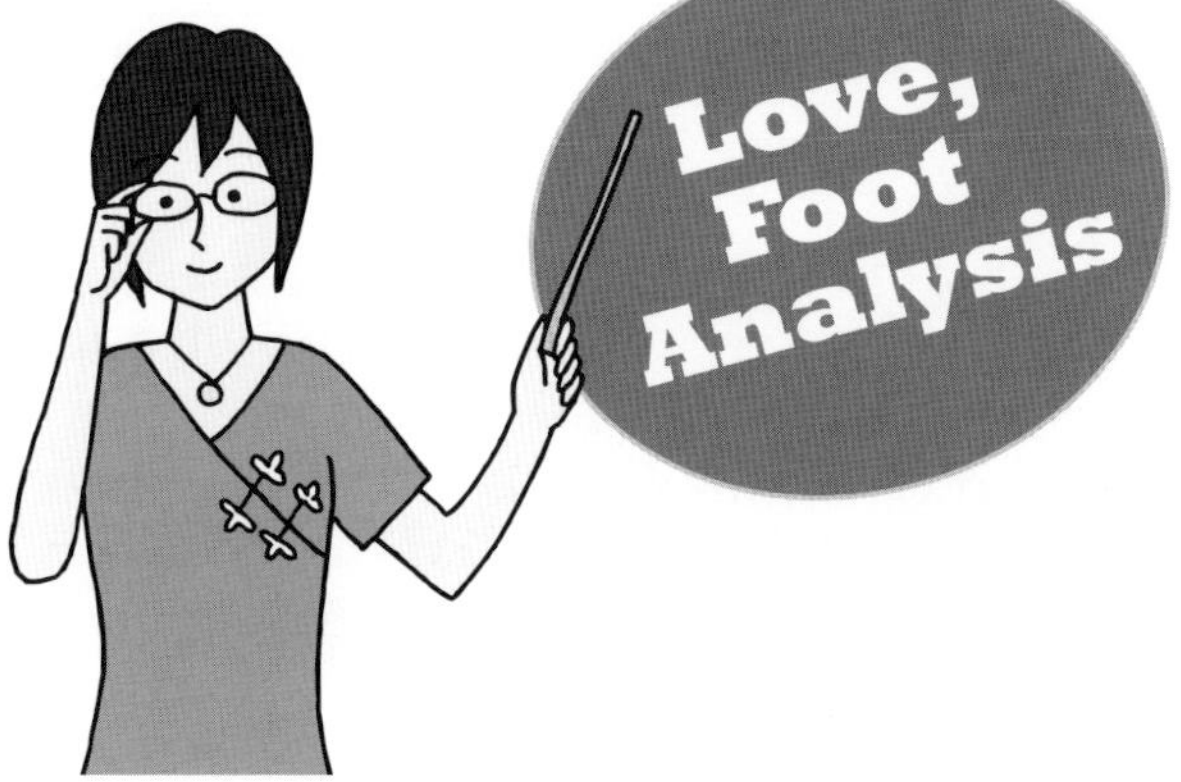

2013年 9月30日　初版第1刷発行
2024年11月30日　初版第7刷発行

著　者　市野さおり
発行者　東口 敏郎
発行所　株式会社ＢＡＢジャパン
〒151-0073 東京都渋谷区笹塚 1-30-11 中村ビル
TEL　03-3469-0135　　FAX　03-3469-0162
URL　http://www.bab.co.jp/　E-mail　shop@bab.co.jp
郵便振替 00140-7-116767
印刷・製本　大日本印刷株式会社
©SAORI ICHINO2013 ISBN978-4-86220-793-7 C2077

※本書は、法律に定めのある場合を除き、複製・複写できません。
※乱丁・落丁はお取り替えします。

■ Cover Designer & Illustration ／梅村昇史
■ Design ／ japan style design
■ Illustration ／ギール・プロ
■ Photographer ／山下由紀子
■ Special Thanks ／松浦綾子